トップ専門医の「家庭の医学」シリーズ

スーパー図解

変形性股関節症・膝関節症

つらい痛みを解消し、自分で歩く力を保つ

【監修】
柳本　繁
東京都済生会中央病院整形外科部長

法　研

はじめに

「毎日を健やかに楽しく過ごしたい」というのは、多くの人の願いではないでしょうか。厚生労働省による２０１３年の日本人の平均寿命は男性80・21歳、女性86・61歳と、男性の平均寿命がはじめて80歳を超えました。男女ともに過去最高で、日本は「人生80年」どころか、90年、１００年が当たり前になる時代を迎えようとしているわけです。

そんななか、ＷＨＯが提唱する「健康寿命」という概念への関心が高まっています。

健康寿命とは、健康上の問題がない状態で日常生活を送れる期間のこと。つまり、単にいくつまで生きられるかではなく、いかに過ごせるかという質まで含めて評価するものです。

現在、日本人の平均寿命と健康寿命の間には、男性で約9年、女性で約12年の差があるとされています。この間は自力ではなく他人に助けられて生活することになります。そして、要支援・要介護になる原因の第1位は「運動器の障害」、つまり体を動かすための関節や筋肉、腱などの健康が損なわれることなのです。

実は、平均寿命が伸びることと、運動器に障害のある患者さんが増えることには密接な関係があります。

寿命が延びるということは、見方を変えれば自分の体と付き合い続ける期間が長くなるということです。現代の日本人は、かつてないほど長期間にわたって膝や腰などの運動器を使い続けているのです。それにともなって、本書で取り上げている変形性股関節症、変形性膝関節症など、運動器に障害が出る人が増えています。

また、若い頃からスポーツを楽しんでいたために、年齢が進むにつれて股関節や膝関節に問題が出てくる患者さんも増加傾向にあります。

変形性股関節症、変形性膝関節症は、体を動かす要である、股関節や膝関節に障害が出るため、歩行や日常生活の動きにも困難を感じるようになるなど、患者さんの生活に大きな影響を与える病気です。

しかし、いたずらに恐れる必要はありません。今では、さまざまな治療法や手術法が選択できるようになっています。多くの患者さんは、治療により症状が改善し、「痛みなく動けるのが、こんなに嬉しいことだなんて――」と喜んでいます。

自分の症状や生活スタイルや家庭環境などをよく医師と相談して、適切な治療法を選ぶことが大切です。

本書は、変形性股関節症、変形性膝関節症の基本的な知識から、治療法、最新の手術法までご紹介しています。また、健康寿命を延ばすために大切なロコモティブシンドロームについても取り上げました。

いつまでも自分の体で自由に活動でき、人生を最後までイキイキと過ごすために――、本書が一助になれば幸いです。

平成26年9月

東京都済生会中央病院　整形外科部長　柳本　繁

第1章 股関節の痛みと原因

The first chapter

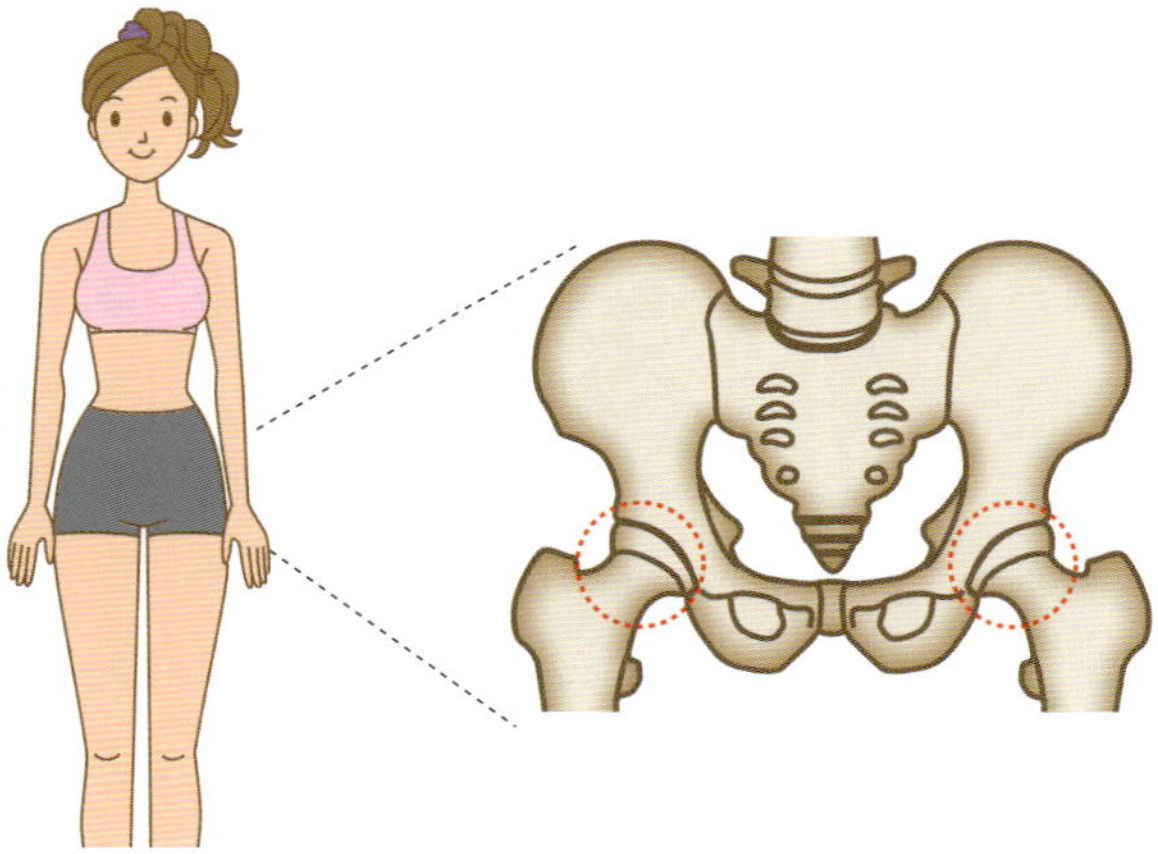

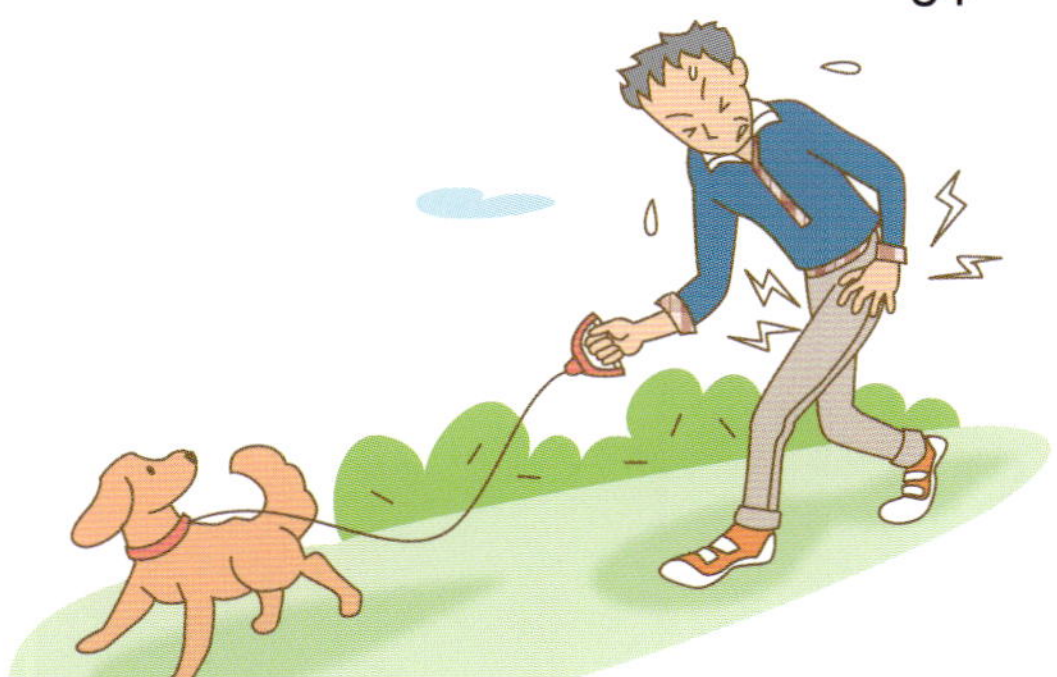

第2章 変形性股関節症の治療
The second chapter

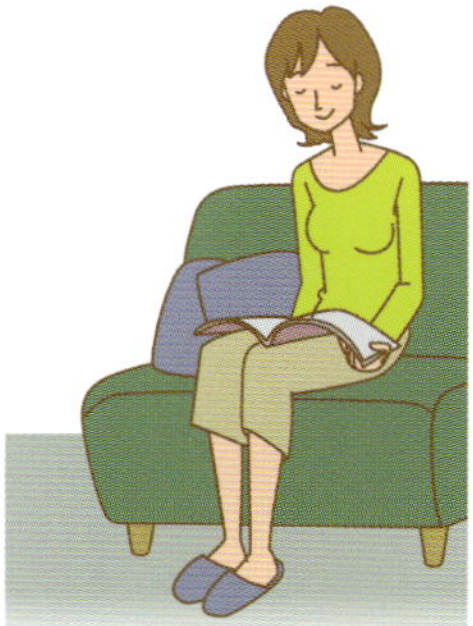

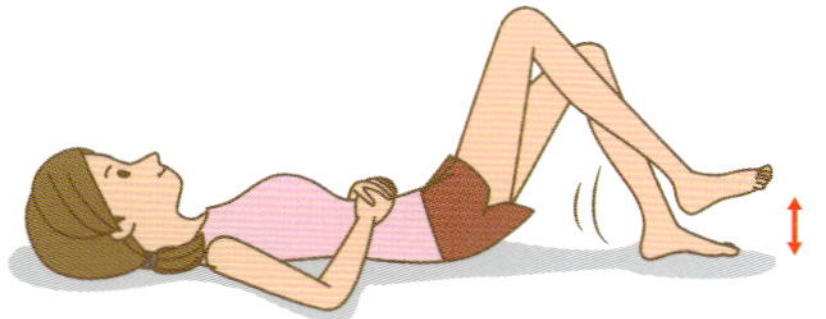

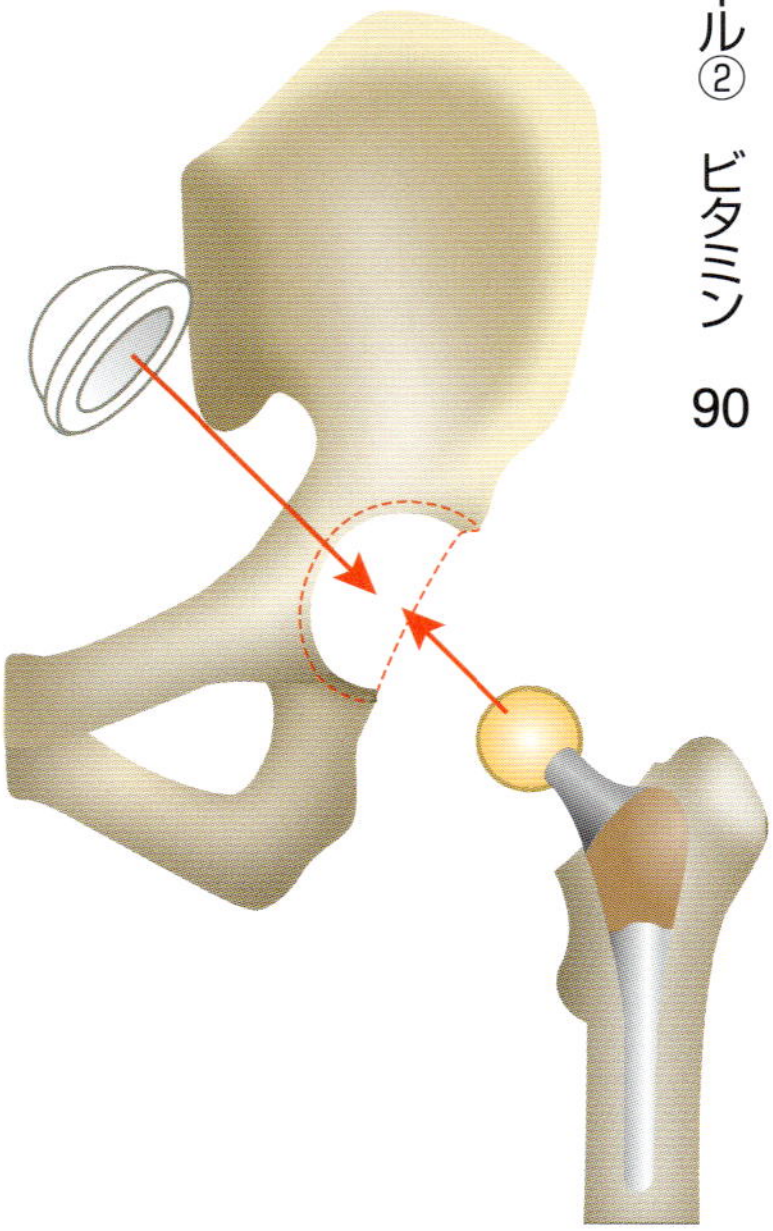

第3章

変形性関節症の痛みと原因

The third chapter

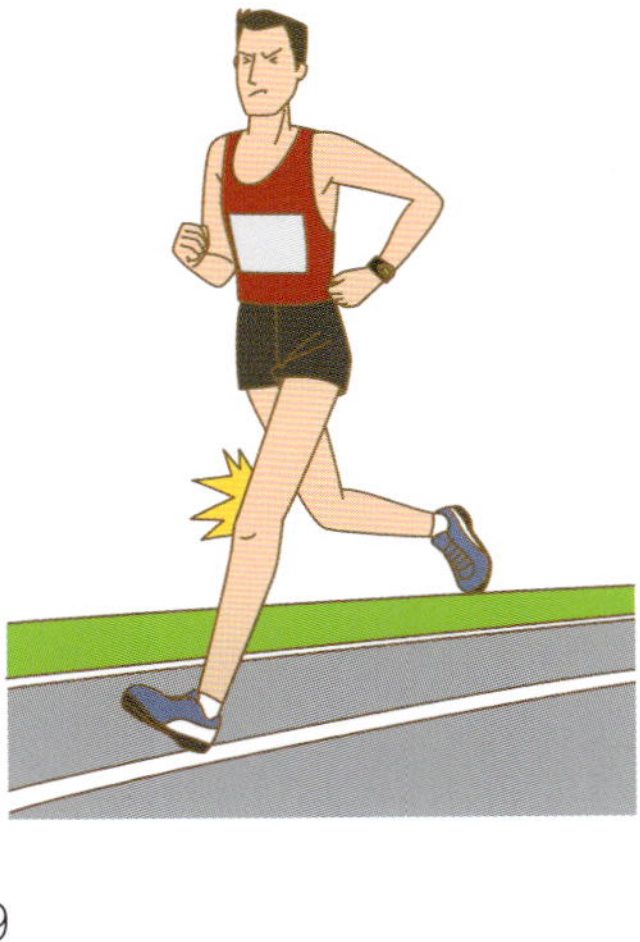

第4章 変形性膝関節症の治療

The fourth chapter

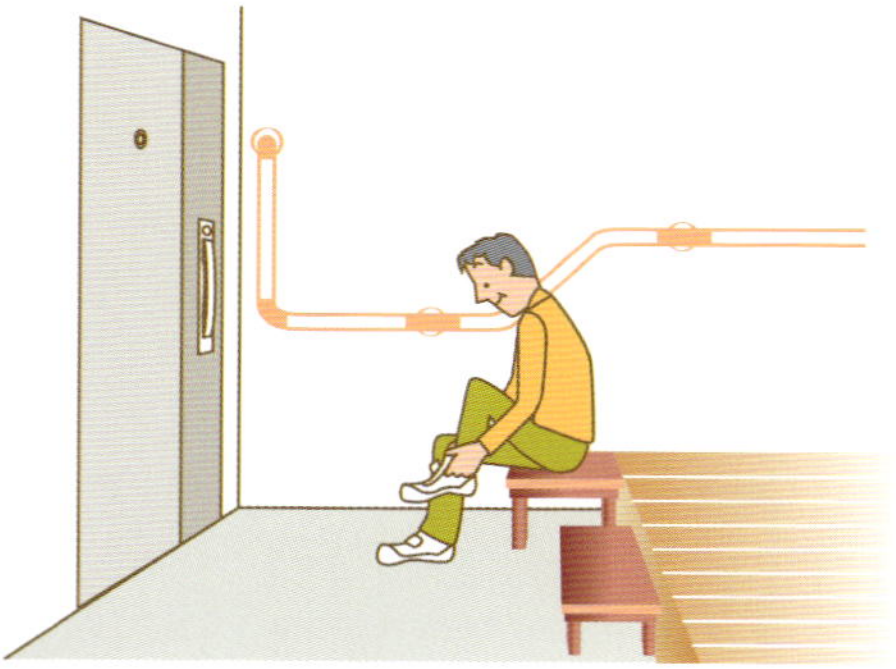

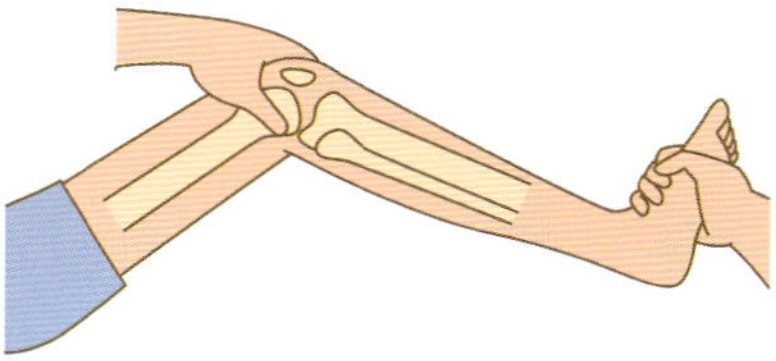

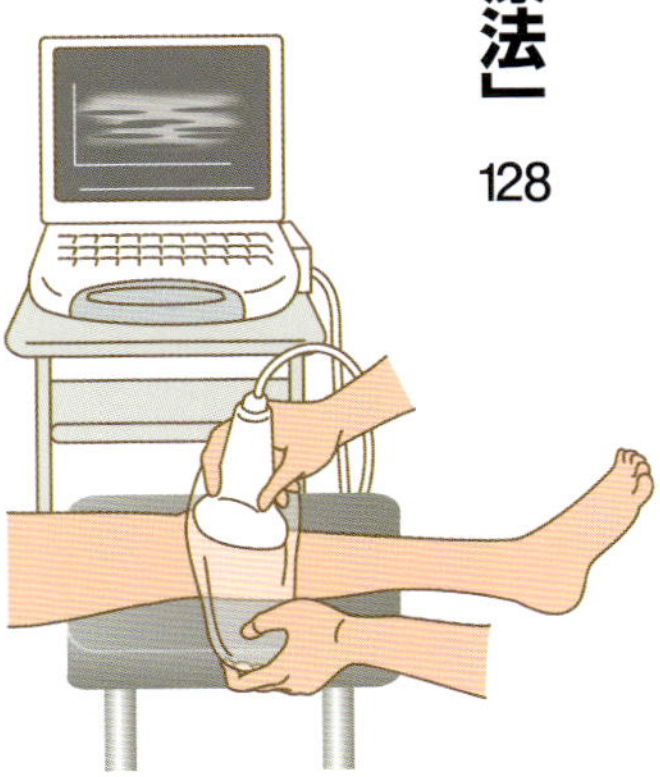

第5章 The fifth chapter
健康寿命を延ばし明るい生活を過ごすために

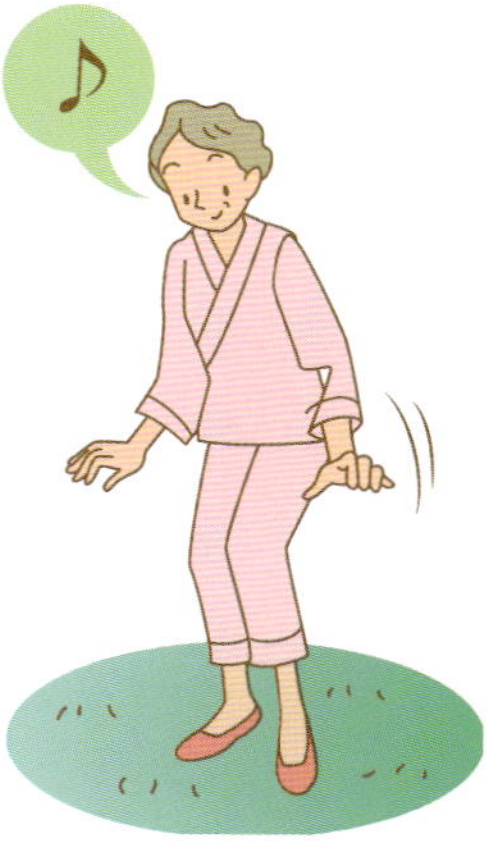

●本文中に＊がふってあります。
読み進むうえでの参考にしてください。

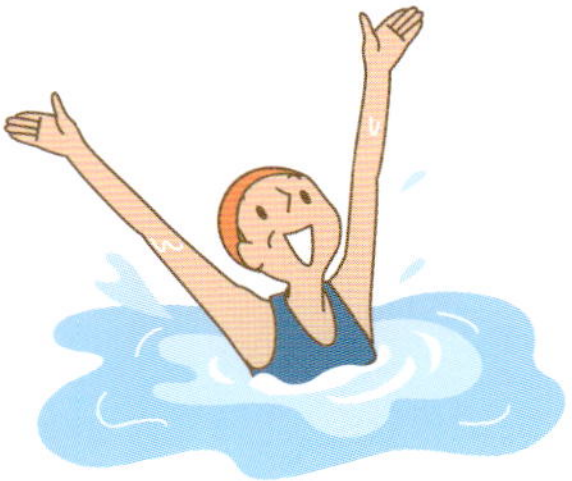

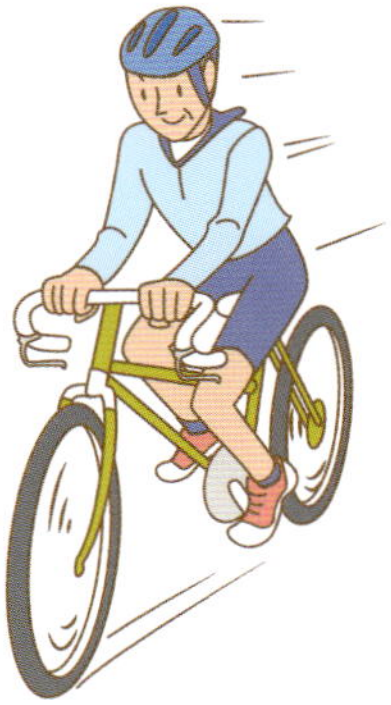

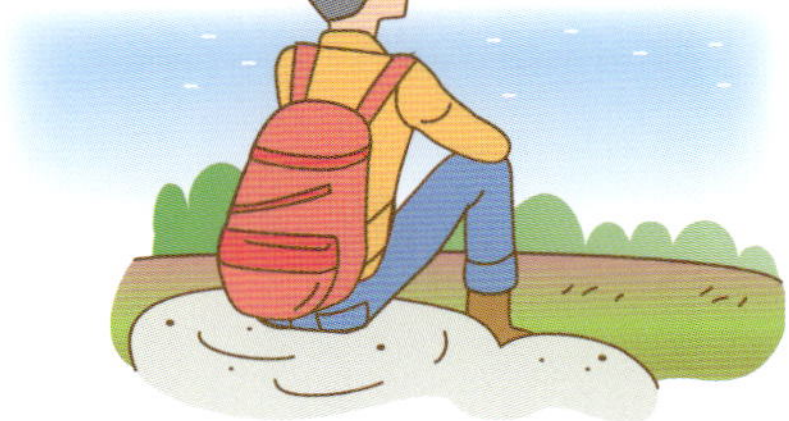

装丁　石原雅彦
カバー／本文イラスト　オノデラコージ
本文イラスト　コミックスパイラる　井上秀一
本文デザイン・DTP　㈱イオック
編集協力　㈲アーバンサンタクリエイティブ
大工明海

第１章

The first chapter

股関節の痛みと原因

体の中心部にあり、胴体と両脚をつないでいる股関節は、体重や動作を支える重要な関節です。その股関節が痛み、生活のさまざまな場面に支障が出る変形性股関節症。なぜ、痛みが起こるのか——。原因は股関節のしくみにあります。

股関節は体重を支える重要な関節

胴体と両脚をつなぐ生活活動の要

階段の上り下りや歩行だけでなく、靴下をはく、正座をするといった日常生活のさまざまな動作でつらさを感じる変形性股関節症。なぜ痛みが起き、どうしたらそれを軽減できるのでしょうか。まずは「股関節」が、どんなしくみで働いているのかを理解しましょう。

人間の体は200以上もの骨が組み合わさり、それを筋肉が支え、また動かしています。その骨と骨をつないでいるのが関節です。股関節は、体の中心部にある、人体で一番大きな関節です。左右の脚のつけ根にあり、骨盤と大腿骨をつないでいます。股関節は、膝関節や足関節とともに体重を支える役割をしています。この股関節には、両脚で立っているときで体重の約30～40％、片脚立ちでは体重の3～4倍の負荷がかかります。歩行時には、負荷は体重の10倍にもなるといいます。

次に、股関節には、下肢をさまざまな方向に動かす役割があります。体と腕をつなぐ肩関節と同様、関節を動かせる範囲が大きく、脚を前後だけではなく、左右に開いたり、外側や内側に回せたりとさまざまな動作をすることができるのです。ふだんの生活でも、脚のつけ根のあたりを意識してみると、立つ、歩くといった全身を使う動作のときはもちろん、あぐらをかいたり、座ったまま横を向くときなど、多くの動作に関連していることがわかります。

股関節は、人間の体を支えるとともに、脚をさまざまな方向に動かす体の要の関節なのです。

骨盤と股関節

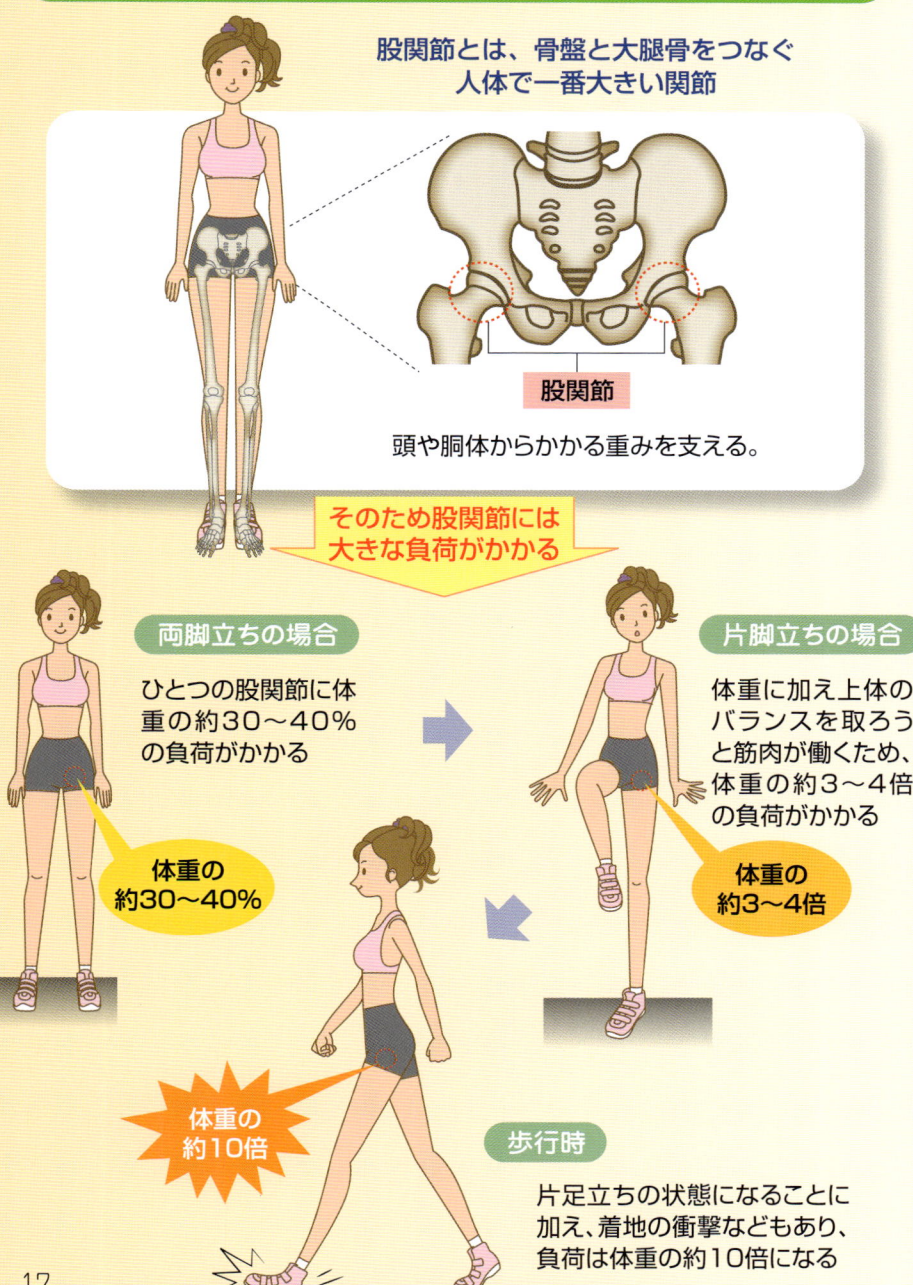

**股関節とは、骨盤と大腿骨をつなぐ
人体で一番大きい関節**

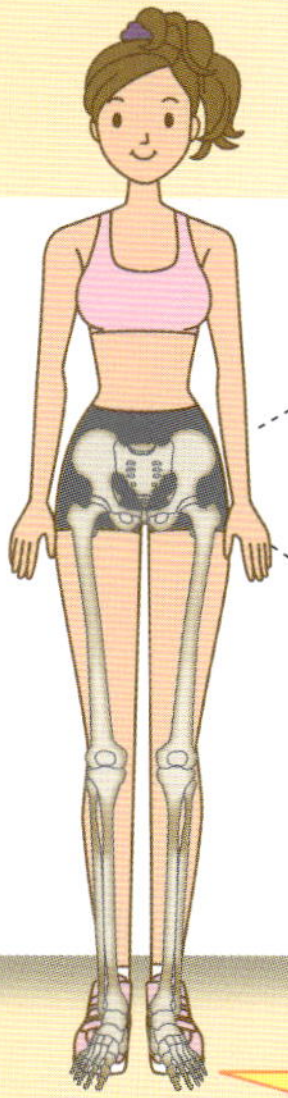

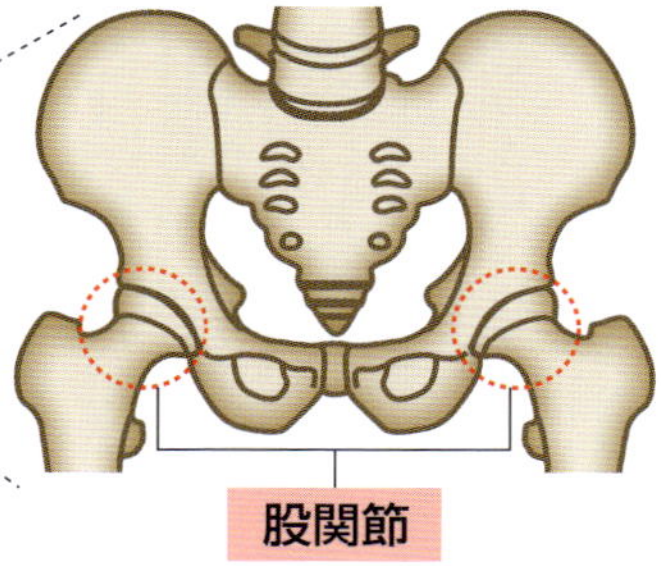

頭や胴体からかかる重みを支える。

**そのため股関節には
大きな負荷がかかる**

両脚立ちの場合

ひとつの股関節に体重の約30～40%の負荷がかかる

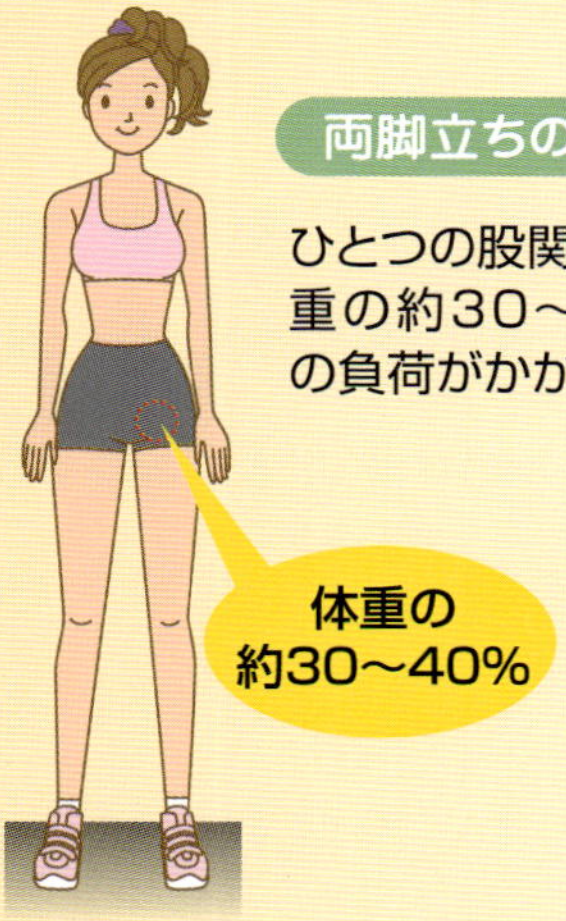

片脚立ちの場合

体重に加え上体のバランスを取ろうと筋肉が働くため、体重の約3～4倍の負荷がかかる

歩行時

片足立ちの状態になることに加え、着地の衝撃などもあり、負荷は体重の約10倍になる

股関節のしくみと動き方

そのような複雑な動作を可能にしている股関節とは、どのような構造をしているのでしょうか。

股関節は、太ももを支える大きな骨である「大腿骨《だいたいこつ》」と、腰を下側から支える「骨盤《こつばん》」がつながる部分です。大腿骨の先端部分の「大腿骨頭《だいたいこつとう》」は丸くボール状になっており、それを骨盤のお椀状の「寛骨《かんこつ》臼《きゅう》（臼蓋《きゅうがい》）」が包みこむ構造です。球面でつながっているので「球関節」と呼ばれていますが、この構造が前後左右、回転などのさまざまな方向へのスムースな動きを可能にしています。

大腿骨頭と寛骨臼の表面は、クッションの役割を持つ厚さ2～4㎜ほどの「関節軟骨」に覆われています。関節軟骨は、コラーゲンなどからなる弾力のある組織で、すぐれた潤滑機能を持つ関節液をたっぷり含んでいます。股関節全体は、「関節包《かんせつほう》」という袋状の組織にしっかり包まれており、内部は関節包の内側の「滑膜《かつまく》」から分泌される「関節液*」に満たされています。関節軟骨は骨同士が直接ぶつかるのを防ぐクッション、関節液はその間で潤滑油の働きをして、大腿骨頭と寛骨臼を保護しています。また、関節液は、血管のない関節軟骨への栄養補給や老廃物排出の役割も担っています。次に、寛骨臼のふちには「関節唇《かんせつしん》」という幅15㎜ほどの柔らかい軟骨組織がついていて、大腿骨頭と寛骨臼のつながりを安定させています。「大腿骨頸部《だいたいこつけいぶ》」はくびれた形になっており、大腿骨が動くときに寛骨臼のふちにぶつからないようになっています。このくびれた形の「大腿骨頸部」は骨粗鬆症の場合には、力学的に弱点となり骨折を生じやすい場所になることがあります。

そして、このような股関節組織が何らかの原因で損なわれることがあります。

股関節のしくみ

腰を下側から支える「骨盤」と太ももを支える「大腿骨」が股関節でつながる

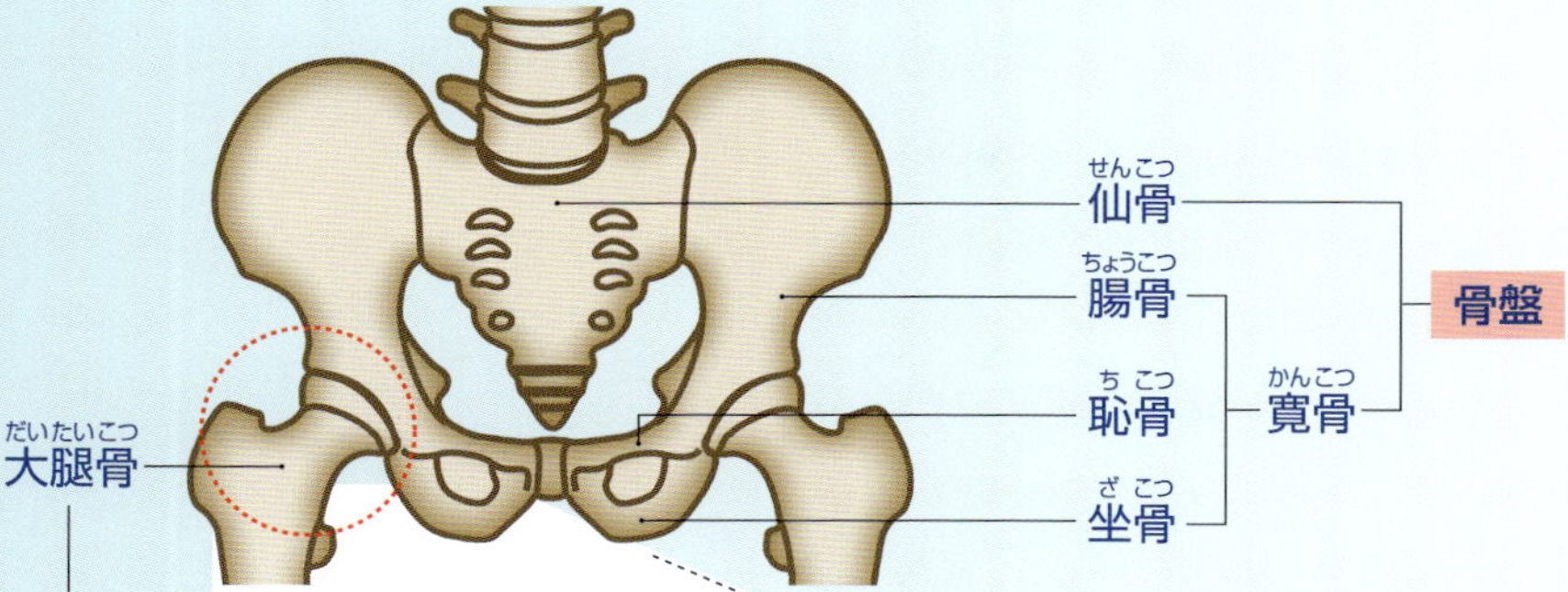

仙骨《せんこつ》
腸骨《ちょうこつ》
恥骨《ちこつ》
坐骨《ざこつ》
寛骨《かんこつ》
骨盤
大腿骨《だいたいこつ》

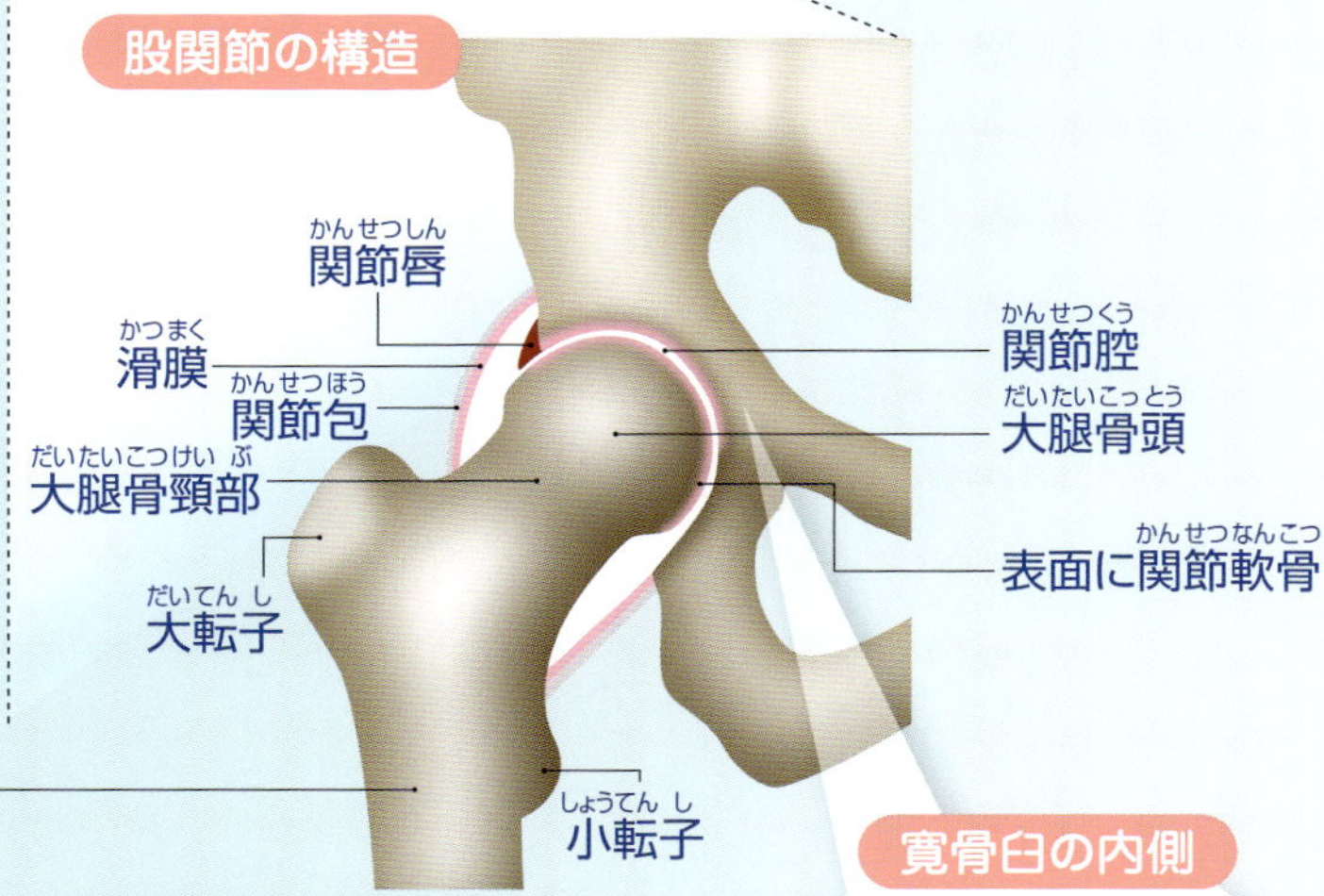

股関節の構造
関節唇《かんせつしん》
滑膜《かつまく》
関節包《かんせつほう》
大腿骨頸部《だいたいこつけいぶ》
大転子《だいてんし》
小転子《しょうてんし》
関節腔《かんせつくう》
大腿骨頭《だいたいこっとう》
表面に関節軟骨《かんせつなんこつ》

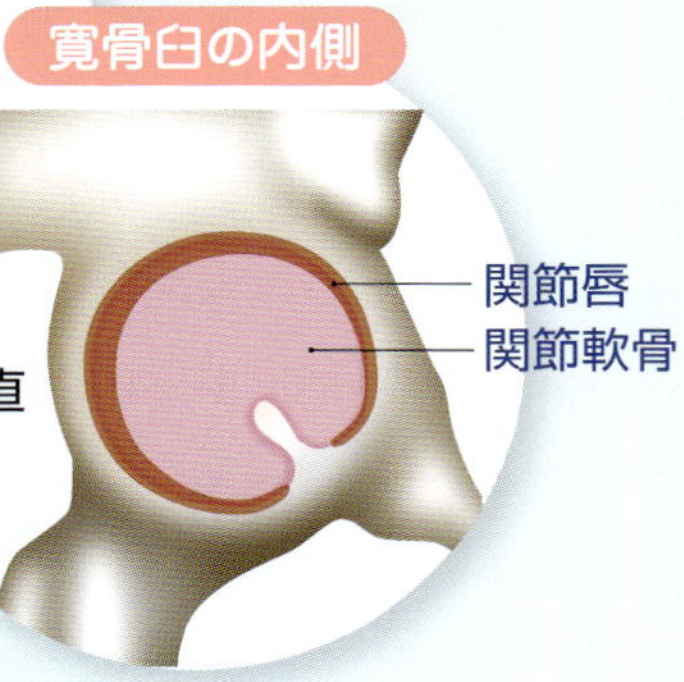

寛骨臼の内側
関節唇
関節軟骨

ボール状の大腿骨頭をお椀状の寛骨臼（臼蓋）が約2／3包んだ構造

関節軟骨は、大腿骨頭と寛骨臼が直接ぶつかるのを防ぐクッション、

関節液は、潤滑油の働きをしている

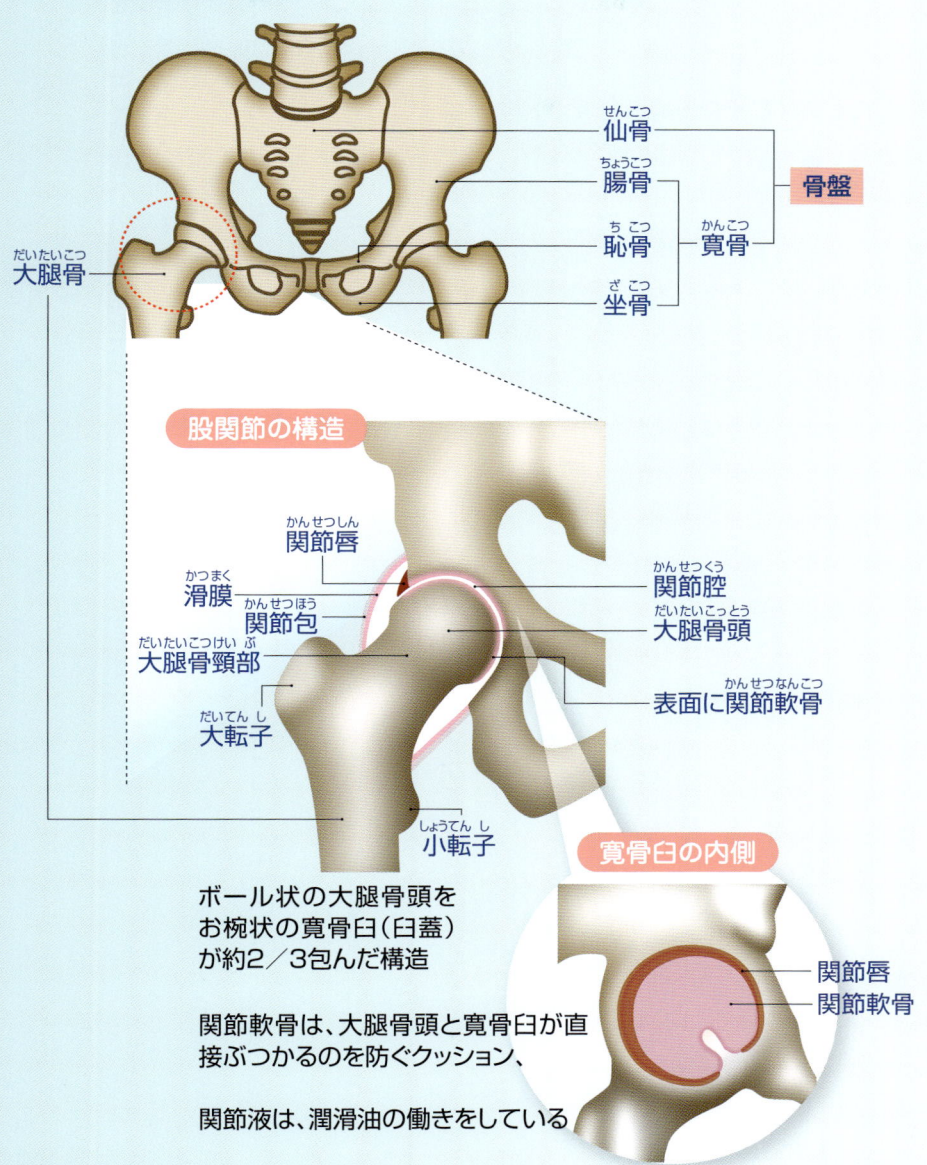

なぜ股関節が痛むのか

痛みを起こしやすい股関節とは

股関節の痛みは、関節軟骨が傷んだ後にすり減って炎症を起こしやすくなってしまうことで起きます。健康な人でも関節軟骨は年齢とともに自然にすり減ってしまいます。股関節の形に異常がある場合、関節軟骨はさらに傷んで、すり減りやすくなってしまいます。

従来は大腿骨頭を包む寛骨臼の面積が狭い場合、すなわち関節にかかる重さの負荷を分散させることができない場合、負担が多くなり、軟骨がすり減りやすくなる病態が最も重視されていました。

近年逆に、寛骨臼が大腿骨頭を広く包み過ぎている場合、寛骨臼のふちが大腿骨頭に当たりやすくなってしまう病態があることがわかりました。このような場合、関節周辺にある関節唇が骨の間にはさまって傷つくことで関節唇自体に痛みを感じますが、より問題なのは関節唇が切れてしまった場合です。股関節の安定性がそこなわれたり、損傷した際のかけらによる刺激で周囲に炎症が起こり、痛みを引き起こします。

寛骨臼が大腿骨頭をどの程度包み込んでいるかを表すのが「ＣＥ角」です。正常な股関節では、ＣＥ角は30度前後。これより角度が小さくなると体重を受ける部分の面積が狭すぎ、力学的に不利とされてきました。特に、ＣＥ角が20度以下は、「寛骨臼形成《けいせい》不全《ふぜん》」と呼ばれ、寛骨臼形成不全は変形性股関節症と密接な関係があります。従来は股関節は大きい程、すなわちＣＥ角が大きい程安定がよく、力学的に有利な関節とされてきました。近年はお互い骨同士がぶつかりやすい病態が注目を集めています。

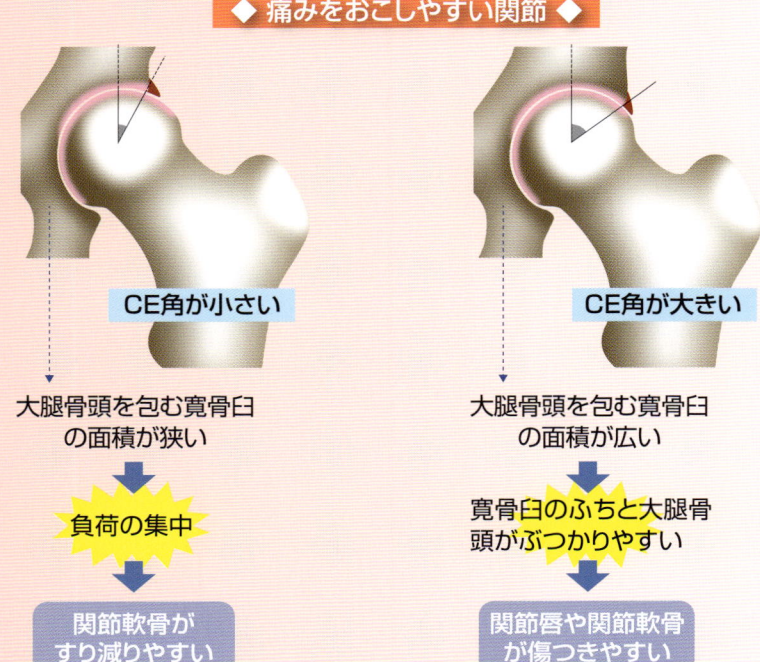

正常な股関節と痛みを起こしやすい股関節

◆ 正常な関節 ◆

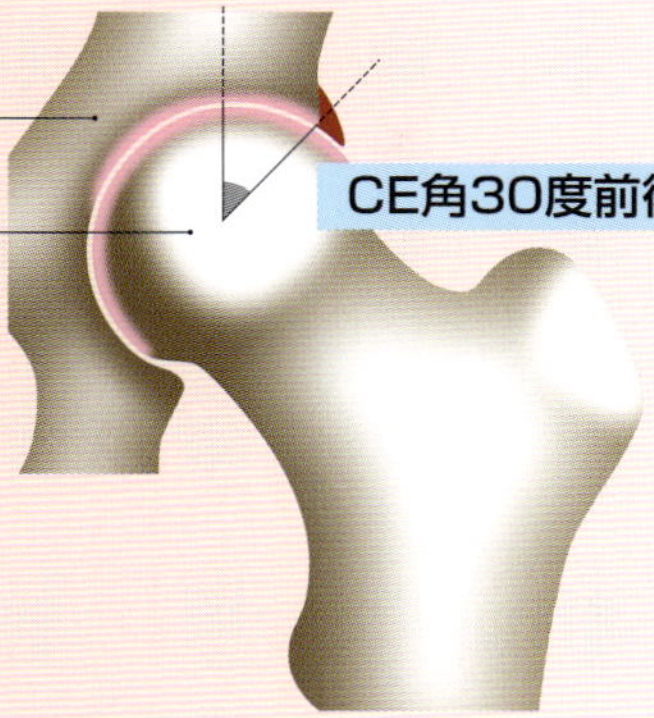

寛骨臼が大腿骨頭を
ほどよく包んでいる

↓

適度な負荷の分散
（動作の邪魔にならない）

◆ 痛みをおこしやすい関節 ◆

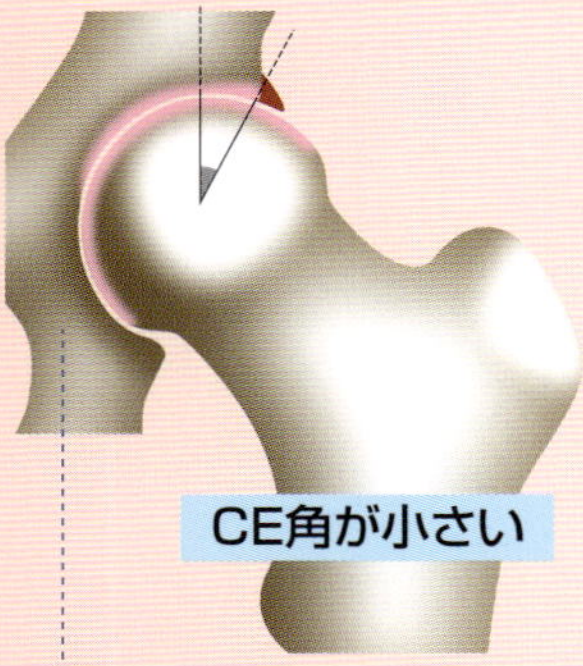

大腿骨頭を包む寛骨臼
の面積が狭い

↓

負荷の集中

↓

関節軟骨が
すり減りやすい

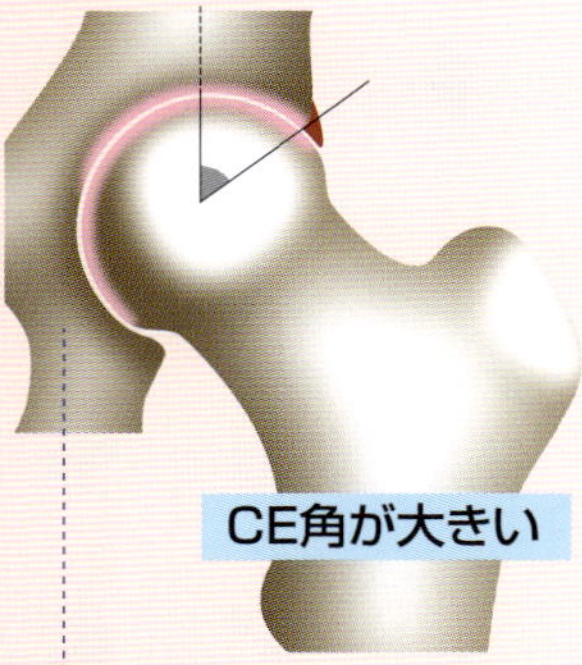

大腿骨頭を包む寛骨臼
の面積が広い

↓

寛骨臼のふちと大腿骨
頭がぶつかりやすい

↓

関節唇や関節軟骨
が傷つきやすい

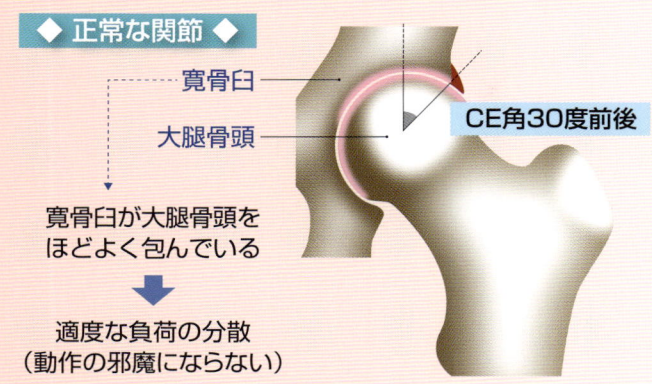

「CE角」とは
大腿骨頭の中心を通る垂直の線と、大腿骨頭の中心（Center）と寛骨臼のふち（Edge）を結んだ線の角度、寛骨臼が大腿骨頭をどの程度包み込んでいるかを表す

股関節に痛みを感じる原因は

これまで、股関節の痛みは関節軟骨がすり減ると起こりやすい、と簡単に表現していましたが、実は関節軟骨には痛みを感じる神経が通っていません。つまり、関節軟骨がすり減っても関節軟骨自体が痛みを感じているわけではないのです。

ここで股関節に痛みが起こるしくみを詳しく見てみましょう。

股関節への負荷が大き過ぎると、関節軟骨がすり減ります。そして、削られた関節軟骨のかけらは、関節包のなかに散り、関節包の内側の組織である滑膜を刺激して、滑膜に炎症が起きます。滑膜には痛みを感じる神経が通っているので、ここで痛みを感じるのです。

関節の不安定性も痛みの原因になります。関節唇が切れてしまった場合は、関節が不安定に動くことより滑膜に炎症が起きて痛みを感じます。

また、関節軟骨がたくさんすり減ってしまうと、クッションの働きがなくなります。潤滑性の高い関節液を関節の中にためておくことができなくなり、大腿骨頭と寛骨臼が直接接触することになり、変形と不安定性により痛みを感じるようになります。

股関節の痛みは、動作を始めるときや長く歩いたあとなどに感じることから始まって、しだいに日常生活に支障が出るようになり、やがて何もしないで静かにしている状態でも痛むようになります。

また、当初は痛みが片脚だけの場合でも、その脚をかばうことで、もう片方の脚の負担が大きくなり、やがて両脚の股関節に痛みを感じるようになるケースも多いのです。

股関節に痛みが起きるしくみ

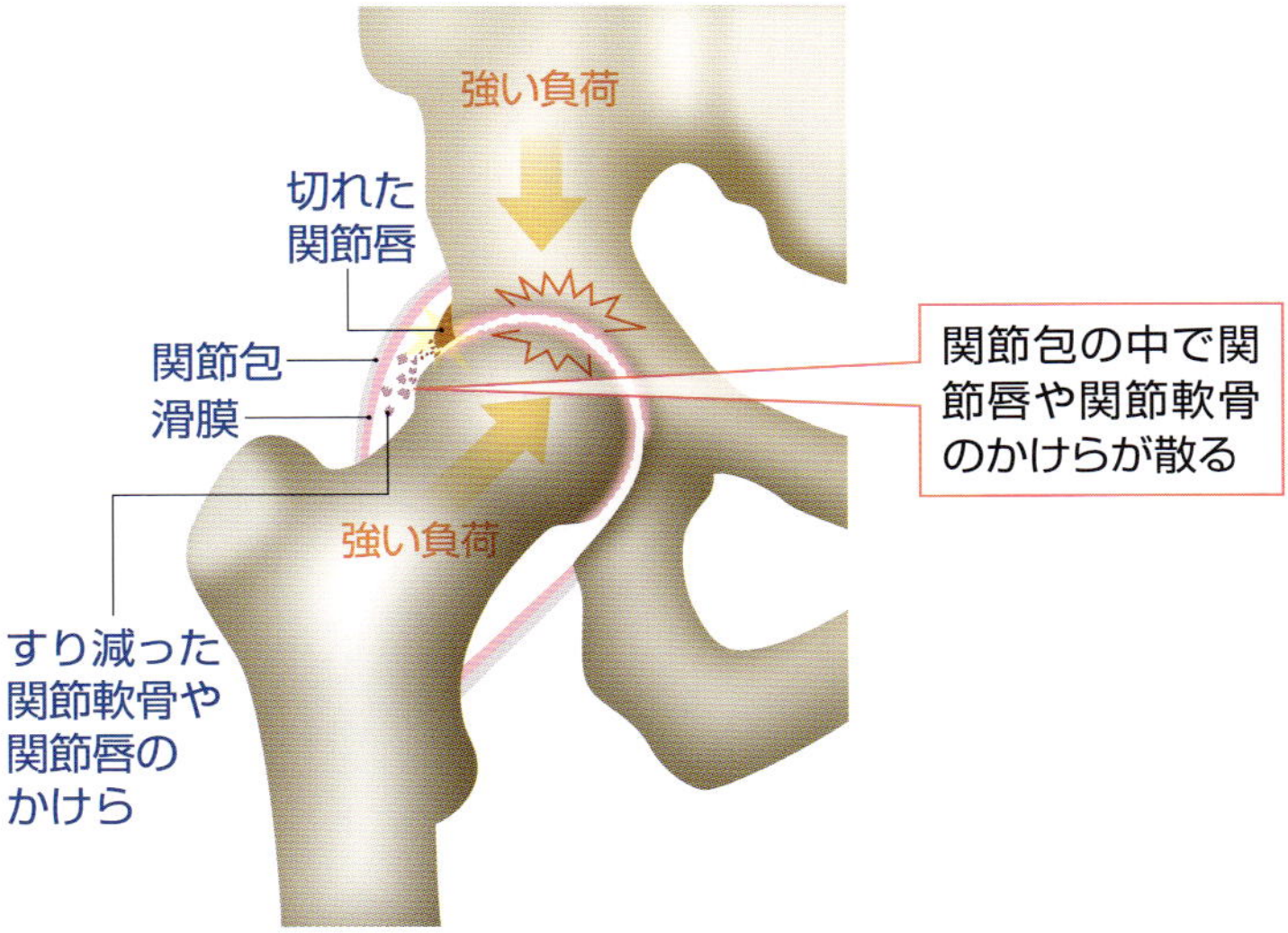

痛みの原因はおもに2つ

1 炎症と修復反応

関節に散ったかけらに、吸収や修復反応が起きる

↓

過度の吸収、修復反応は、滑膜に炎症を引き起こす

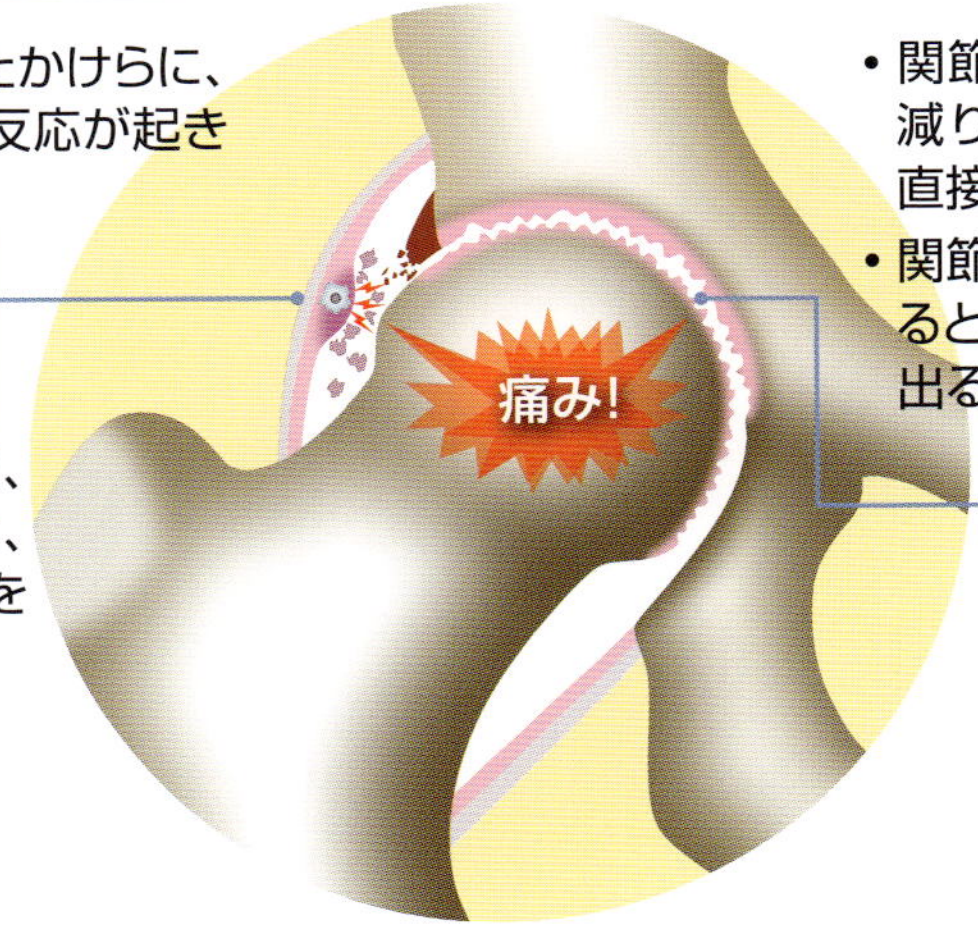

2 関節の変形と不安定性

- 関節軟骨がすり減り、骨と骨が直接ぶつかる
- 関節唇が損傷すると不安定性が出る

↓

関節は変形し、不安定に動くようになり、痛みを生じる

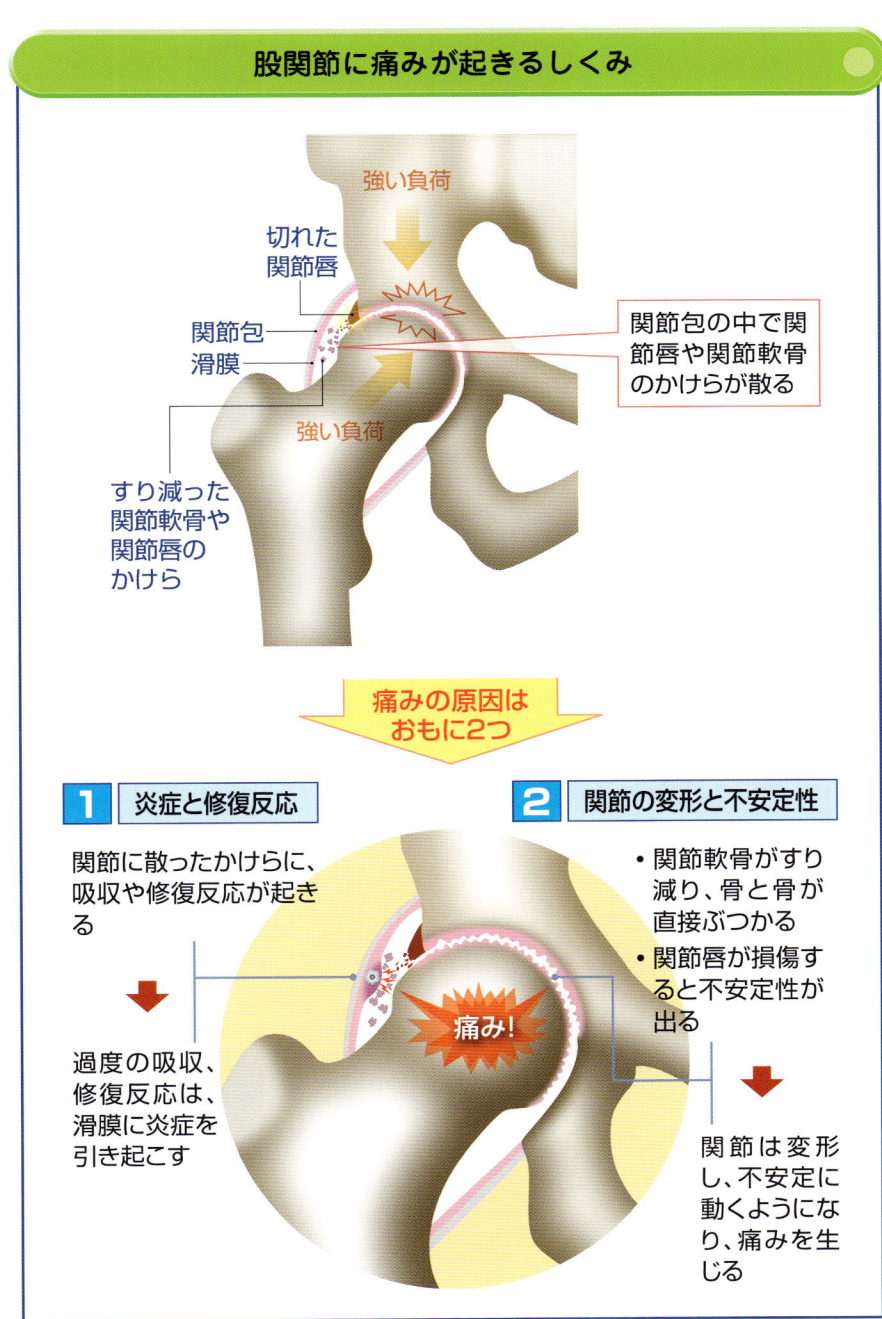

股関節に起こる症状はたくさんある①

股関節に痛みを感じる原因は他にもさまざまあります。「関節唇損傷《かんせつしんそんしょう》」は、寛骨臼のふちについている組織・関節唇が傷つけられるものです。激しいスポーツや股関節を大きく動かす動きをしたことで、関節唇に大腿骨頭がぶつかって損傷し、痛みを感じます。従来はスポーツによるものはまれとされてきました。しかし近年では、スポーツが盛んになり若い世代で増加傾向です。

同様に、近年注目を集めつつある病態として「ＦＡＩ（大腿骨寛骨臼《だいたいこつかんこつきゅう》インピンジメント）」があります。インピンジメントとは、英語で「ぶつかる」という意味。股関節の骨のかたちに異常があることで大腿骨頭と寛骨臼がぶつかり、痛みが起こるものです。痛みが起きる原因は大きく3つに分けられます。一つ目は、寛骨臼が大腿骨頭を広く包み過ぎているために起こる「ピンサータイプ」です。二つ目は、逆に大腿骨頭頸部が太すぎるためにぶつかり、痛みが起こる「カムタイプ」。そして、ピンサータイプとカムタイプの二つの特徴を併せもつ「複合タイプ」があります。ＦＡＩの人は、座った姿勢から立つときなど、何らかの動作をしたときに短い痛みを感じることが多いです。

「大腿骨頭壊死症《だいたいこつとうえししょう》」は、大腿骨頭部の血流が悪くなって骨組織が壊死*してしまい、潰れて骨頭関節面に陥没変形を生じると痛みを感じます。初期の段階では、壊死が起きていても痛みを感じないことも多いのですが、壊死した部分に体重がかかることでさらに進行し、やがて痛みを感じるようになります。原因は不明ですが、ステロイド剤の使用や大量の飲酒との関連が指摘されています。

股関節の痛みの原因①

股関節に何らかの問題が起こることで痛みが生じる

関節唇損傷《かんせつしんそんしょう》

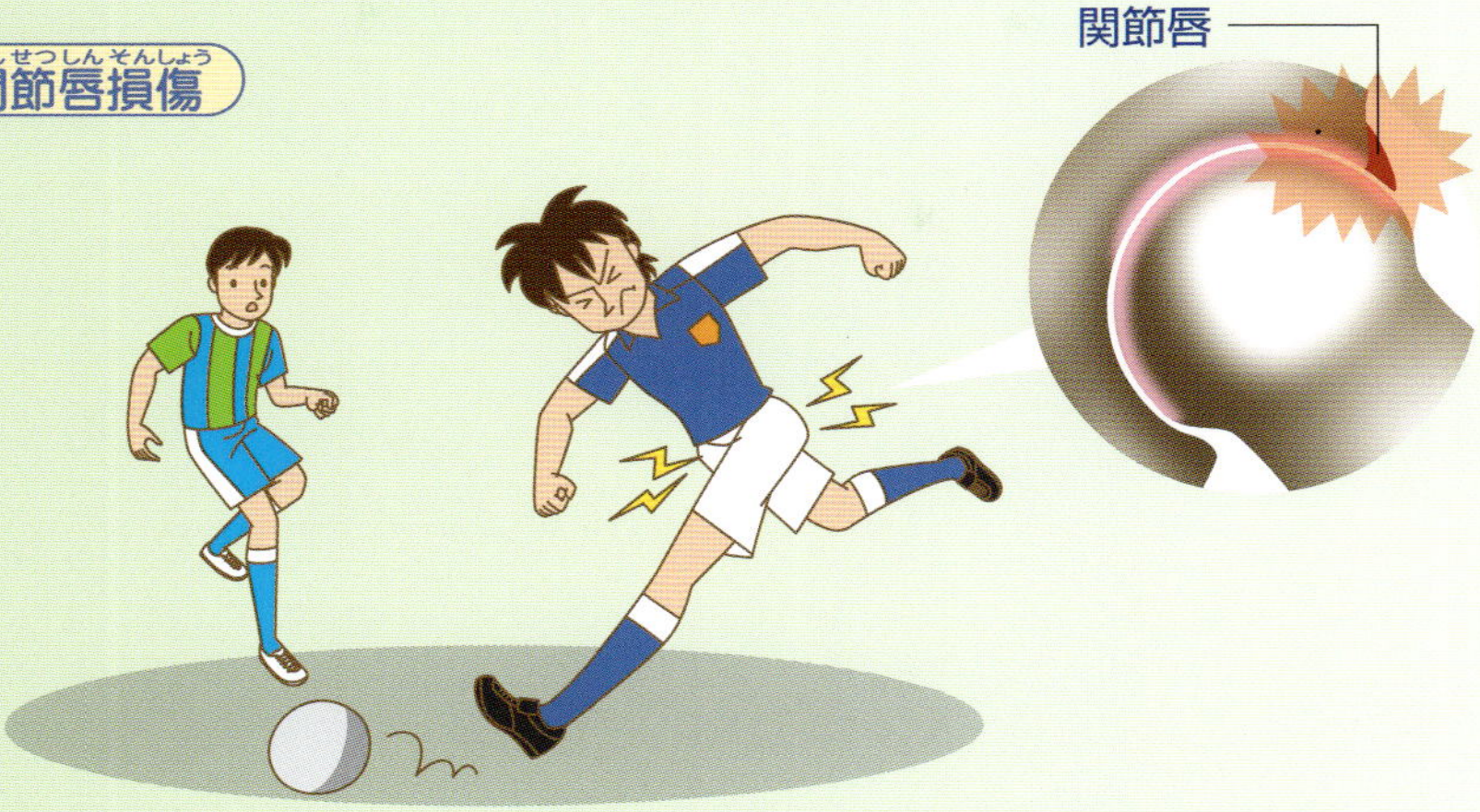

激しいスポーツや強い圧力がかかるなどして、
関節唇が傷つけられる

FAI（大腿骨寛骨臼《だいたいこっかんこっきゅう》インピンジメント）

ピンサータイプ

寛骨臼が包む
面積が広すぎる

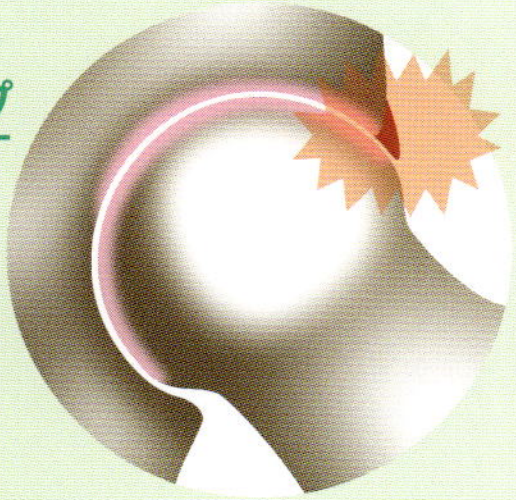

カムタイプ

大腿骨頭頸部
が太すぎる

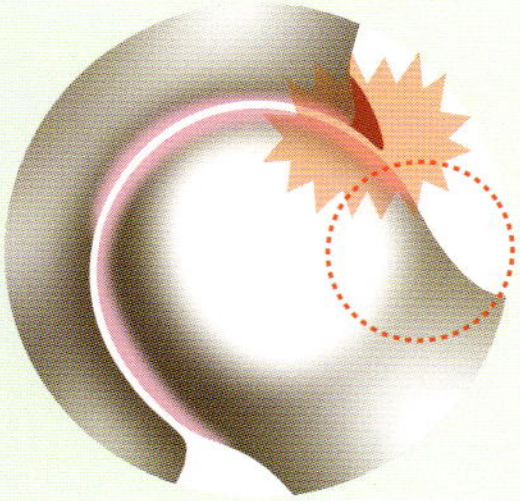

複合タイプ　ピンサータイプとカムタイプの両方の
特徴をもつ

股関節に起こる症状はたくさんある②

強い痛みとともに、股関節の変形が数カ月程度で急速に進んでしまうのが、「急速《きゅうそく》破壊《はかい》型《がた》股《こ》関節症《かんせつしょう》」です。骨がもろくなる「骨粗《こつそ》しょう症《しょう》」と関連が深く、閉経後の女性に多く発症します。

そのほか、軽徴な外力が関係して大腿骨頭で骨折の起こる「大腿骨頭軟骨下脆弱性骨折《だいたいこつとうなんこつかぜいじゃくせいこっせつ》（SIF）」などもあります。

体のほかの部位との関わりや病気の影響で、股関節に痛みが出る場合もあります。「ヒップースパイン・シンドローム」は、股関節と脊椎（腰椎）の変形がお互いの動きに悪影響を及ぼしあって起こる病気です。例えば、老化などにより骨盤が後側に傾くことがあるのですが、その影響は腰の変形に留まらず、股関節の接合部に痛みが起きます。また、逆に股関節に問題が生じた場合に、その影響で骨盤が傾き、腰にも痛みが起きるのです。

また、このほか股関節痛があらわれる病気には、骨量が減るために骨がもろくなる「骨粗しょう症」から起きる股関節周辺の骨折などもあります。また、免疫に異常が生じることで自分自身の体を攻撃してしまう「関節リウマチ」では全身の関節で慢性の炎症が起きるのですが、股関節が破壊されてしまうこともあります。ほかに、脚のつけ根の部分である鼠頸部《そけいぶ》の皮下に腸の一部が脱出してしまう「鼠頸ヘルニア」でも、股関節に痛みを感じることがあります。

それでは、変形性股関節症は、これらの病気とどう違うのか、あるいはどう関連があるのでしょうか。次項から取り上げていきましょう。

股関節の痛みの原因②

ヒップースパイン・シンドローム

老化などによる腰の変形

骨盤が後ろ側に傾くと、股関節の接合部が不安定になり痛みが出る

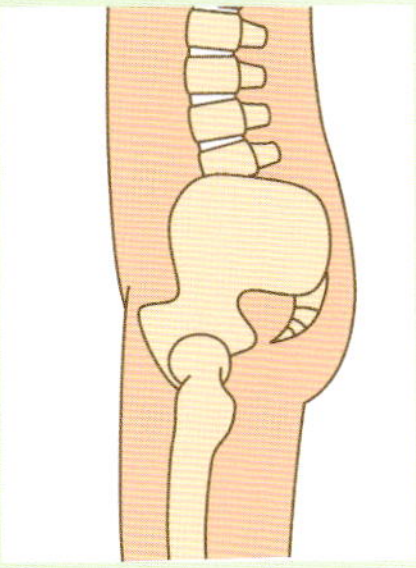

骨盤の傾き

片方の股関節に問題があると骨盤が傾き、腰に痛みが出る

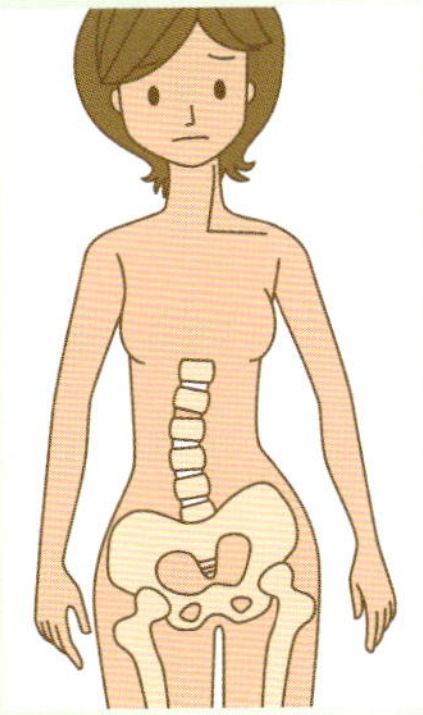

骨粗鬆症

骨粗鬆症による骨折

関節内の骨が骨折して、関節機能を損なう

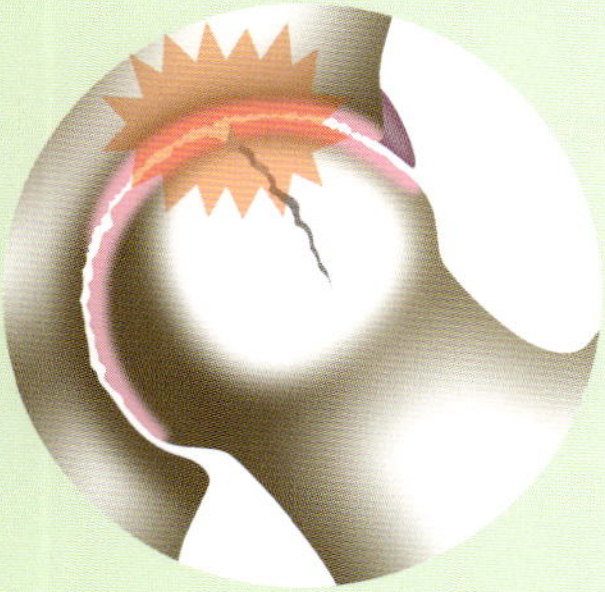

関節リウマチ

関節リウマチによる炎症・変形

関節に炎症を起こし、進行すると関節の骨や軟骨を破壊する

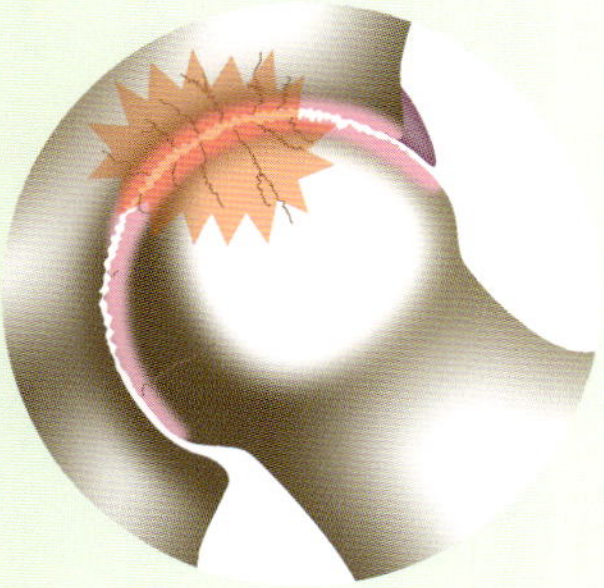

変形性股関節症とは

40〜50代の女性に多く、2つのタイプに分かれる

さまざまな原因によって引き起こされる股関節の痛みのなかでも、もっとも多いのが変形性股関節症です。日本では推定で200万〜300万人の人が悩まされているといわれています。男性よりも女性に多く、患者数は男性の5倍以上にもなるというデータもあります。

変形性股関節症は、年齢をかさねるに従って関節軟骨がすり減ることが原因となり、40〜50代頃より多く発症します。悪化すると生活に大きな支障が出ることもあり、高齢者では要支援、要介護になる要因として指摘されています。

変形性股関節症は、1次性と2次性の2つのタイプに分けられます。

1次性の変形性股関節症とは、股関節の形に異常がないのに発症するものです。加齢や激しいスポーツ、過度の肥満などの影響で関節軟骨が徐々にすり減ってしまうことが原因と考えられます。欧米人の変形性股関節症には、1次性のものが多いです。

2次性の変形性股関節症は、もともと股関節の形に異常があり、その弱点が原因となって引き起こされるものです。寛骨臼がじゅうぶんに大腿骨頭を包み込んでいない寛骨臼形成不全が最も多い原因です。

日本では、変形性股関節症の9割が2次性のもので、なかでも寛骨臼形成不全が一番多い原因です。

2次性の変形性股関節症

日本では9割がこのタイプ。男性より女性が多いのが特徴

2次性の変形性股関節症の発症のしくみ

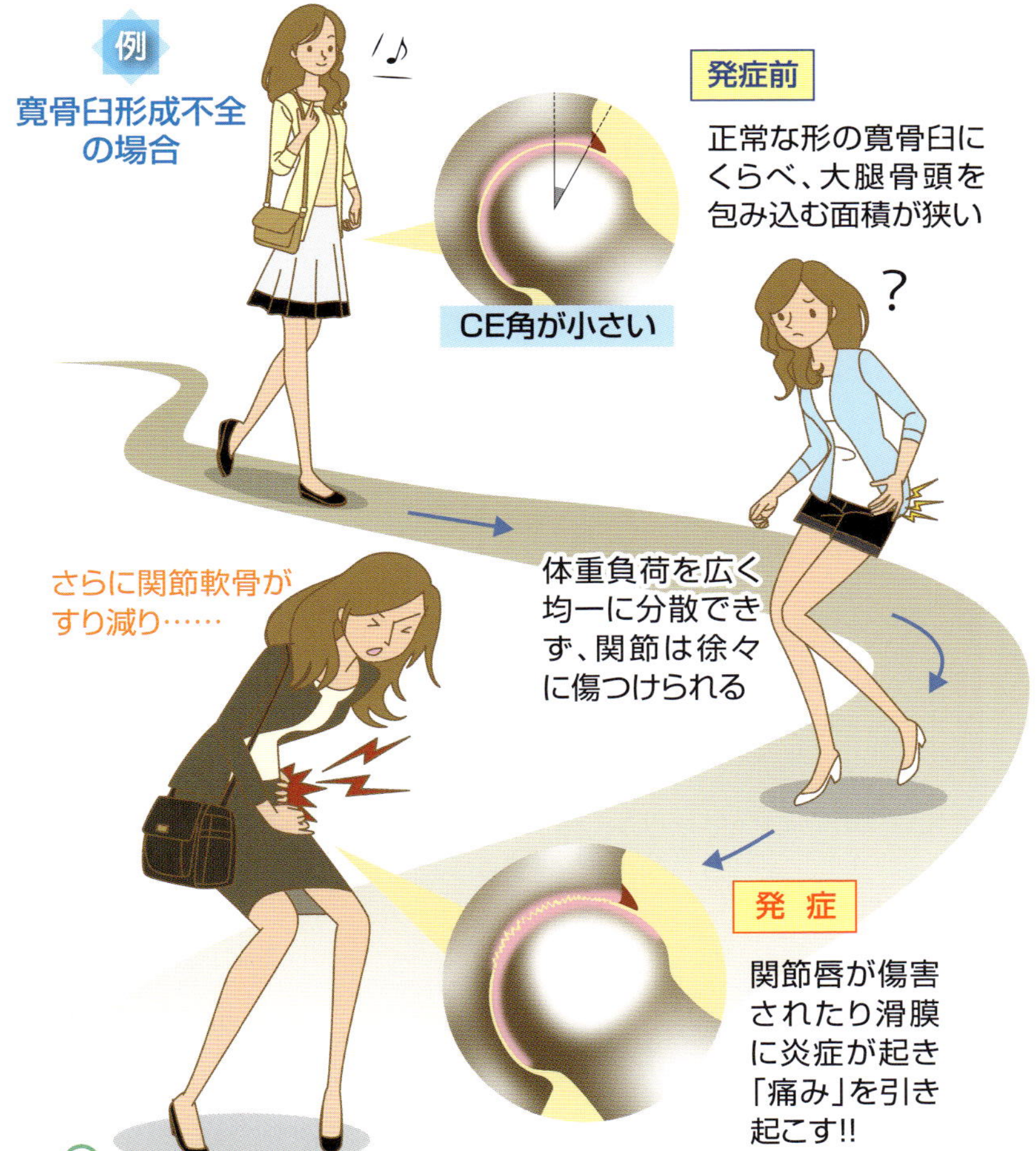
例
寛骨臼形成不全の場合
発症前
正常な形の寛骨臼にくらべ、大腿骨頭を包み込む面積が狭い
CE角が小さい
体重負荷を広く均一に分散できず、関節は徐々に傷つけられる
発 症
関節唇が傷害されたり滑膜に炎症が起き「痛み」を引き起こす!!
さらに関節軟骨がすり減り……

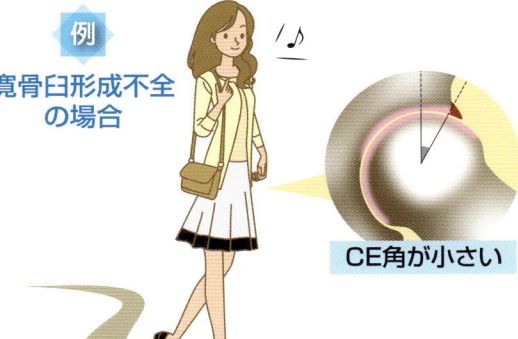

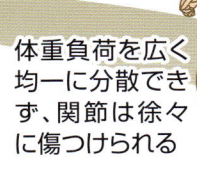

日本人に少ない1次性変形性股関節症とは、股関節の形に異常がないのに発症するもの。加齢、激しいスポーツ、過度の肥満などが原因と考えられている

病気の進行度によって、痛み方や歩き方も変わってくる①

では、変形性股関節症はどのように発症し、進行するのでしょうか。

変形性股関節症は、脚のつけ根にあたる鼠径部の違和感や、ちょっとした痛みからはじまります。歩きはじめや、座っている姿勢から立とうとしたときなど、何かの動作をした拍子に違和感や痛みを感じます。また、長時間歩いたあとや階段の昇降時に感じることもあるようです。ただ、痛みを感じるのは動作のはじめだけだったり、短時間で治まり、そのほかのときは、違和感なく過ごせます。

しかし、放っておくと変形性股関節症の症状は少しずつ進んでしまいます。

痛み方の変化

何かの拍子に感じるだけだった痛みは、初期はしばらくすれば治まっていたのが、消失するのにだんだん時間がかかるようになり、次第に数日休ませないと治まらなくなります。

それでも治療をせずにいると、やがて歩行時にはいつも痛みを感じるようになります。こうなると体を動かすのがつらく感じるようになってしまい、日常生活に支障が生じてきます。体を動かさなくなったり、痛む股関節をかばうために、体のほかの箇所に問題が起きることもあります。

最終的には、何もせずに座っているときや、就寝時など安静にしているときにまで痛むようになります。人によっては、眠れないほど痛みが強くなることもあります。

しかし、その後も放置して症状が進行すると、股関節が動かない状態になり、逆に痛みを感じなくなることもあります。

変形性股関節症の進行

初期

動作のはじめや、大きな負荷がかかったときに痛む

例
- 立ち上がるとき
- 歩きはじめ
- 長時間歩いたとき
- 階段の昇降時

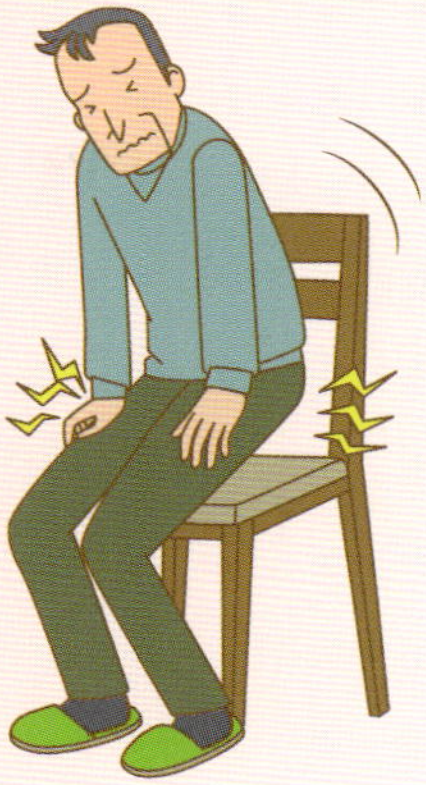

進行期～末期

痛みを感じる時間が、次第に長くなってくる

例
- 歩いているとき
- 座っているとき
- 就寝時

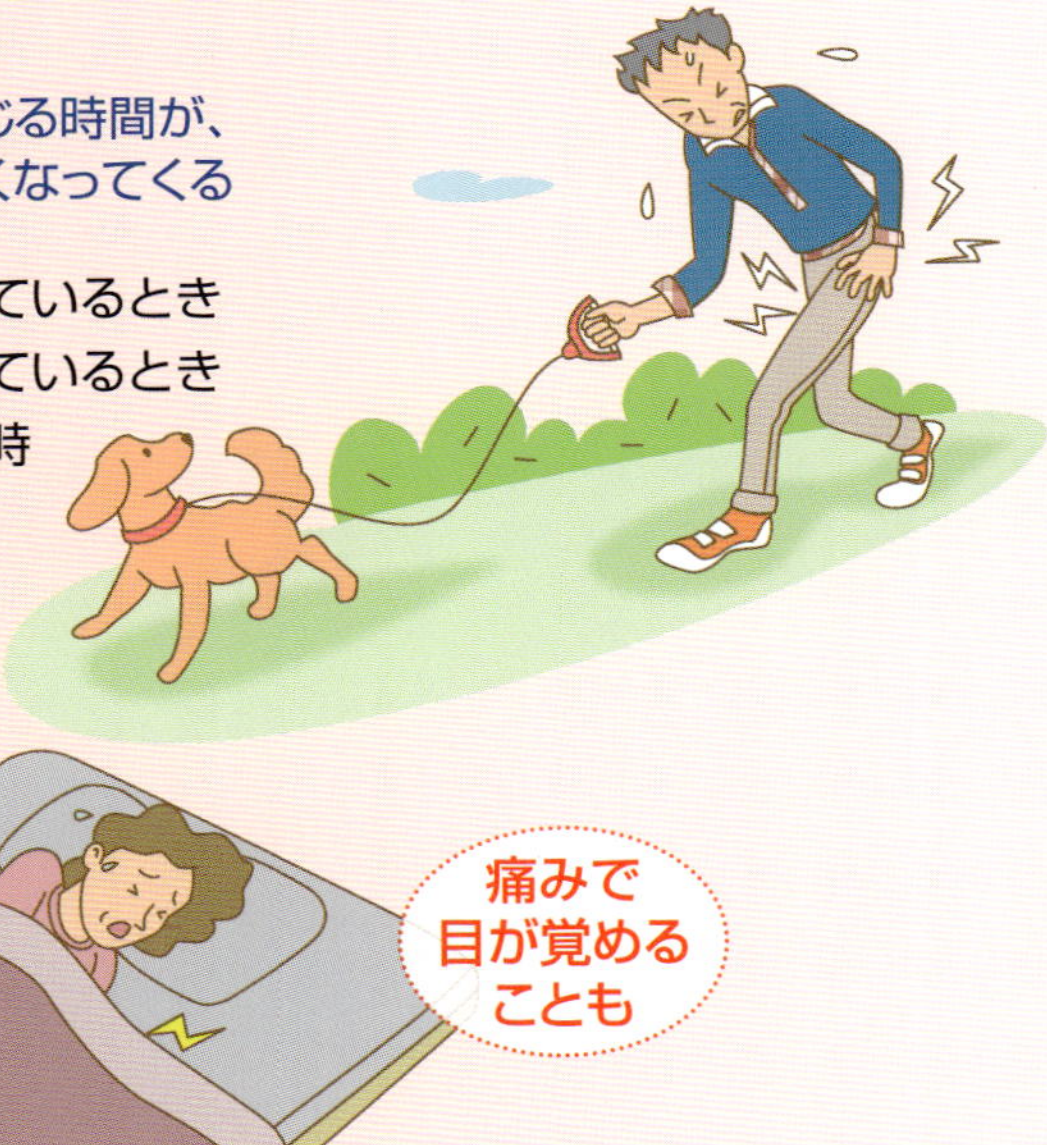

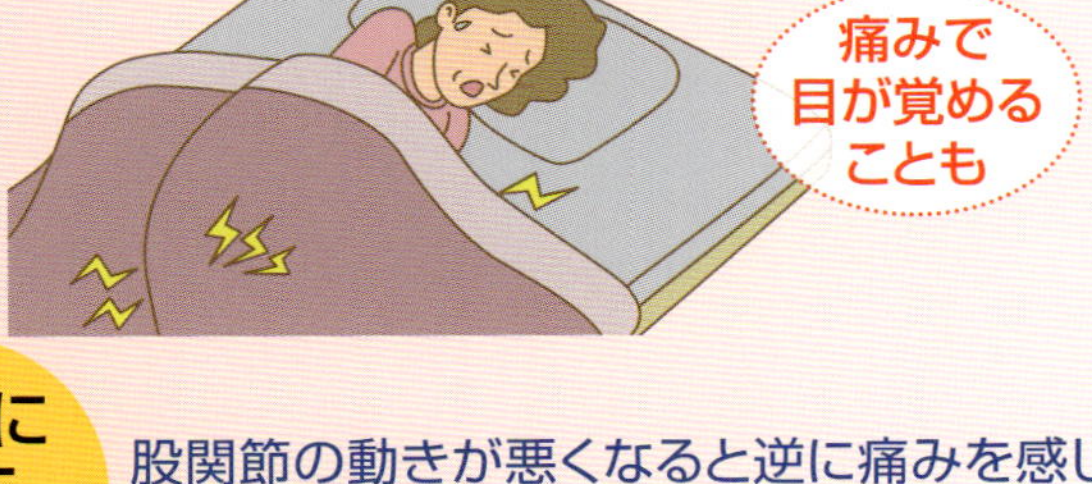

さらに進行すると

股関節の動きが悪くなると逆に痛みを感じなくなることも

病気の進行度によって、痛み方や歩き方も変わってくる②

歩き方・動作の変化

変形性股関節症は、股関節で症状が起きているのですが、進行にともなって見た目にも変化があらわれます。

股関節の痛みを常に感じるようになる頃には、股関節の変形も大きくなってきます。そのため、大腿骨頭の位置がズレて股関節の動く範囲がせばまったり、左右の脚の長さに差が出ることもあります。脚の長さの左右差のため歩くときに体が左右に揺れたり、痛む股関節をかばおうと脚の動きに制限が出て、引きずって歩いたり、小股になったりもします。正座で座れなくなったり、深くしゃがめないために和式トイレが使用できない、かがめないので自分で靴下を履いたり、足の爪を切ることができないなど、日常生活のちょっとしたことで不便を感じるようにもなります。

また、動きに制限のある股関節をかばう歩き方や動作のために、問題のなかった反対の股関節にも負担がかかって、痛みを起こしてしまうこともあります。

このような理由から変形性股関節症の進行は、痛みを強く感じる場合、股関節の動かせる範囲（可動域）の制限が出現するようになると、はやくなります。初期はゆっくり進行するのですが、症状が進むと、進行のスピードが速くなるので、早期の対策が重要です。

次項では、変形性股関節痛では股関節に具体的に何が起き、どのように症状が進行していくのかを詳しく解説しましょう。

変形性股関節症の痛み方の変化

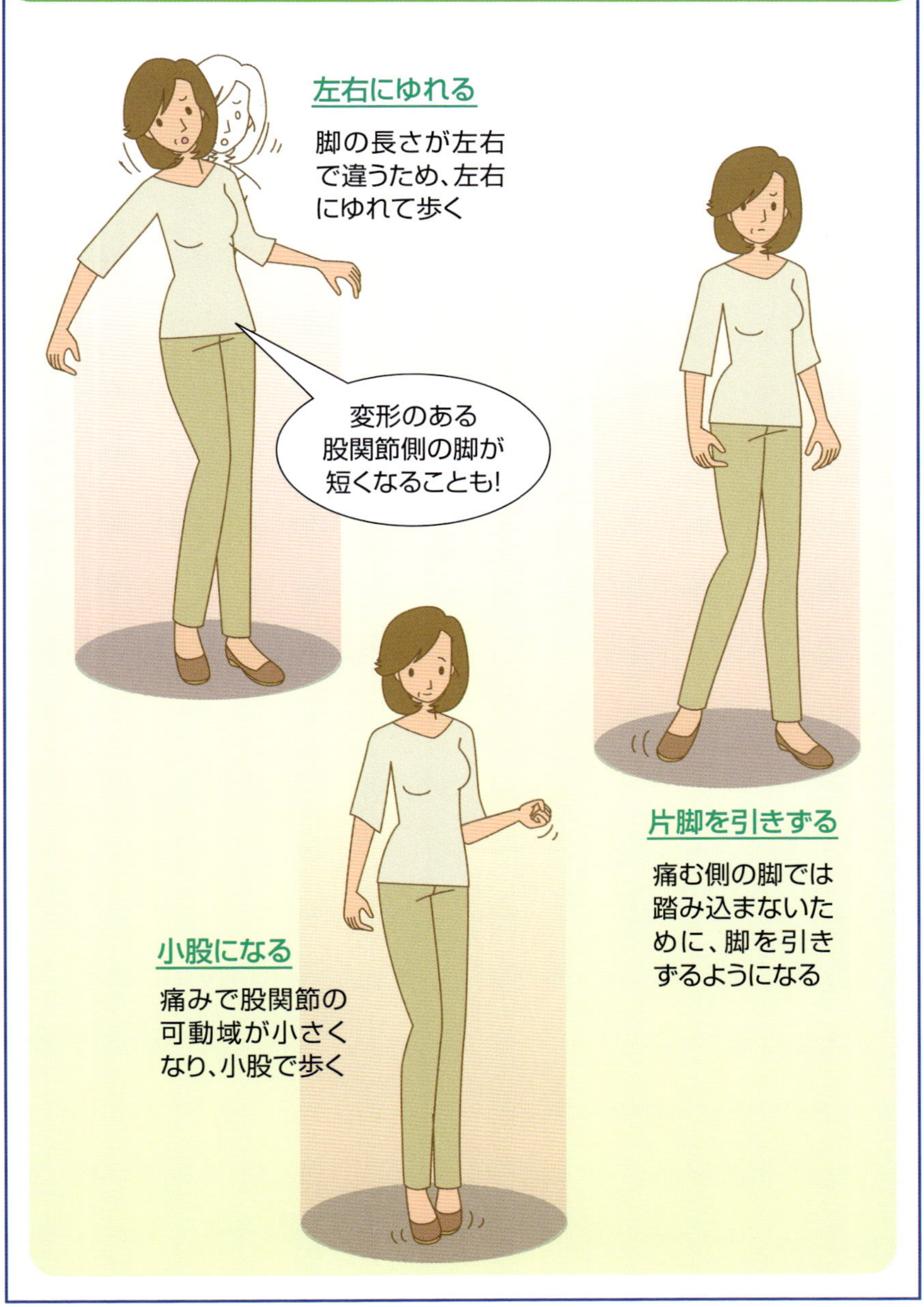
左右にゆれる
脚の長さが左右で違うため、左右にゆれて歩く
変形のある股関節側の脚が短くなることも!
片脚を引きずる
痛む側の脚では踏み込まないために、脚を引きずるようになる
小股になる
痛みで股関節の可動域が小さくなり、小股で歩く

変形性股関節症は4つの病期に分けられる

前股関節症～初期股関節症

変形性股関節症の進行によって、痛みが増したり、体の動かし方が変わることがわかりましたが、股関節では何が起きているのでしょうか。

X線画像で股関節を見ると、関節がどれぐらい変形しているかがわかります。その変形の度合いによって、変形性股関節症は「前股関節症」「初期股関節症」「進行期股関節症」「末期股関節症」の4つの病期に分類できます。

前股関節症は、股関節症の前の段階。2次性股関節症の最大の要因である寛骨臼形成不全が見られても、まだ関節軟骨はすり減っていない状態です。大腿骨頭と寛骨臼の間もじゅうぶんに空いていて、関節軟骨のクッションが残っているため痛むこともありません。この状態は、病気ではないので、〝前〟股関節症と呼ばれています。

初期股関節症は、関節軟骨が少しすり減っている状態です。関節軟骨が部分的になくなって、表面がでこぼこになったり、骨が硬くなったりしています。また、異常を治そうと、とげ状の骨の変形「*骨《こつ》棘《きょく》」ができてくることもあります。多少の痛みがあることが多いですが、個人差があります。

さらに症状が進行すると、次頁で説明する「進行期股関節症」「末期股関節症」になります。

変形性股関節症の病期①

前股関節症

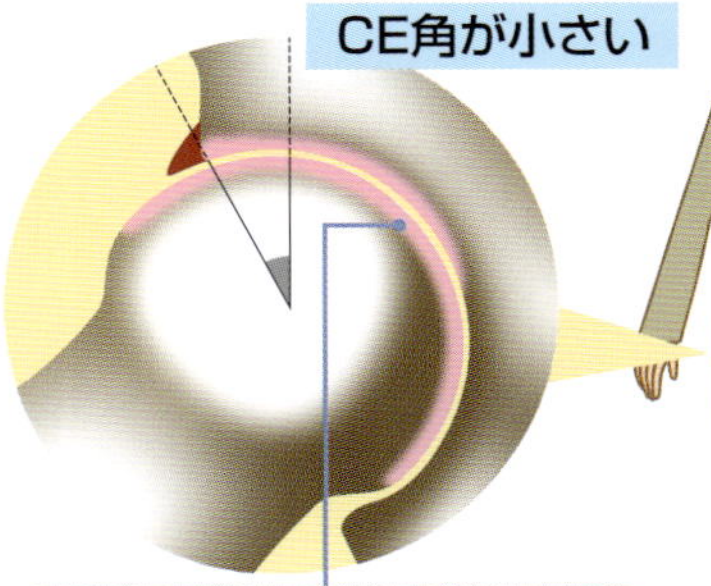

- 関節軟骨の状態は正常
- 痛みはない
- 臼蓋形成不全などの異常がある

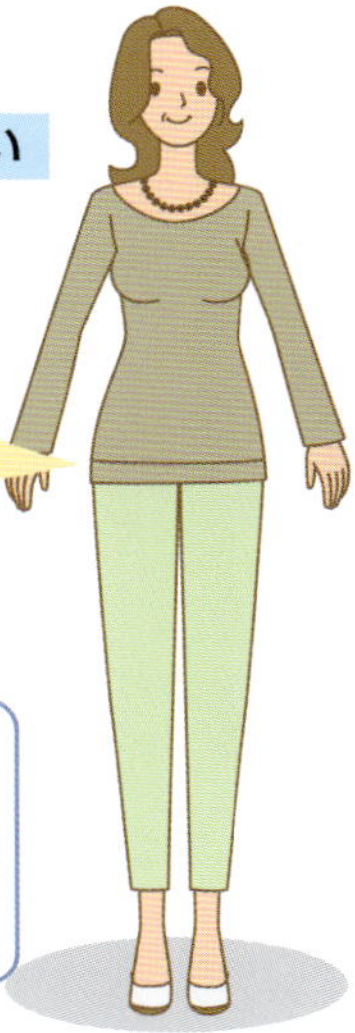

X線画像

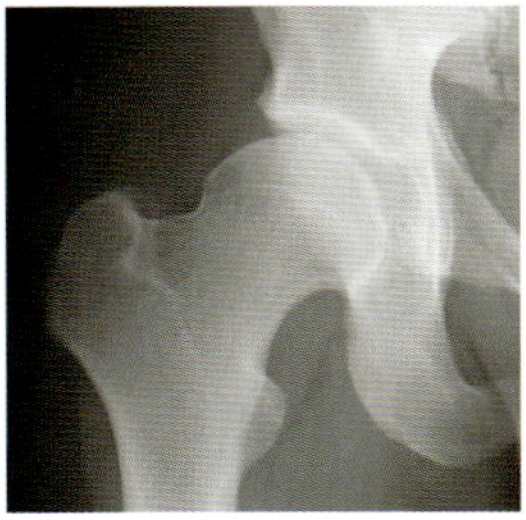

初期股関節症

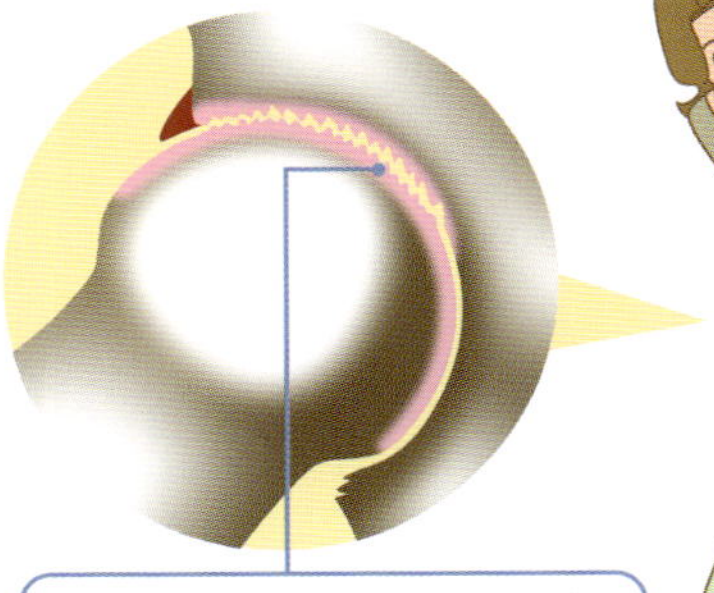

- 関節軟骨が少しすり減っている
- 多少の痛みがある場合も
- 大腿骨頭と寛骨臼の間に狭いところができてくる

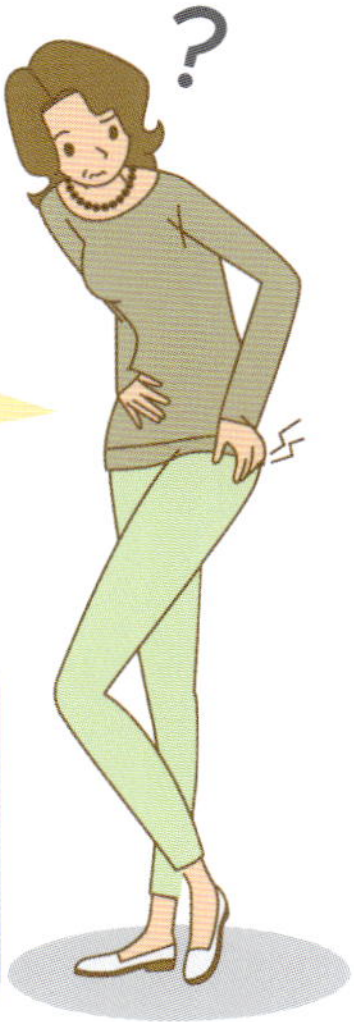

X線画像

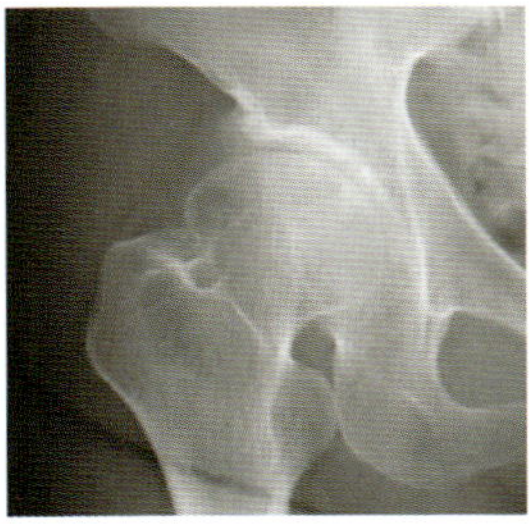

進行期股関節症〜末期股関節症

初期股関節症がさらに進行すると、進行期股関節症になります。関節軟骨はかなりすり減っており、痛みを頻繁に感じる、あるいは強く感じるようになってきます。関節軟骨が減ってしまったことで、大腿骨頭と寛骨臼の間が全体的に狭くなり、関節軟骨のクッションが機能しなくなってきて関節軟骨の下にある骨の一部が直接ぶつかるようになっていきます。このような関節の変形に体が対応しようとして、反応性に骨棘が増え、さらに骨の一部が吸収されて空洞になる「骨嚢胞《こつのうほう》」もできてきます。

末期股関節症になると、関節軟骨はほとんどなくなってしまいます。このため、大腿骨頭と寛骨臼の間の関節軟骨のスペースがほぼない状態で骨と骨が直接ぶつかる状態になります。骨棘が多数見られるようになり、骨嚢胞も大きく、また数も増えます。

この段階になると、関節軟骨のクッションがまったくなくなるため通常は強い痛みが出るのですが、関節が動かなくなるほど進行してしまうと、炎症を起こす機会が減るためにかえって痛みが軽くなることもあります。

「前股関節症」「初期股関節症」「進行期股関節症」「末期股関節症」の4つの病期は、保存療法にするか手術を選ぶかなどの治療方針を決める基準としても使われます。

次項からは、実際に病院を受診したときに、どのように診断が行われるのか、受診のときの注意点も含めて紹介しましょう。

変形性股関節症の病期②

進行期股関節症

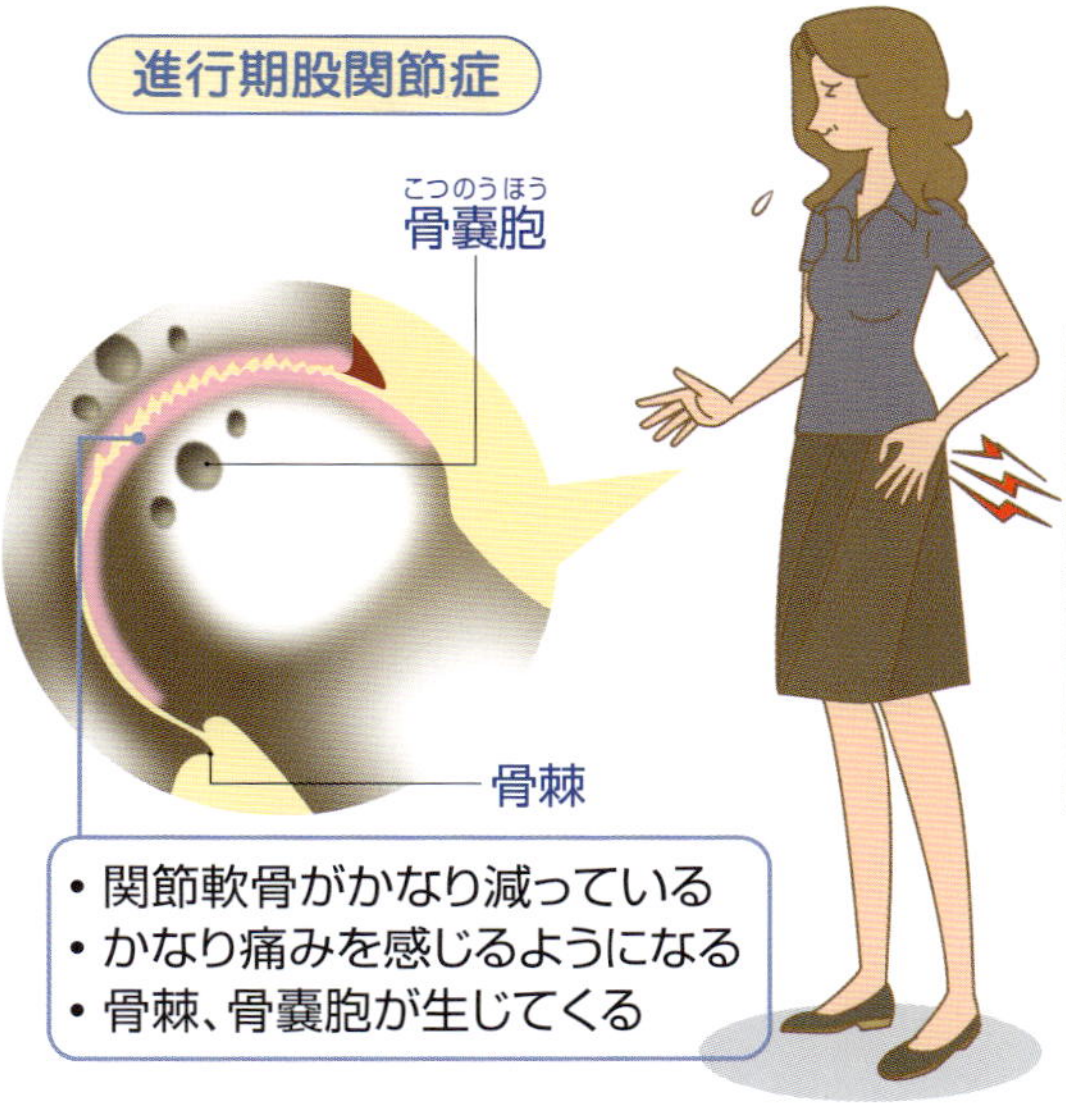

X線画像

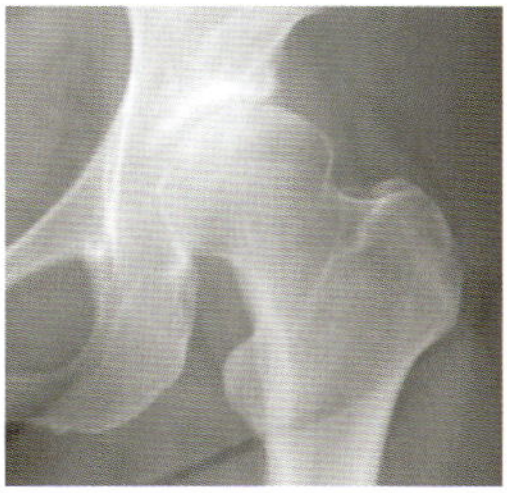

- 関節軟骨がかなり減っている
- かなり痛みを感じるようになる
- 骨棘、骨嚢胞が生じてくる

末期股関節症

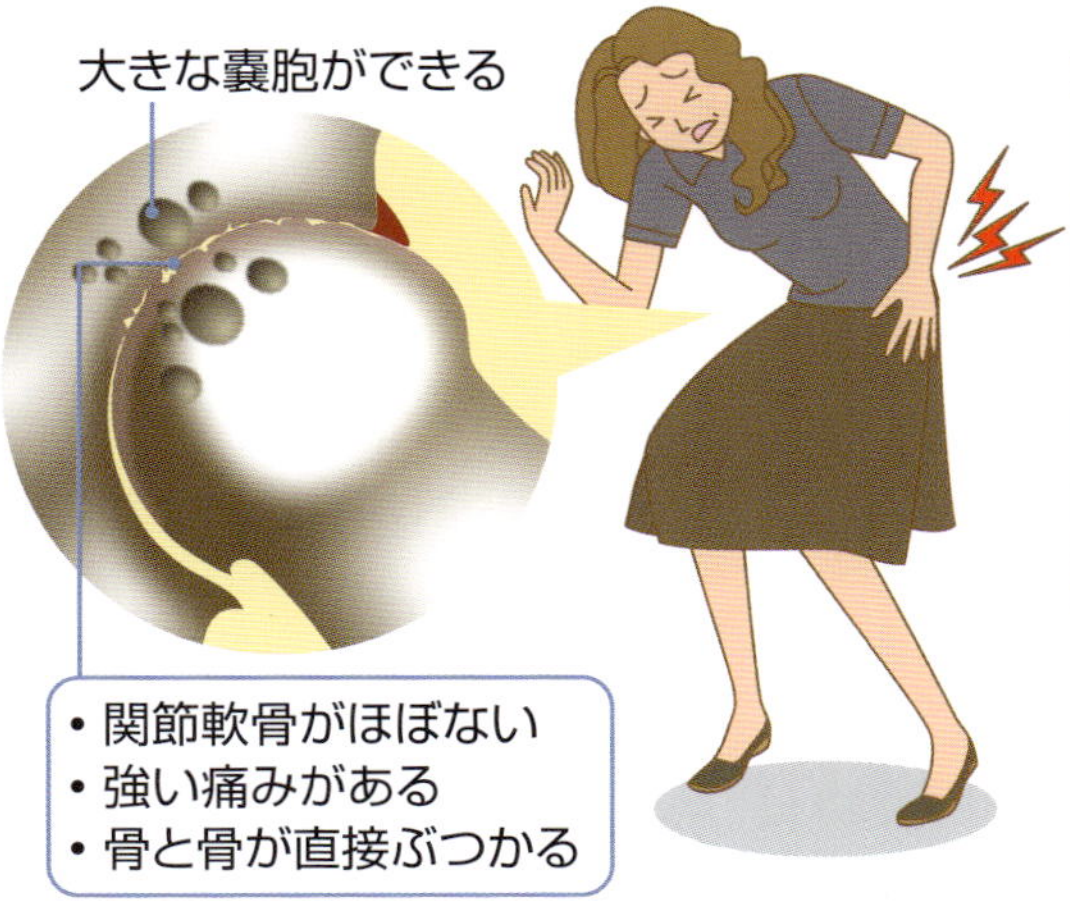

X線画像

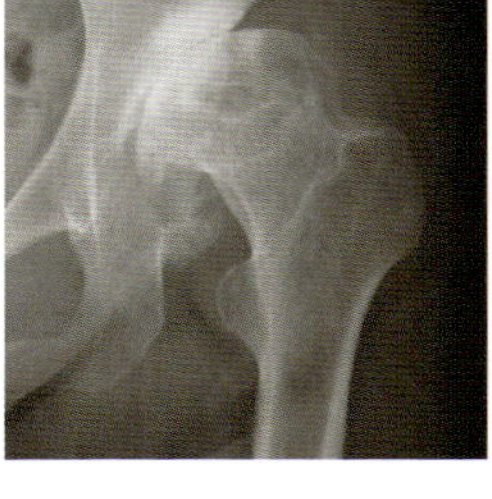

- 関節軟骨がほぼない
- 強い痛みがある
- 骨と骨が直接ぶつかる

医療機関で行う股関節の検査

早期受診で治療の選択肢を広めよう

変形性股関節症を治療するための診療科は整形外科です。

ここで大切なのは、できるだけ早い段階で医師の診断を受け、適切な治療を受けることです。早めの受診が、治療の選択肢を広げます。

変形性股関節症は、前股関節症や初期股関節症といった比較的初期の段階であれば、生活の改善や運動による保存療法で症状を和らげることができ、手術を必要としない場合もあります。

しかし、進行期股関節症、そして末期股関節症へと症状が進むと手術が必要になります。また痛みが強くなって体を動かすことに支障が出てくると、運動療法を行うことも難しくなってきます。さらに、症状のある股関節をかばうくせがついてしまうので、反対側の股関節やほかの関節などの負担が大きくなり、治療の必要な部位が増えてしまう可能性もあるのです。

痛みを我慢できなくなってからではなく、「痛みや違和感があったら受診」と考えてください。

臼蓋形成不全が指摘されていたり、乳児期に股関節の脱臼《だっきゅう》*をしたことがある人、家族や親戚に変形性股関節症を患った人がいるという方は、変形性股関節症のリスクが高いといえますので、自覚できる症状がまったくなくても、日頃から股関節の変化に気を配り、できれば定期的に整形外科医を受診するなどするとよいでしょう。

早めの受診が治療の選択肢を広げる

変形性股関節症は、整形外科で治療を受ける

早期受診の目安 ☑

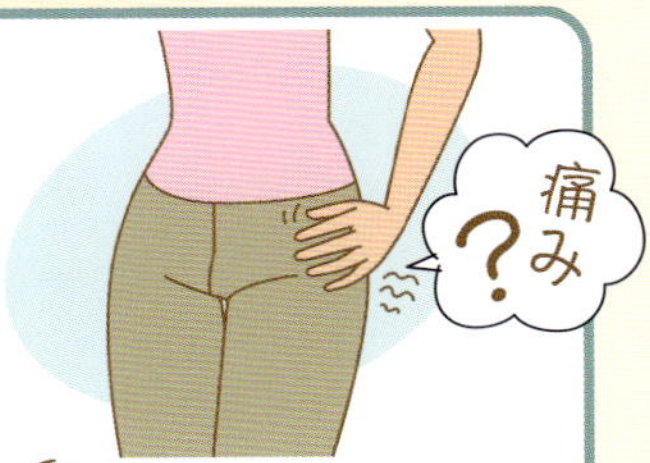

- □ 股関節に痛みや違和感がある
- □ 臼蓋形成不全を指摘されたことがある

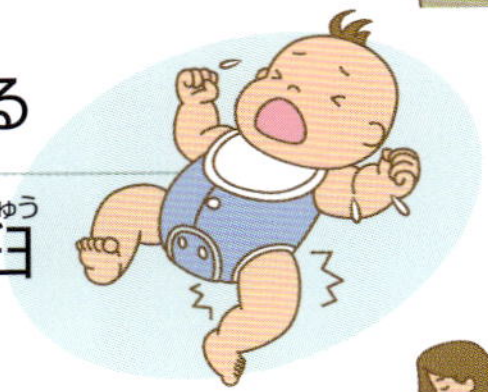

- □ 乳児期に股関節の脱臼《だっきゅう》をしたことがある

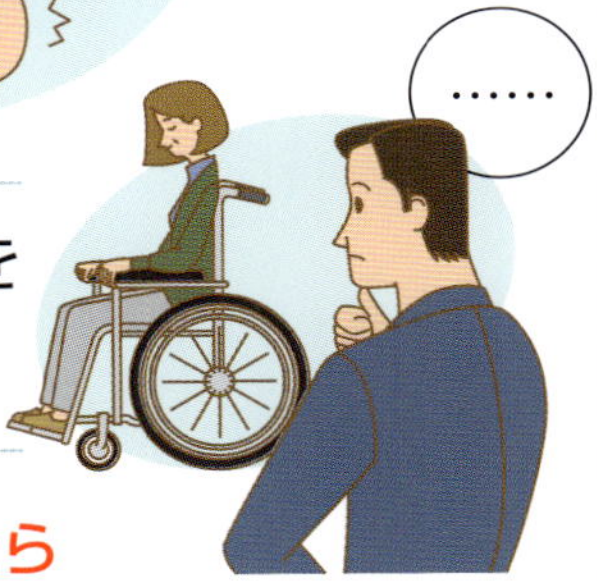

- □ 家族や親戚に変形性股関節症を患った人がいる

ひとつでも該当したら

↓

早期に整形外科を受診する

前股関節症 → 初期股関節症 → 進行期股関節症 → 末期股関節症

前股関節症・初期股関節症：この時期であれば生活改善、運動保存療法でよい場合もある

進行期股関節症・末期股関節症：手術が必要

問診・触診でする検査

整形外科での診断は、基本的に問診、触診、徒手《としゅ》検査、画像検査、姿勢や歩き方などのチェックによって行います。特に問診は、変形性股関節症の診断で重要です。

痛みの強さや期間、日常生活への影響など症状に関することのほか、家族や親戚に変形性股関節症を患った人がいるか、過去に股関節脱臼や寛骨臼形成不全と診断されたことがあるか、スポーツの経験などについても聞かれます。これらは、ほかの股関節の病気と鑑別するためにも大切な情報なので、できるだけ正確に答えられるように準備しておきましょう。

触診では、医師が患者の体に触れて、股関節の状態を確認します。

「徒手検査」では、医師が手で患者の脚を動かして、そのときに痛みが出るかを確認します。

股関節を曲げたり（屈曲《くっきょく》）、外側に開いたり（外転《がいてん》）、外側にひねったり（外旋《がいせん》）、内側に動かしたり（内転《ないてん》）、内側にひねったり（内旋《ないせん》）します。変形性股関節症では、股関節の可動域が狭くなって脚を前後に広げにくくなったり、外転や内転がしづらくなったりすることがよくあるためです。

また、脚のつけ根の前面の「スカルパ三角」と呼ばれる部位を押して、痛みがあるかどうかも確認します。スカルパ三角は、筋肉と*靭帯《じんたい》からなる部分で、ここを押して痛みが生じるか確認することで、股関節に問題があるかが推測できるのです。

さらに、股関節の状態を正確に調べるために、画像を使った検査が行われます。次項では、画像検査にどのようなものがあり、何がわかるのかを紹介します。

股関節検査——問診、触診

問診で聞かれること

- どこがどのくらい痛むか
- いつから痛みがはじまったのか
- どんな動作のとき、痛むか
- 膝や腰など、他に痛む部位があるか
- 家族や親戚に股関節の病気をした人がいるか
（股関節の形が似ていることが多いため）
- 過去に股関節のケガや病気をしたか
- 激しいスポーツをしていたことがあるか
- 仕事で重い荷物を運ぶなどしている／していたか

触診では…

徒手検査　医師が手で患者の脚を持ち、股関節を動かす

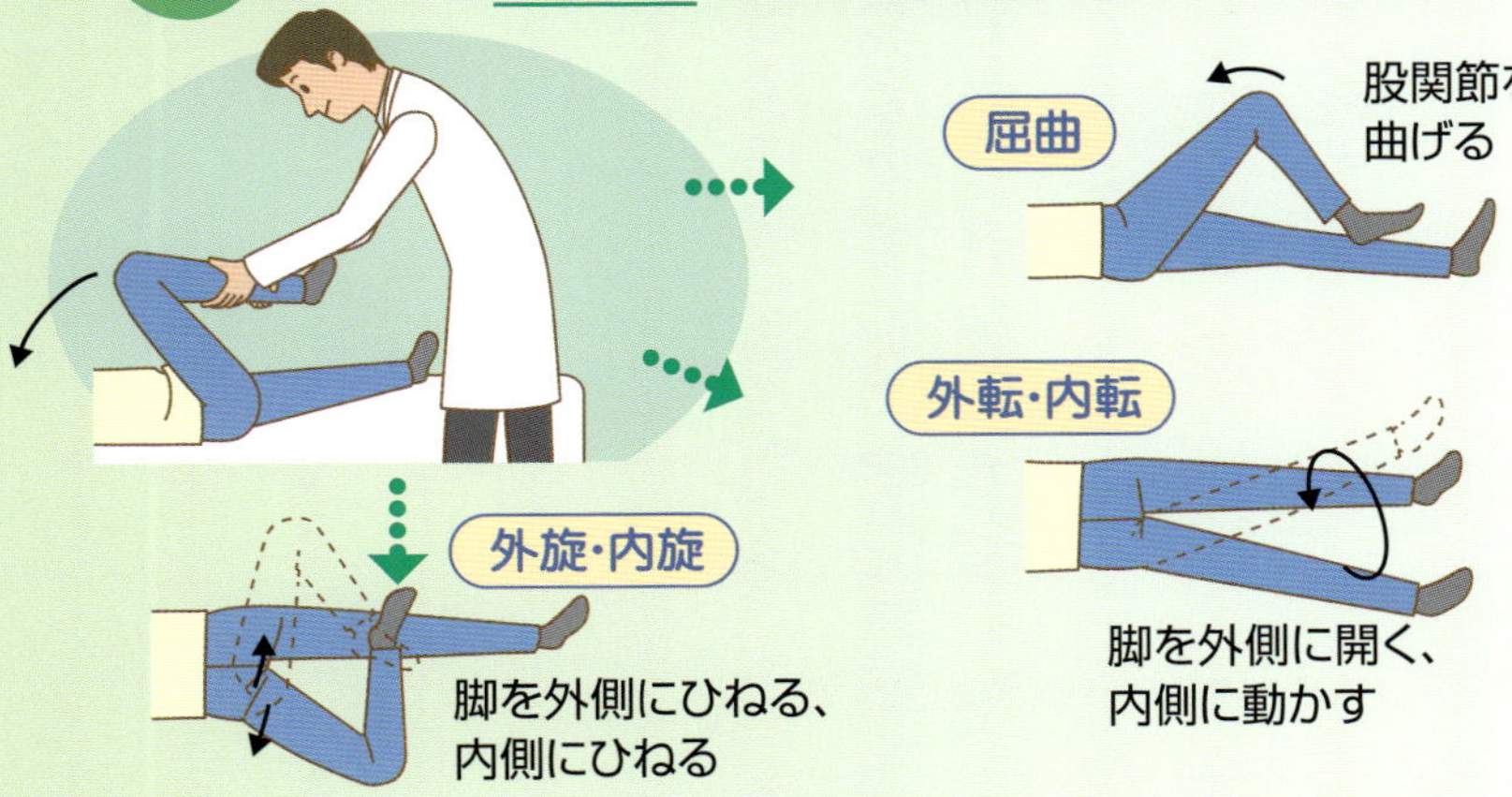

屈曲
股関節を
曲げる
外転・内転
脚を外側に開く、
内側に動かす
外旋・内旋
脚を外側にひねる、
内側にひねる

スカルパ三角を押す検査

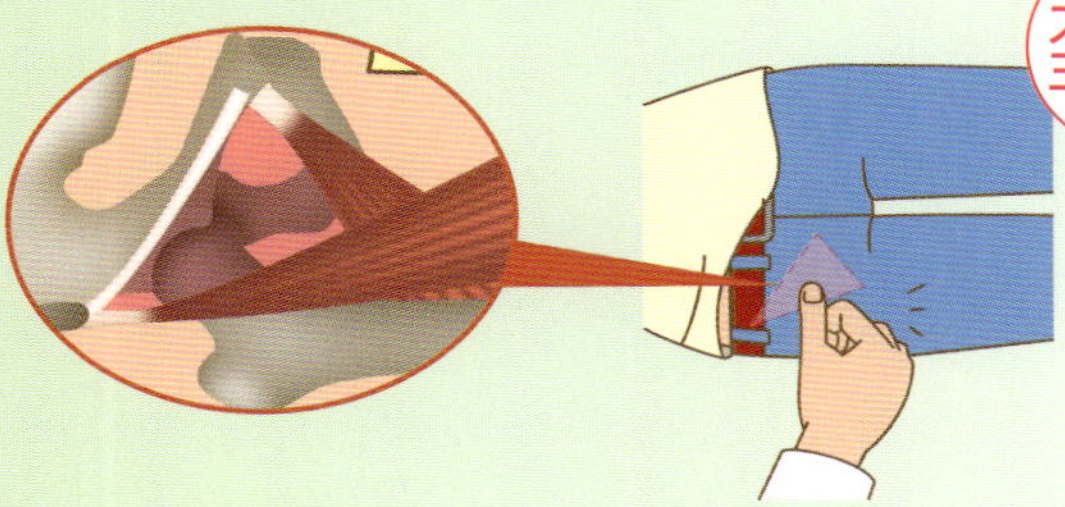

スカルパ三角とは
筋肉と靭帯に囲まれた三角形の部分。変形性股関節症では股関節前面のこの部分が痛む

画像を使って、関節の状態を確認する検査

変形性股関節症の画像検査は基本的にX線検査で行います。

股関節を正面と側面の2方向から撮影します。これで関節の形や骨の状態、症状がどの程度進行しているのかが確認できます。大切なのは、大腿骨頭と寛骨臼の間に、関節軟骨が存在するじゅうぶんなすき間が開いているかです。また、CE角の評価も行います。

このX線検査で、ほとんどの変形性股関節症は診断がつくのですが、もう少し詳しい情報が必要なときには、*MRI（磁気共鳴画像《じききょうめいがぞう》）検査や*CT（コンピュータ断層撮影）検査が行われます。

MRI検査では、X線画像では見ることのできない軟骨や靱帯、筋肉の状態を見ることができ、CT検査でも同様に軟骨や骨嚢胞の状態を詳しく確認します。

ほかに、「骨シンチグラフィー」という検査が使われることもあります。これは、注射で骨の代謝が活発なところに行く性質のある放射性の薬物を入れ、その放射線の状態を画像化することで、病的な骨折や*腫瘍《しゅよう》があるかなどを調べるために使う検査です。

また、関節リウマチが疑われるときには、「血液生化学検査」を行って、血液中にリウマチ診断の目安となるリウマトイド因子があるか、炎症があるときに数値にあらわれる「CRP」というたんぱく質の値はどうか、などについて調べます。

このように詳しい検査を行うことで股関節の状態を確認し、はじめて変形性股関節症だと診断されるのです。次章からは、治療がどのように行われるのか紹介しましょう。

変形性股関節症の診断に使われる画像検査

画像検査

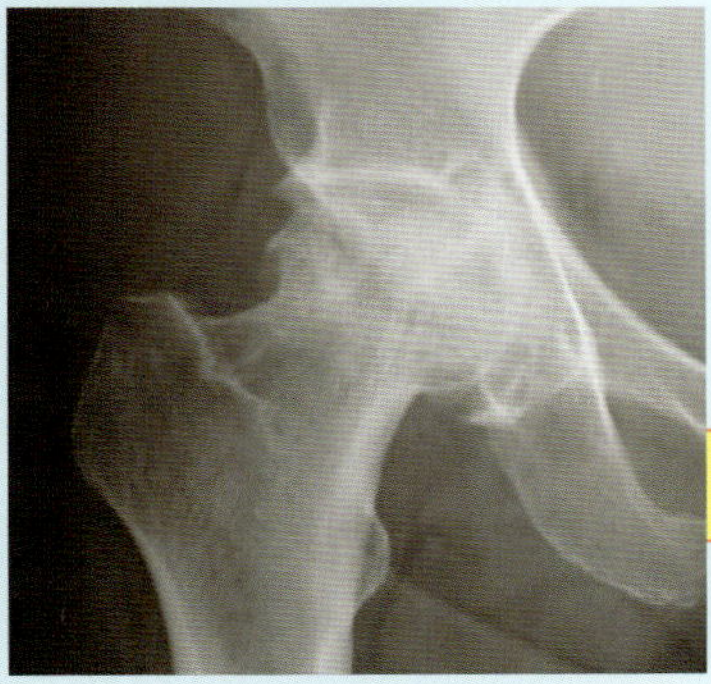

X線検査

正面と側面から撮影して、関節のすき間、CE角などを見る

さらに詳しい情報が必要なときは

CT検査

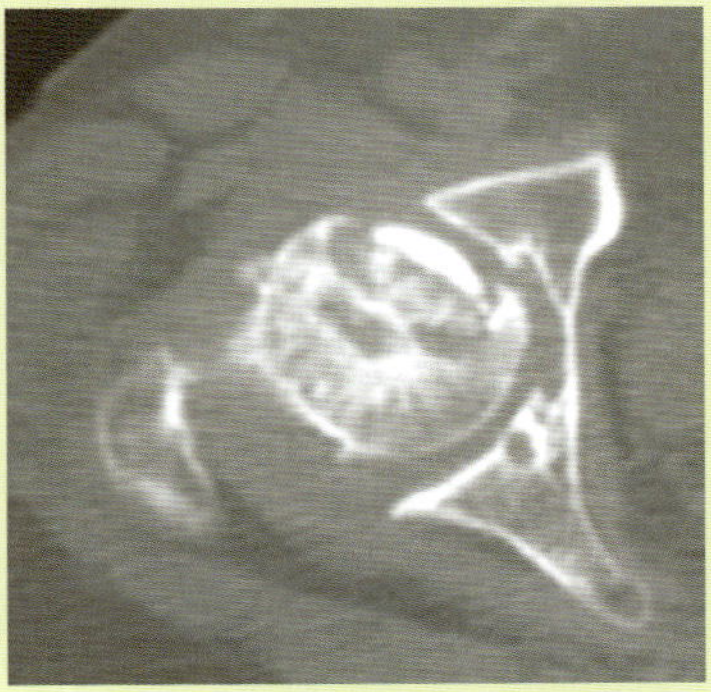

MRI検査

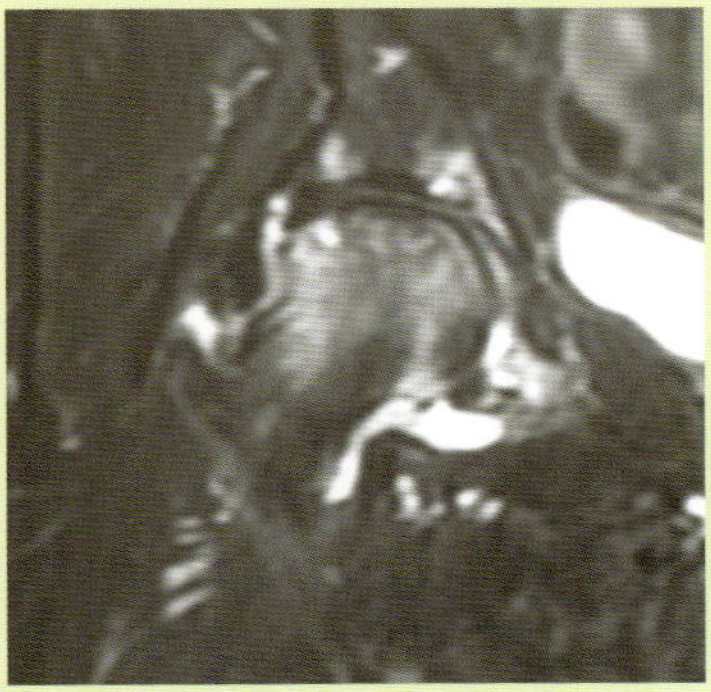

CT検査とMRI検査では、股関節の状態をより立体的に、詳しく見ることができる

その他

骨シンチグラフィー

腫瘍の有無などを調べる

血液生化学検査

関節リウマチが疑われるとき行われる

column

関節をいたわる食事コントロール①
ビタミン

体をつくるのは食べたもの——、関節をいたわるための食事、まずは、さまざまな体の働きを助けるビタミンについてご説明します。

関節にとって大切な栄養素に、骨の主な成分となるカルシウムがありますが、その吸収を助けるのがビタミンDです。うなぎやさんま、まぐろなどの青魚、きのこ類に多く含まれています。

関節軟骨の主な成分・コラーゲンの生成を助けるのが、ビタミンCです。ビタミンCは、カルシウムの代謝を助けて骨や関節を丈夫にする働きもあります。パセリやブロッコリー、オレンジなどの柑橘《かんきつ》類に多く含まれます。ビタミンCは熱や空気などで壊れやすいので注意が必要ですが、じゃがいもやゴーヤに含まれるものは、壊れにくいという特徴をもっています。ビタミンCは、喫煙やストレス、飲酒、スポーツなどでも大量に消費されるので、心当たりのある人は意識して多めに摂りましょう。

そのほか、骨の代謝に欠かせないビタミンA、たんぱく質の代謝を助けるビタミンB群、血管を丈夫にしたり腱の反射を正常に保つビタミンEなども、不可欠なものです。

ビタミンを補給するのにサプリメントは便利なものですが、過度の摂取は体に害をもたらすこともあります。毎日の食事に少し気を使うことで、ビタミンを食事から上手に摂っていきたいものです。

ビタミンDを摂りやすい食品

うなぎ	まぐろなど青魚
さんま	干ししいたけ

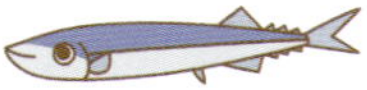

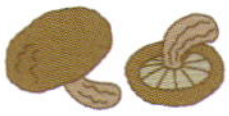

ビタミンAを摂りやすい食品

牛乳	にんじん
チーズ	ほうれんそう
卵	

ビタミンB_2を摂りやすい食品

豚レバー	焼きのり
牛レバー	

ビタミンCを摂りやすい食品

パセリ	ブロッコリー
オレンジなど柑《かん》橘《きつ》類	ゴーヤ
	じゃがいも

ビタミンB_1を摂りやすい食品

豚ヒレ肉	うなぎ

ビタミンEを摂りやすい食品

アスパラガス	ほうれんそう
ブロッコリー	ひまわり油
かぼちゃ	

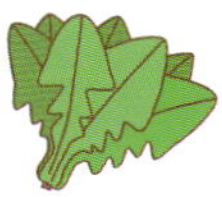

第２章

The second chapter

変形性股関節症の治療

変形性股関節症では、症状の進行に合わせて、痛みを軽減し生活に支障が出ないようにするための治療を選択します。また、手術を選ぶ場合でも、手術を受けるタイミングはさまざまです。

生活の工夫から運動療法、薬物療法、手術療法までを詳しく解説します。

検査結果で変形性股関節症と診断されたら

進行度から治療方針を決めていく

変形性股関節症の治療は、病気の進行度に合わせて治療方針が決められます。

治療の基本となるのは、症状の進行を抑える保存療法です。保存療法では、痛みをなるべく軽くするために生活のなかでの動作を変える生活の工夫と、股関節の動きをよくするための運動療法が柱となります。痛みを抑えるために薬物療法を行う場合もあります。ただし、薬物療法は一時的に痛みを軽くしたり、痛みを軽くしたうえで運動療法を行って、症状の進行を遅らせるためのものです。おおもとの病気を治したり、症状の進行を止められるものではありません。

痛みの強さや股関節の変形の進み具合によっては、手術を選択します。

手術は、自分の関節を残すものと、人工股関節に置き換えるものがあります。自分の関節を残すものの代表が骨切《こつき》り術《じゅつ》です。関節の形態を有利な形に変化させます。おもに寛骨臼形成不全で体重を支える部分が小さな関節を広い範囲で分散して、体重が支えられるように変化させます。リハビリ期間が長い欠点がありますが、効果の永続性が長いという長所があります。股関節の変形の状態と患者さんの年齢や生活スタイルなどを考慮して、適切な術式を選びます。

なお、手術をしたとしても、手術後のリハビリに続いて、運動療法や生活習慣の改善は続けていきます。病気の進行を抑え、再手術をなるべく遅らせるためにも大切になります。

進行度から考えられる治療方針チャート

前股関節症

→ **保存療法を行う**
- 生活の工夫
- 運動療法

（症状を悪化させないように、予防的な手術の可能性も）

初期股関節症

保存療法を行う
- 生活の工夫
- 運動療法

効果が

ありー→ **保存療法を行う**
- 生活の工夫
- 運動療法

（症状が悪化すれば、手術も検討）

なしー→ **手術を検討**
- 関節鏡視下手術
（関節唇部分切除術）
- 骨切り術
（外反骨切り術
寛骨臼回転骨切り術
キアリ骨盤骨切り術
臼蓋形成術）
- 人工股関節置換術

など

進行期股関節症

強い痛みがあるときは、薬物療法も

保存療法を行う
- 生活の工夫
- 運動療法

効果が

ありー→ **保存療法を行う**
- 生活の工夫
- 運動療法

（将来的に手術も検討）

なしー→ **手術を検討**
- 骨切り術
（外反骨切り術
寛骨臼回転骨切り術
キアリ骨盤骨切り術
臼蓋形成術）
- 人工股関節置換術
- 関節鏡視下手術
（関節デブリドマン
関節受動術）

など

末期股関節症

保存療法を行う
- 生活の工夫
- 運動療法

効果が

ありー→ **保存療法を行う**
- 生活の工夫
- 運動療法

（将来的に手術も検討）

なしー→ **手術を検討**
- 人工股関節置換術
- 骨切り術
（外反骨切り術）
- 関節鏡視下手術《かんせつきょうしかしゅじゅつ》
（関節デブリドマン
関節受動術）

など

運動療法は継続する！

病気の進行を防ぐ「保存療法」

股関節に負担がかからない生活心得

変形性股関節症と診断されたら、まずは痛みを軽くして、進行をできるだけ抑えるための保存療法を行います。

保存療法で行われる理学療法のひとつとして、生活習慣の改善があります。日常生活の中で工夫することで、股関節の負担となる動きを避け、病気の進行や痛みを防ぐことができるのです。

生活の工夫というと、「それだけで何か違いがあるのだろうか」と考える人もいるかもしれません。しかし、変形性股関節痛を起こしたり悪化させたりする原因が、悪い姿勢や座り方など、私たちが日常生活のなかで無意識に行っているクセにあることは少なくありません。また、よく使う調理器具や洋服が体をかがめなければ取り出せない位置にしまってある、家のトイレが和式などのように、体に問題のなかった若い頃からの生活環境や習慣が、知らず知らずのうちに股関節への負担となり、痛みを引き起こすこともあります。

前述したように、変形性股関節痛は、痛みが強くなると症状の進行が早くなるという特徴をもっています。なるべく症状を進行させないためにも、日常生活のなかで痛みの原因となる要素を減らしていくことは大切なのです。また、肥満の人は股関節への負担が大きくなるので、減量することも有効です。

次頁からは、家の中で、そして外出したときにどのようなことに注意すべきか、具体的に紹介します。

股関節に負担のかかる動作とは

症状悪化の原因が日常生活のなかで無意識に行っている動きや環境にあることは少なくない

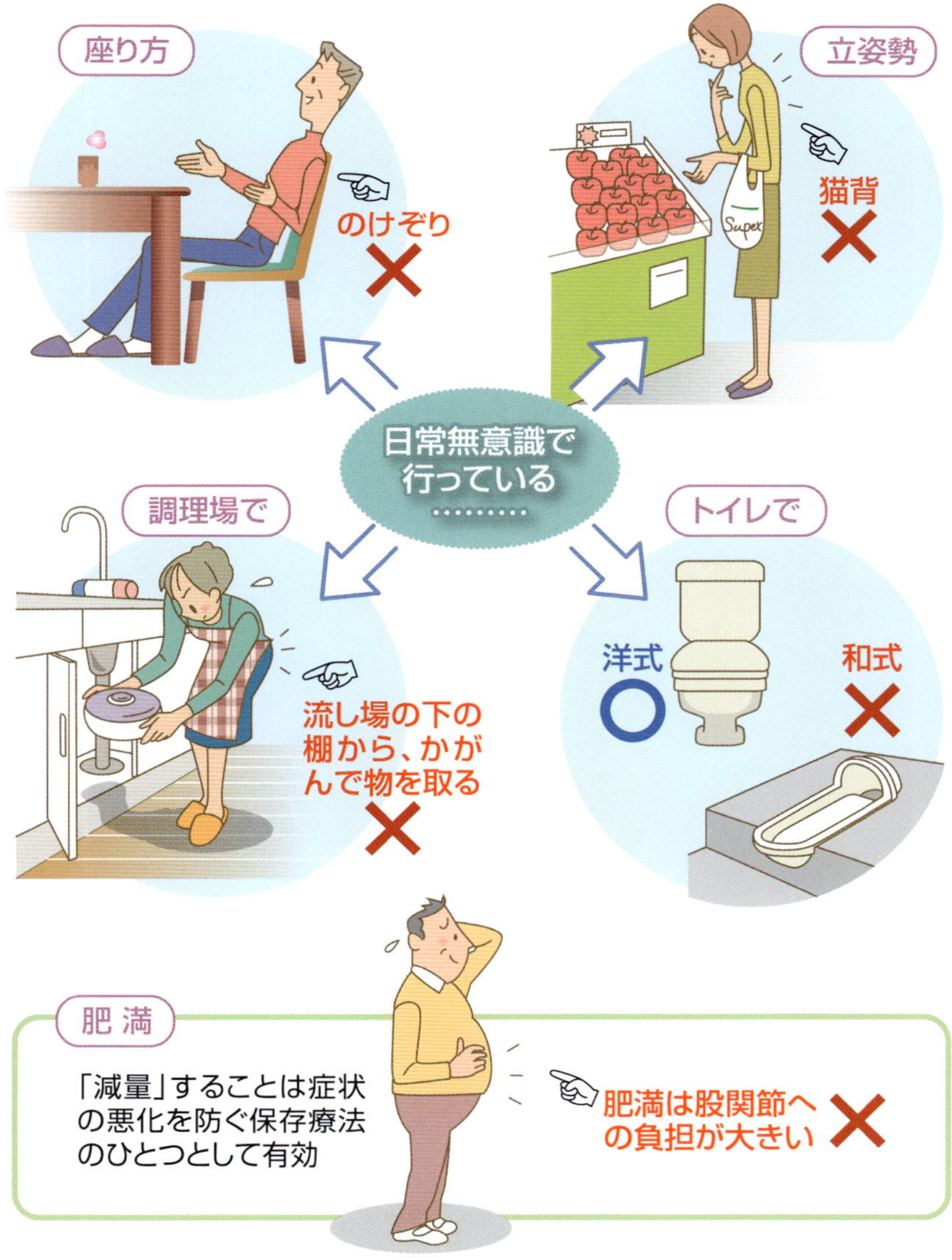
座り方
のけぞり
×
立姿勢
猫背
×
Super
日常無意識で行っている
……
調理場で
流し場の下の棚から、かがんで物を取る
×
トイレで
洋式
○
和式
×
肥 満
「減量」することは症状の悪化を防ぐ保存療法のひとつとして有効
肥満は股関節への負担が大きい
×

家の中では和式よりも洋式の生活スタイルに

日常生活のなかで、もっとも股関節への負担が大きいのは、しゃがむ、かがむといった、股関節を深く曲げる動作です。また、立ち上がるときも、大きな力がかかるため、負担が大きくなります。

とくに、畳に座る、卓袱台《ちゃぶだい》で食事をとる、布団を敷いて眠る、という和式の生活は、座ったり立ち上がったりする機会が多く、股関節に負担がかかります。比較的股関節への加重が少なくて済む、イスやベッドを使う洋式の生活スタイルがおすすめです。

また、ふだんよく使うものをしまう位置なども、見直してみましょう。例えば、衣類を出し入れするタンスの引き出しや、台所で調理器具や調味料などをしまっている場所です。

しゃがんだり、かがまなくても出し入れできる位置に置き変えるだけで、力がかかる姿勢をとる回数が減るので、毎日の負担が少なくなります。

布団からベッドへ

たたみに布団を敷く生活は、股関節の負担になる

起き上がるのが楽
ふとんの上げ下げがない

和式トイレから洋式トイレへ

深くしゃがまなければならない和式トイレを洋式にする

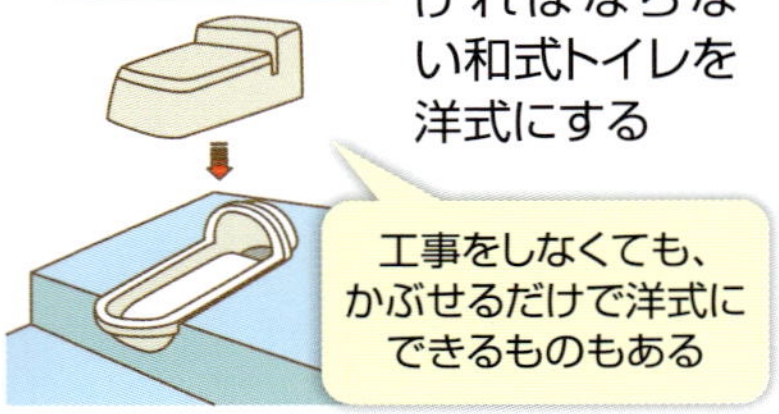
工事をしなくても、かぶせるだけで洋式にできるものもある

低い位置の引き出しから腰より高い位置に

よく着る服は、立ったまま出せる引き出しにしまう

ほかの収納も、よく使うものを楽な位置へ

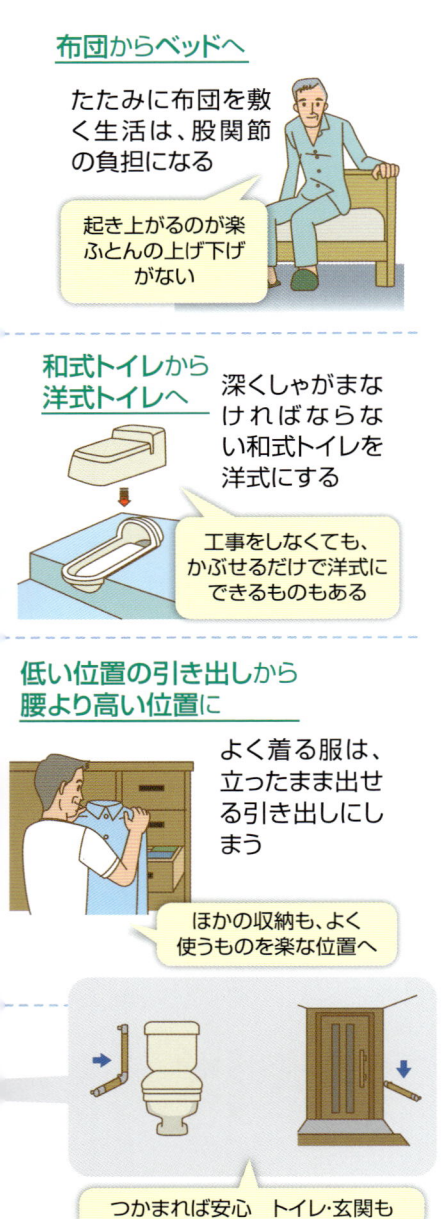

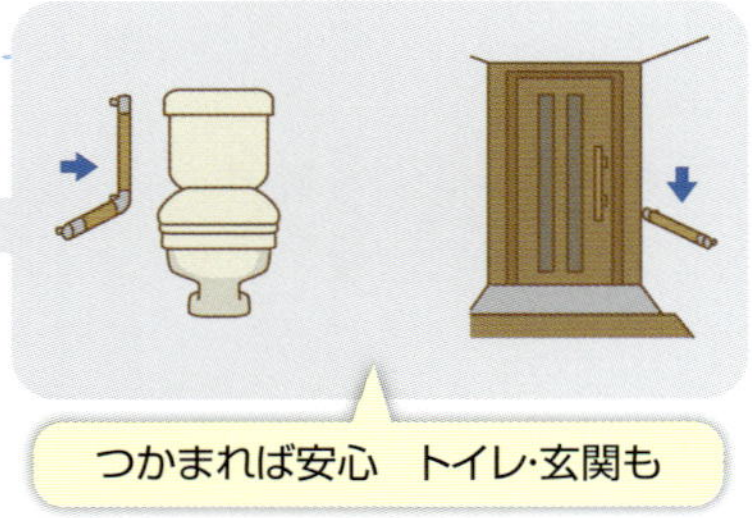
つかまれば安心　トイレ・玄関も

生活スタイルを見通しで負担を減らす

卓袱台《ちゃぶだい》からテーブルへ

床に座って使う卓袱台よりも、イスに座るテーブル式に

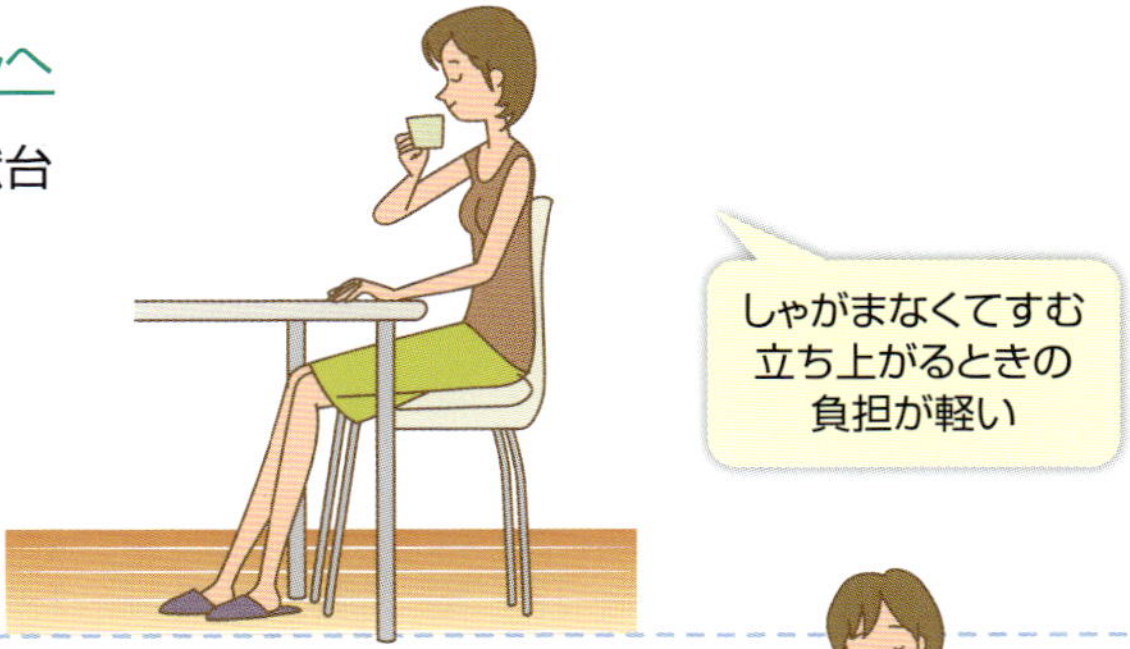
しゃがまなくてすむ
立ち上がるときの
負担が軽い

正座・あぐらからソファーへ

居間ではソファーに。床に座るよりも、股関節の負担が軽い

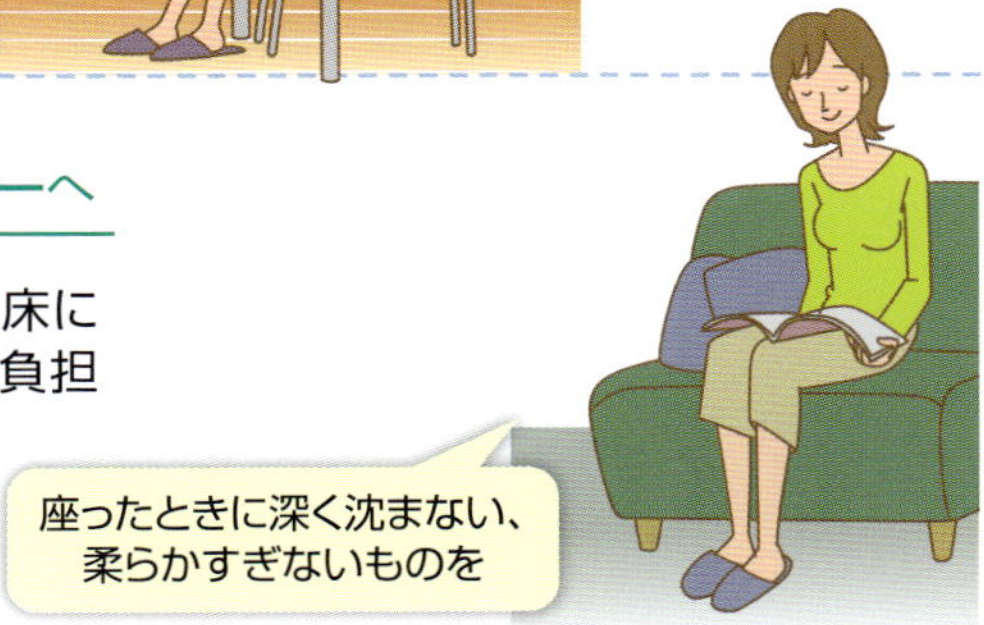
座ったときに深く沈まない、
柔らかすぎないものを

よく使うものから取り出しやすい位置に

よく使う調理器具、調味料、食器は、かがまずに取れる位置に置く

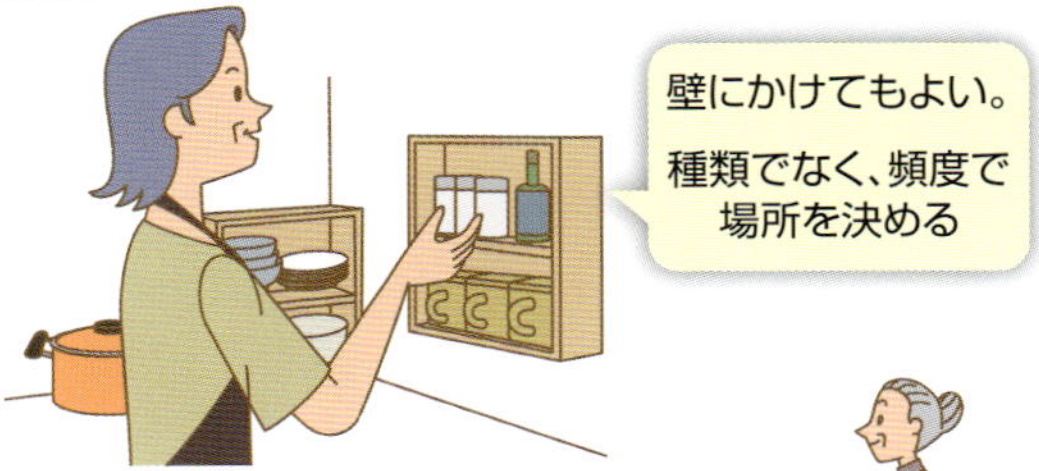
壁にかけてもよい。
種類でなく、頻度で
場所を決める

階段・浴室に手すりを設置する

階段の上り下り、浴槽に入るときなどの股関節の負担を軽減できる

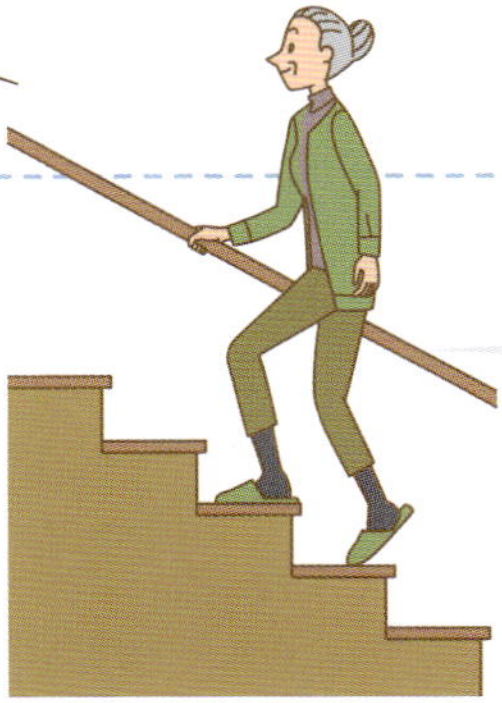

外出するときは歩き方、荷物、歩く時間に注意を

股関節に痛みがあるときには、毎日の外出も注意すべきです。ごく普通に歩いていても、地面に着地したときの衝撃など、股関節には体重の何倍もの負荷がかかってしまうからです。

ただ、痛みを心配するあまり、出かけなくなってしまうのも筋力の衰えにつながり良くありません。そのためにはまず、靴選びから。股関節への負担を和らげるような、靴底のクッション性が高く、ひもや面ファスナーなどで足幅に合わせて、しっかりと足を支えられるものを履きましょう。ウォーキングシューズなどが適しています。

そして、歩き方。衝撃が直接股関節まで伝わらないように、歩くスピードはゆっくり自分のペースにしましょう。早歩きは、衝撃が伝わりやすく股関節への負担が大きくなりがちなので、変形性股関節症の人には適していません。

長時間続けて歩くと負担が大きくなります。10〜15分ほど歩いたら座って休憩を取りましょう。

買い物などのときは、重い荷物は持たないようにし、重いときはカートを使うなどしましょう。

痛みがある人は、杖を使うことも考えます。にぎる部分にある程度の太さがあり、安定感のあるものを選びましょう。持ったときに肘が30度ぐらいに曲がるのが、適切な長さです。医療機関や医療器具販売店に相談しましょう。左右の脚の長さに差があって歩きにくい場合に調整に使う靴の中敷きなどについても相談できます。

運動療法としてのウォーキングについては、次項で説明します。

さまざまな工夫で「外出時」の負担を減らすポイント

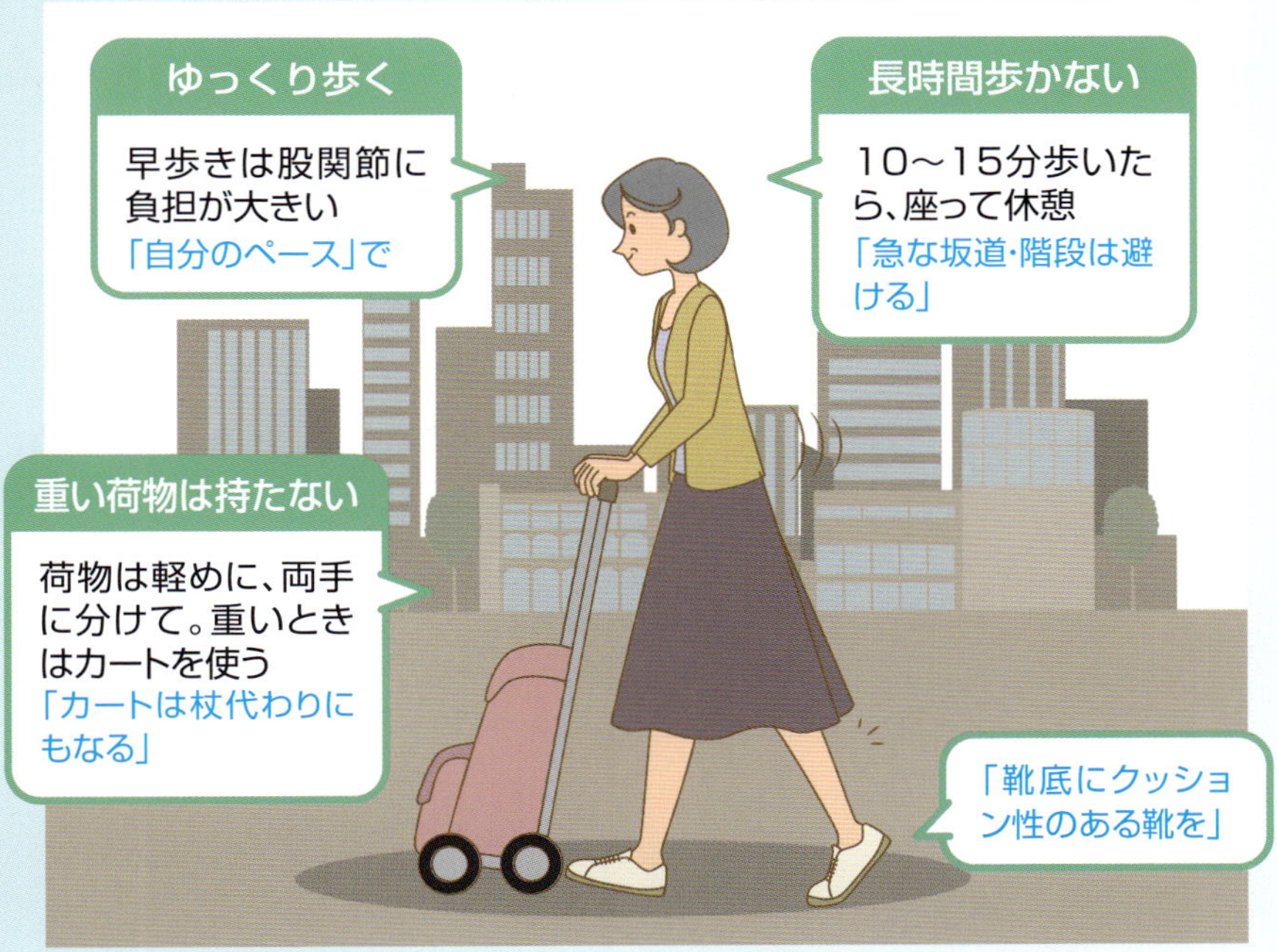
ゆっくり歩く
早歩きは股関節に負担が大きい
「自分のペース」で
長時間歩かない
10～15分歩いたら、座って休憩
「急な坂道・階段は避ける」
重い荷物は持たない
荷物は軽めに、両手に分けて。重いときはカートを使う
「カートは杖代わりにもなる」
「靴底にクッション性のある靴を」

杖を使う

痛みがあるときの杖の使い方

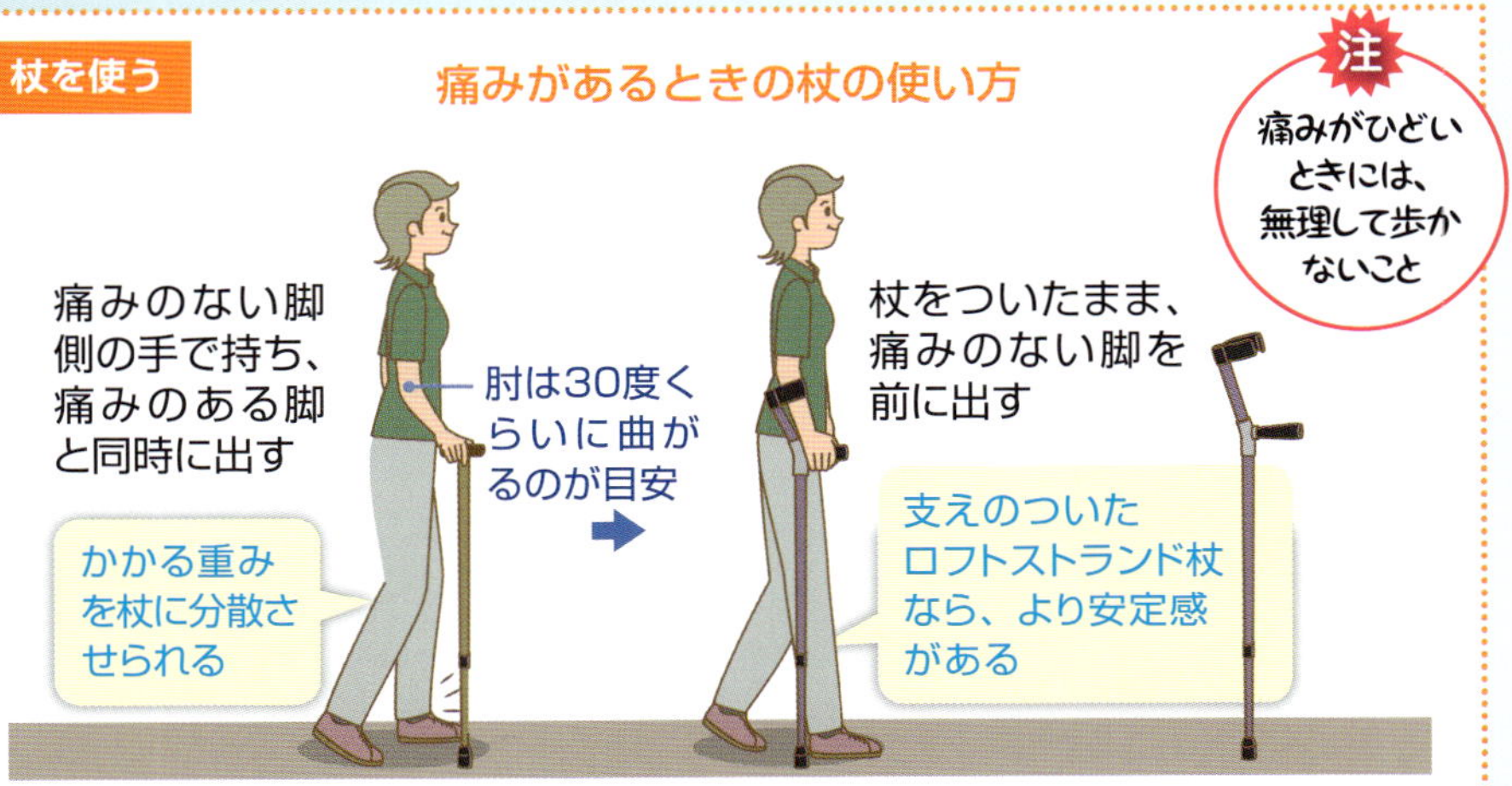
注
痛みがひどいときには、無理して歩かないこと
痛みのない脚側の手で持ち、痛みのある脚と同時に出す
肘は30度くらいに曲がるのが目安
かかる重みを杖に分散させられる
杖をついたまま、痛みのない脚を前に出す
支えのついたロフトストランド杖なら、より安定感がある

室内で行う「運動療法」

変形性股関節症の治療で基本となるのが「運動療法」です。股関節の可動範囲を広げ、股関節まわりの筋肉を鍛えることで安定性を高め、痛みを抑えて生活しやすくすることを目指すものです。手術を受けたあとも運動療法を行うことで、歩行状態が改善します。

股関節の周りには、多くの筋肉や腱《けん》があり、からだを動かし、支え、また股関節を保護しています。

運動療法では、リラクセーション・ストレッチによって、これらの筋肉や腱のこわばりを除き、血行をよくします。リラクセーション・ストレッチには、こわばりで狭くなっていた股関節の可動域を広げる効果もあります。

そして、筋力トレーニングを行って、股関節を支える筋肉を強化していきます。じっくりと時間をかけて、筋力をつけていきましょう。

運動を行うときに注意するのは、決して無理をしないことです。「なんとか良くなりたい」と、痛みを我慢して行うと、かえって悪化させてしまうこともあるのです。痛みが出ない程度に行いましょう。

また、運動療法は、効果を得るためにも続けて行うことが大切です。すぐには効果を感じられなくても、根気よく続けていきましょう。

まず、室内で行う運動療法です。

病院では、病気の進行や痛みなどの症状、患者さんの生活スタイルに合わせて運動指導が行われますが、ここでは誰もが取り組みやすいものをご紹介します。

股関節を支える筋肉を強化する治療——運動療法

◆ 股関節の動きを支える筋肉 ◆

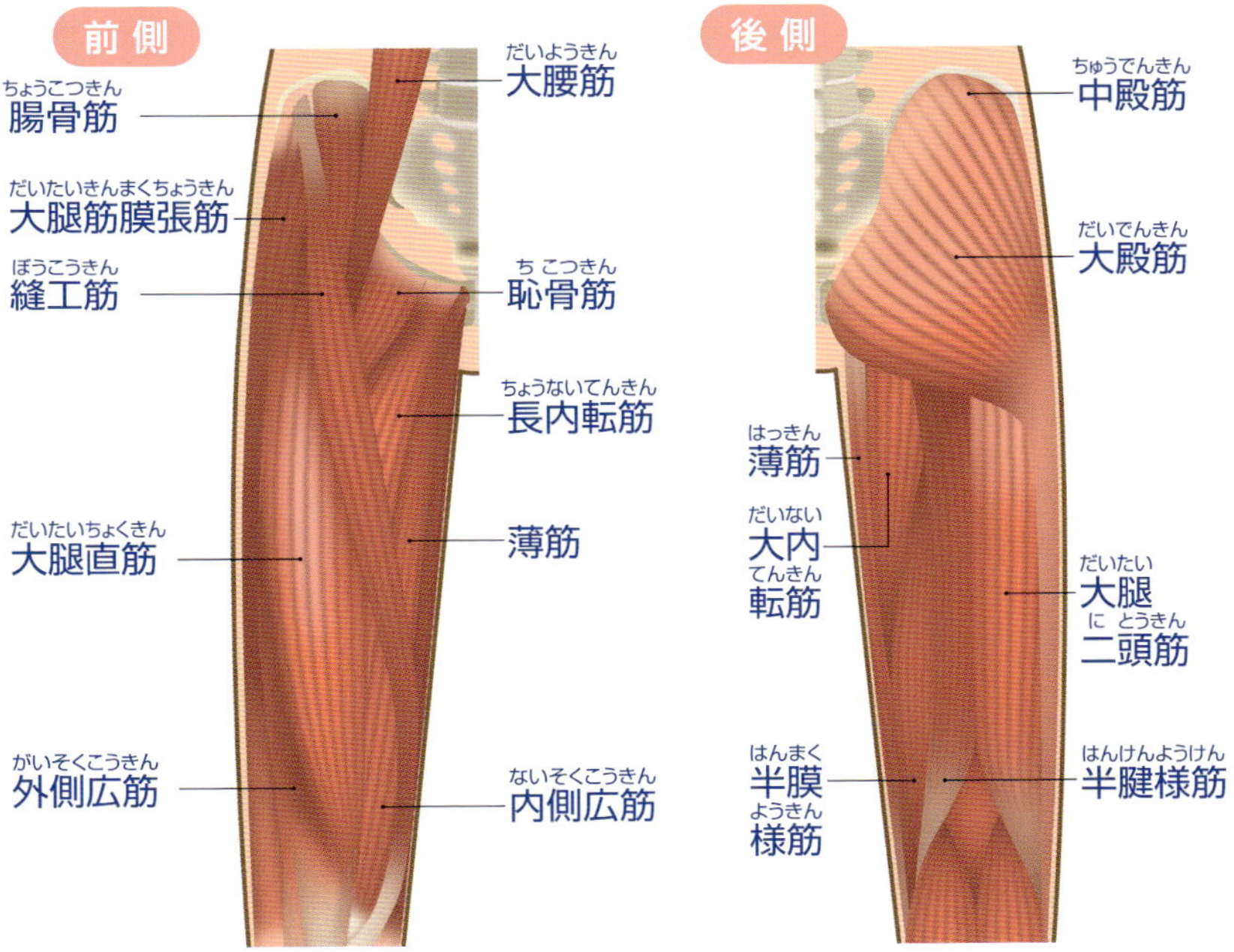
前側
後側
大腰筋《だいようきん》
腸骨筋《ちょうこつきん》
大腿筋膜張筋《だいたいきんまくちょうきん》
縫工筋《ぼうこうきん》
恥骨筋《ちこつきん》
長内転筋《ちょうないてんきん》
大腿直筋《だいたいちょくきん》
薄筋
外側広筋《がいそくこうきん》
内側広筋《ないそくこうきん》
中殿筋《ちゅうでんきん》
大殿筋《だいでんきん》
薄筋《はっきん》
大内《だいない》転筋《てんきん》
大腿《だいたい》二頭筋《にとうきん》
半膜《はんまく》様筋《ようきん》
半腱様筋《はんけんようけん》

これらの筋肉が股関節の複雑な動きを支えている

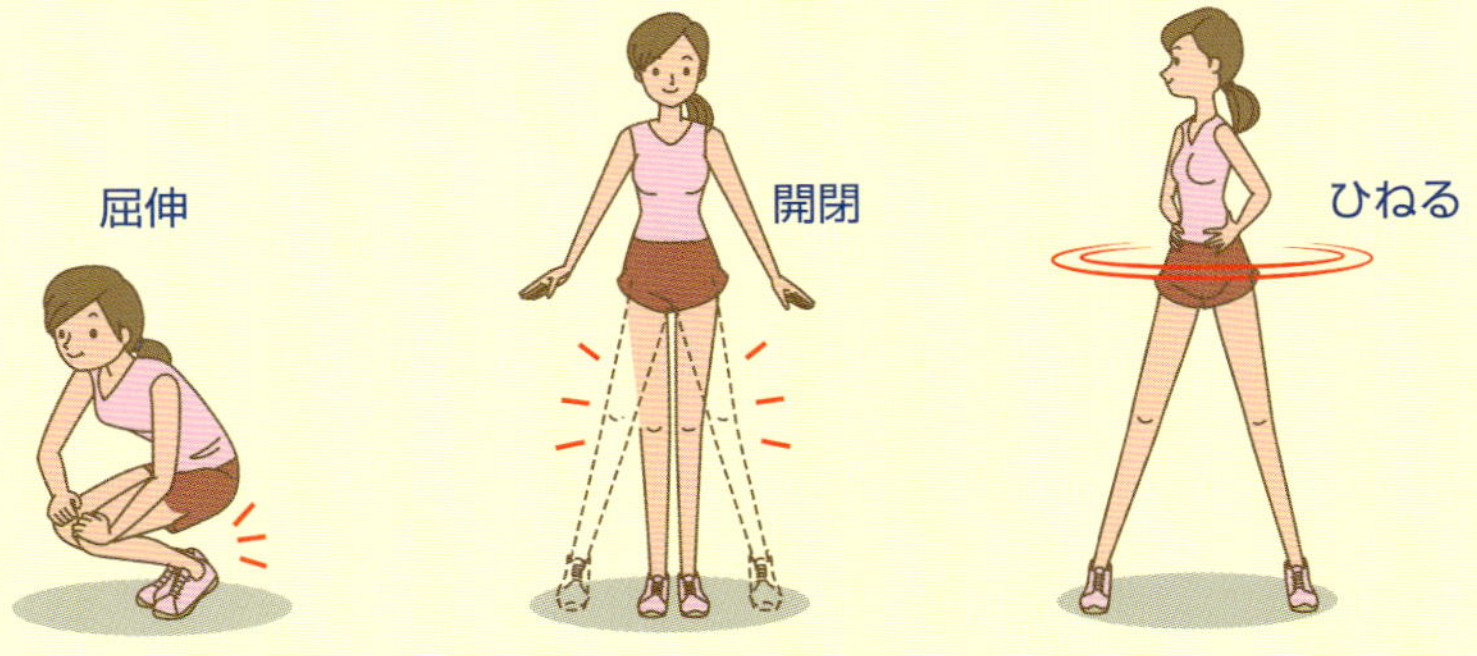
屈伸
開閉
ひねる

リラクセーション・ストレッチ

変形性股関節痛では、痛みのために股関節を動かさなくなることや、痛みに耐えようと無意識に緊張することから、股関節周辺の筋肉が緊張したりこわばっていることが多くなります。この緊張やこわばりのために、さらに股関節を動かすときに痛みを生じやすくなってしまいます。

そこでこのリラクセーション・ストレッチを行うことで、筋肉の緊張やこわばりを取り除き、関節を動かしやすくしていきます。

うつぶせ膝曲げ

左右各10回
×1セット

①うつぶせになる。クッションなどを頭の下に敷くといい。
②5秒かけて左膝を曲げる。
③5秒かけてもとに戻す。
④右膝も同様に行う。

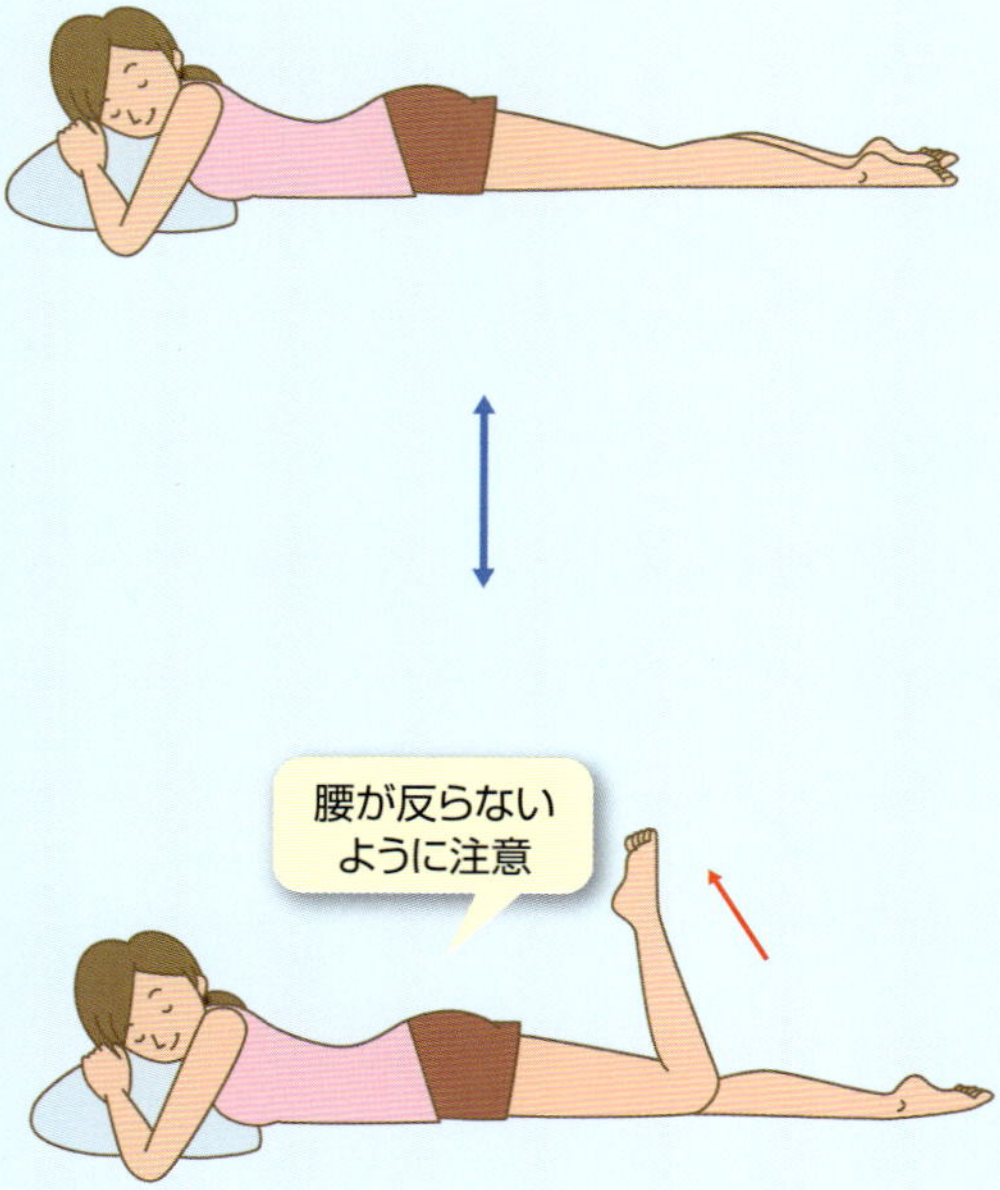

リラクセーション・ストレッチ

股関節のまわりの筋肉をゆるめたり、伸ばす運動。呼吸は自然に、無理をせず、少しずつ伸ばしていきましょう

うつぶせでお尻ふり

うつぶせになって、お尻を小刻みにゆらす。腰の下にクッションなどを敷くと、腰への負担が減る

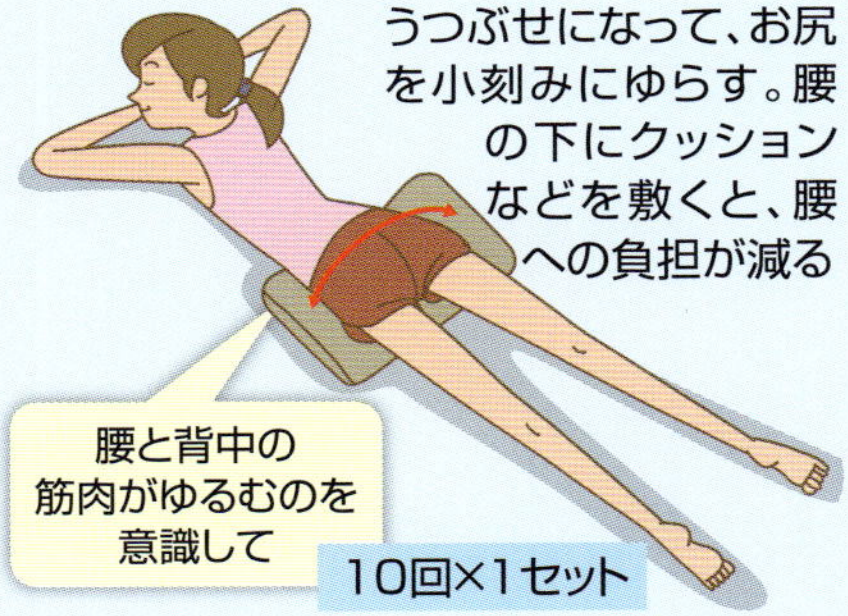
腰と背中の
筋肉がゆるむのを
意識して

10回×1セット

ジグリング（貧乏ゆすり運動）

イスに座ってつま先を床につけたまま、かかとを小刻みに上下にゆする。反対の脚も行う

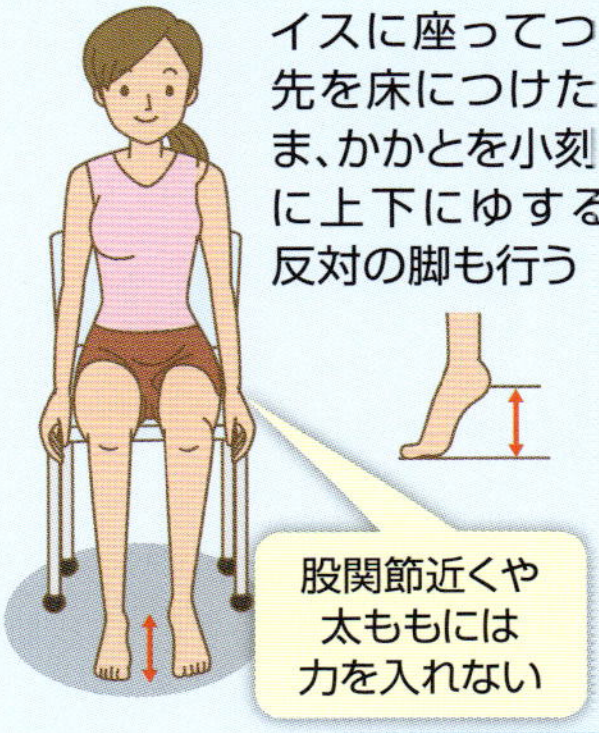
股関節近くや
太ももには
力を入れない

左右各20秒間
×2セット

上半身ストレッチ

①イスに腰かけ、左腕を上に上げる。
②そのまま上体を右側に5秒かけて倒し、左わきを伸ばす。
③ゆっくりもとに戻る。
④反対側も同様に行う。

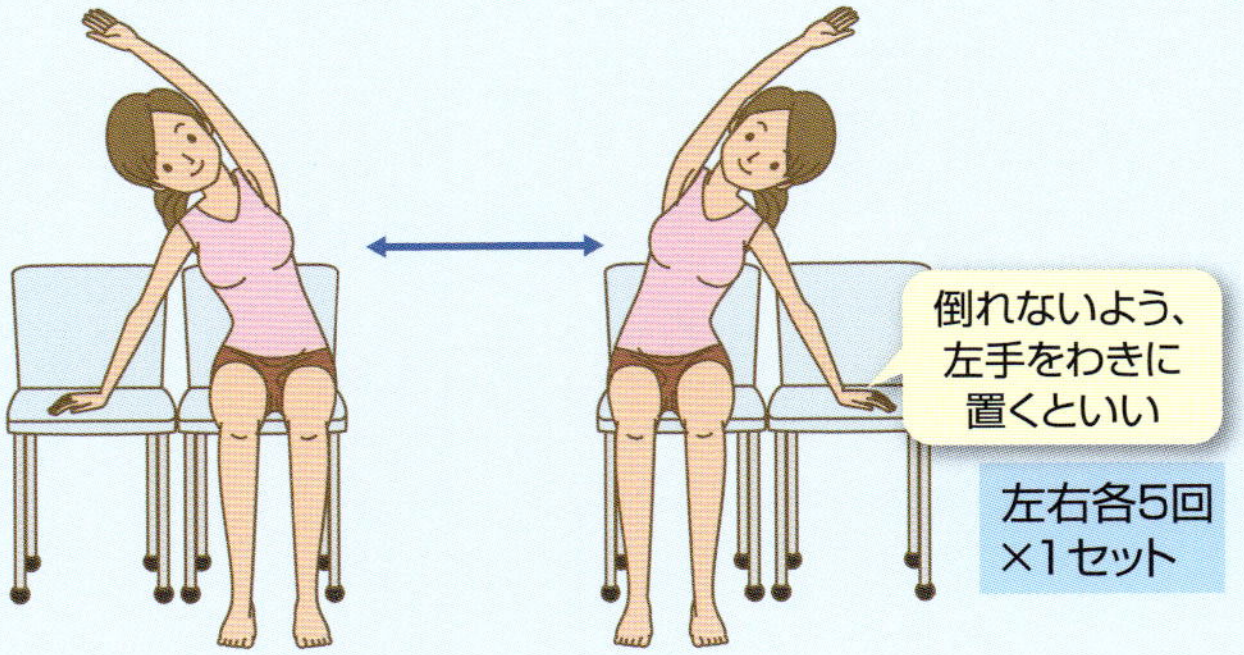
倒れないよう、
左手をわきに
置くといい

左右各5回
×1セット

筋肉トレーニング

リラクセーション・ストレッチで股関節周辺の筋肉を柔軟にしたあとは、筋肉トレーニングで筋力の強化を目指しましょう。変形性股関節痛の患者さんは、痛みを避けるために股関節をなるべく動かさないようになり、そのため筋肉量が低下していることが多いのです。しかし、前述したように筋肉は関節を支え、保護する役割を果しています。筋肉を回復することで、正しい姿勢や関節に負担のかかりにくい動作を行いやすくもなります。

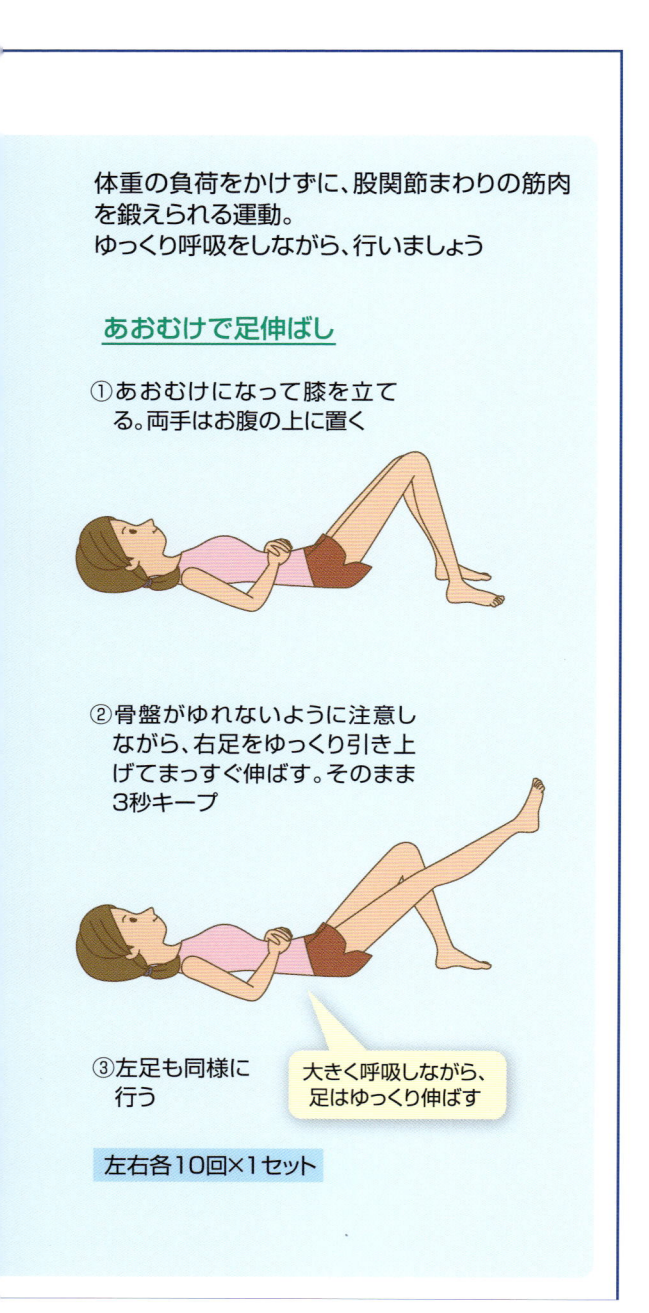

体重の負荷をかけずに、股関節まわりの筋肉を鍛えられる運動。
ゆっくり呼吸をしながら、行いましょう

あおむけで足伸ばし

①あおむけになって膝を立てる。両手はお腹の上に置く

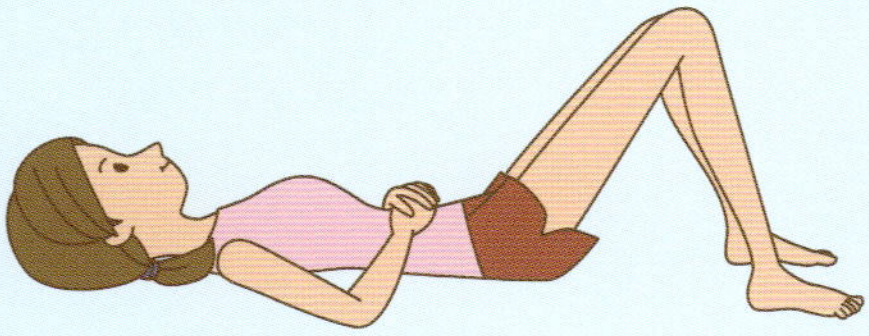

②骨盤がゆれないように注意しながら、右足をゆっくり引き上げてまっすぐ伸ばす。そのまま3秒キープ

大きく呼吸しながら、足はゆっくり伸ばす

③左足も同様に行う

左右各10回×1セット

室内で行う「運動療法」②

筋肉トレーニング

あおむけでお尻上げ

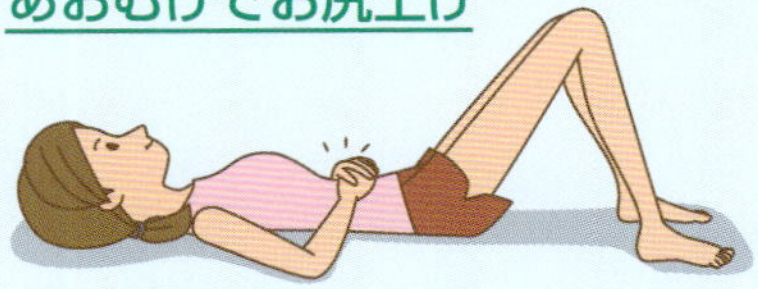

①あおむけになってひざを立てる。両手はお腹の上に置く

②骨盤がゆれないようにして、お尻、骨盤の順に持ち上げる

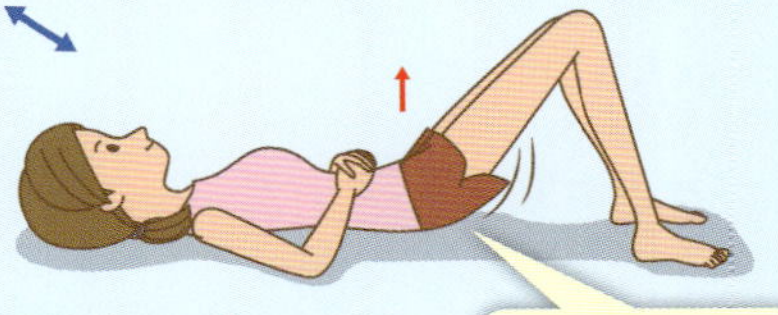

③5秒キープして、ゆっくり元の姿勢に戻る

腰が反らないように

10回×2セット

あおむけで足踏み

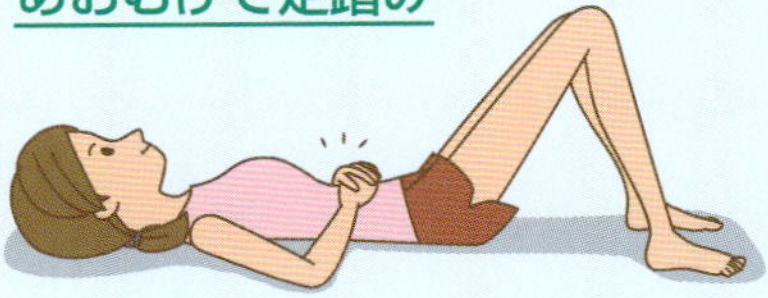

①あおむけになってひざを立てる。両手はお腹の上に置く

足はゆっくり動かす

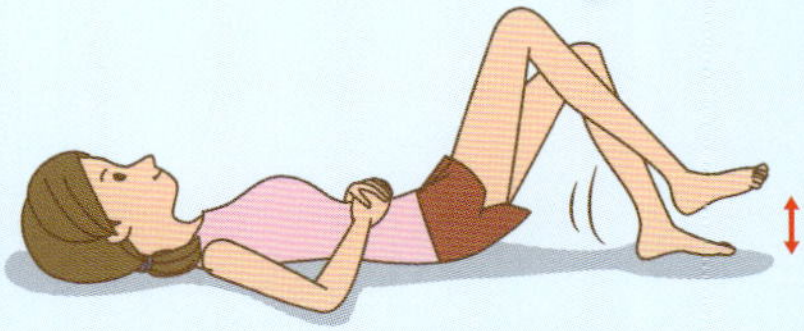

②腰が反らない程度にお尻を持ち上げ、骨盤を水平にする

③お尻が下がらないよう注意しながら、左右で足踏みをする

左右各10回
×2セット

毎日少しずつ行い、継続することが大切！

水の浮力で負担を軽減しつつ、筋力を強化する（水中運動）

水中では、浮力が働き、股関節にかかる負担が軽くなります。転倒の危険が少なく、また水の抵抗によって高い運動効果が得られるという利点もあります。

立って行うストレッチも、水中なら楽にできます。

最近では、ウォーキングコースやストレッチをする人のためのゾーンを設けているプールもあるので、活用しましょう。週に1回程度行うといいでしょう。

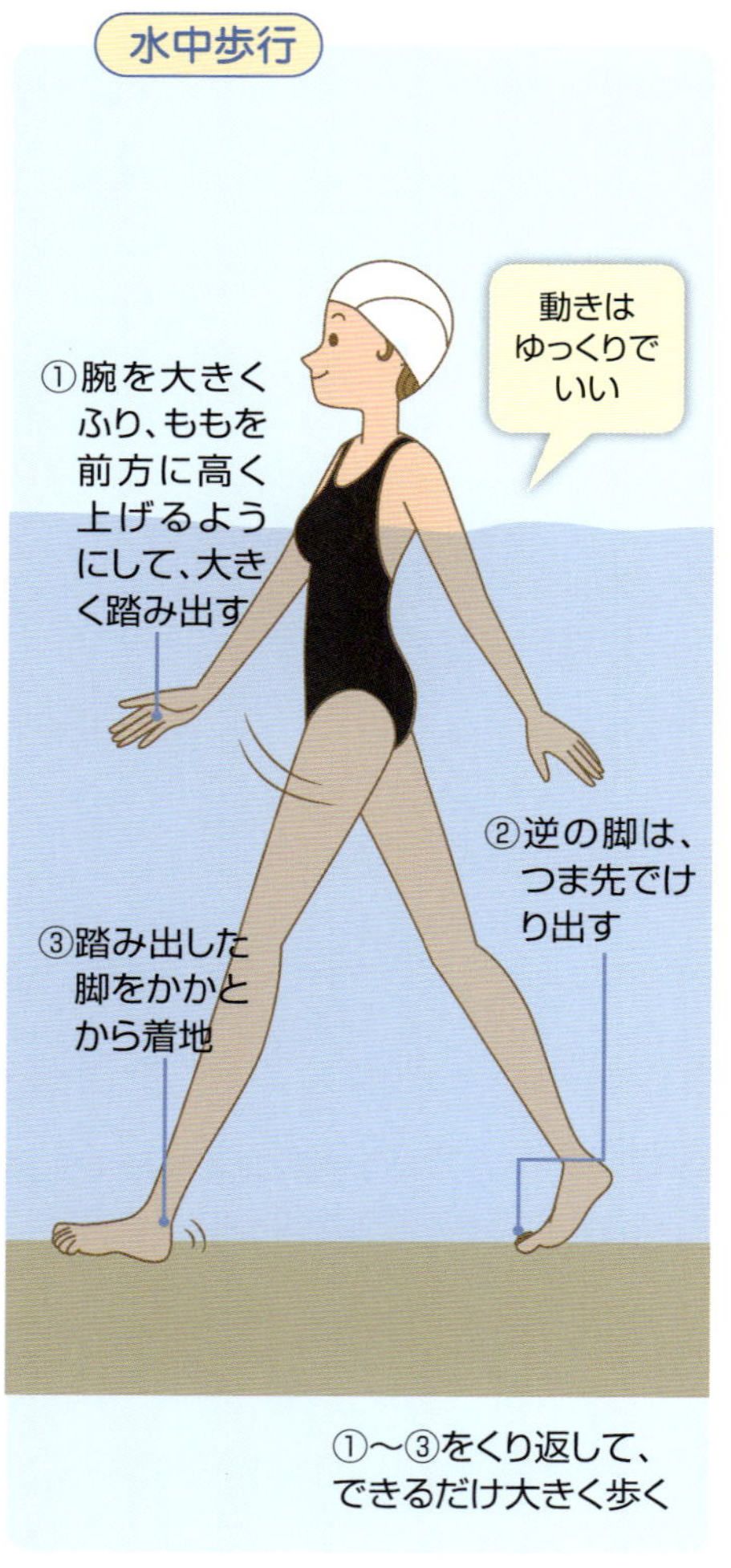
水中歩行
動きはゆっくりでいい
①腕を大きくふり、ももを前方に高く上げるようにして、大きく踏み出す
②逆の脚は、つま先でけり出す
③踏み出した脚をかかとから着地
①～③をくり返して、できるだけ大きく歩く

自分の股関節や体の状態に合わせて、無理なく行いましょう。

水中で行う運動療法

水中リラクセーション・ストレッチ

股関節に負担をかけず、全身をリラックスさせられる運動。自然な呼吸で、水の抵抗を心地よく感じながら行いましょう。

下半身の屈伸

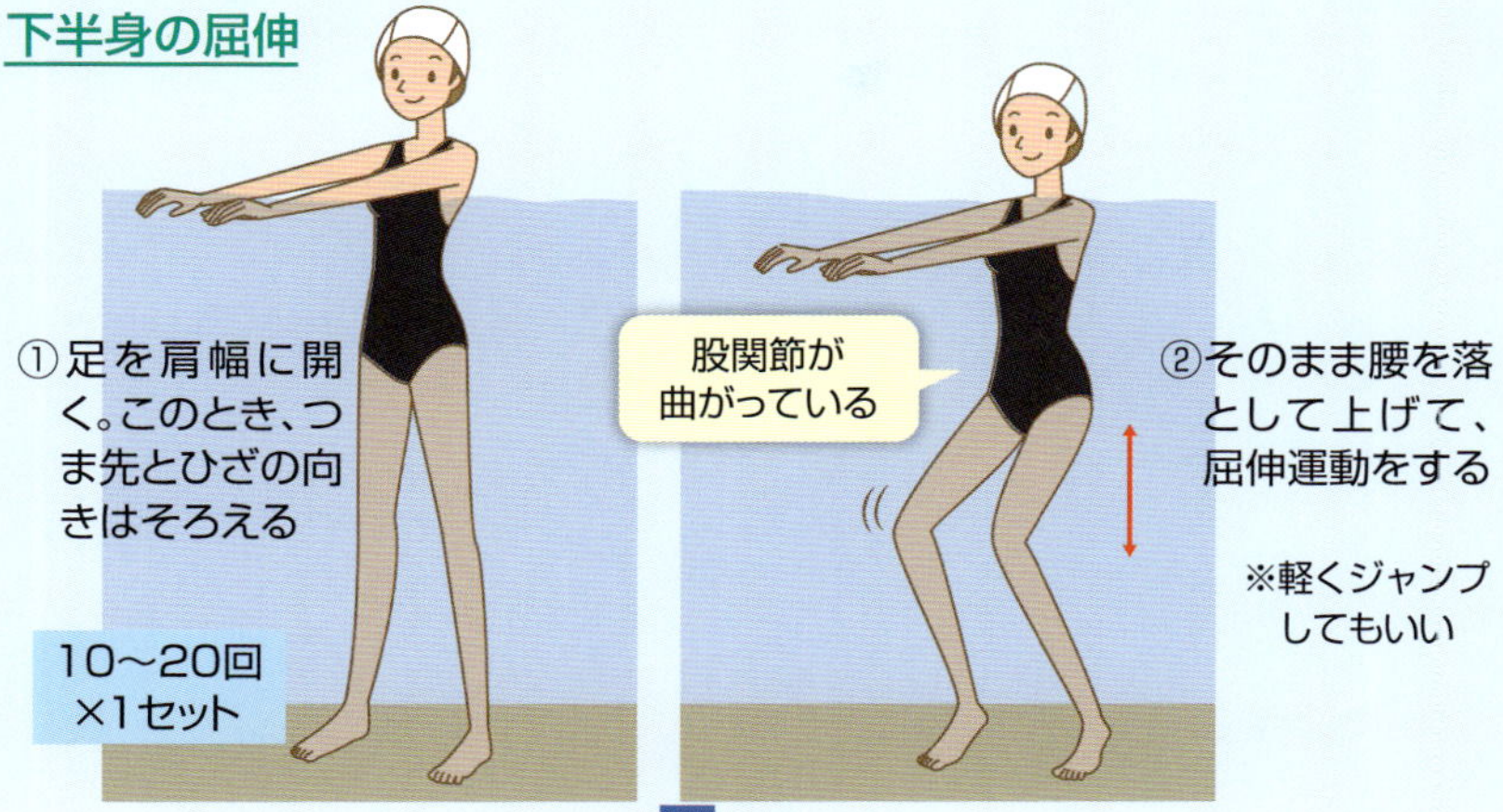
①足を肩幅に開く。このとき、つま先とひざの向きはそろえる
10～20回
×1セット
股関節が
曲がっている
②そのまま腰を落として上げて、屈伸運動をする
※軽くジャンプしてもいい

水中筋力トレーニング

水の抵抗を利用して、筋力を強化していく。体を動かすスピードで抵抗が変わるので、自分のペースで行えます。

全身を回転

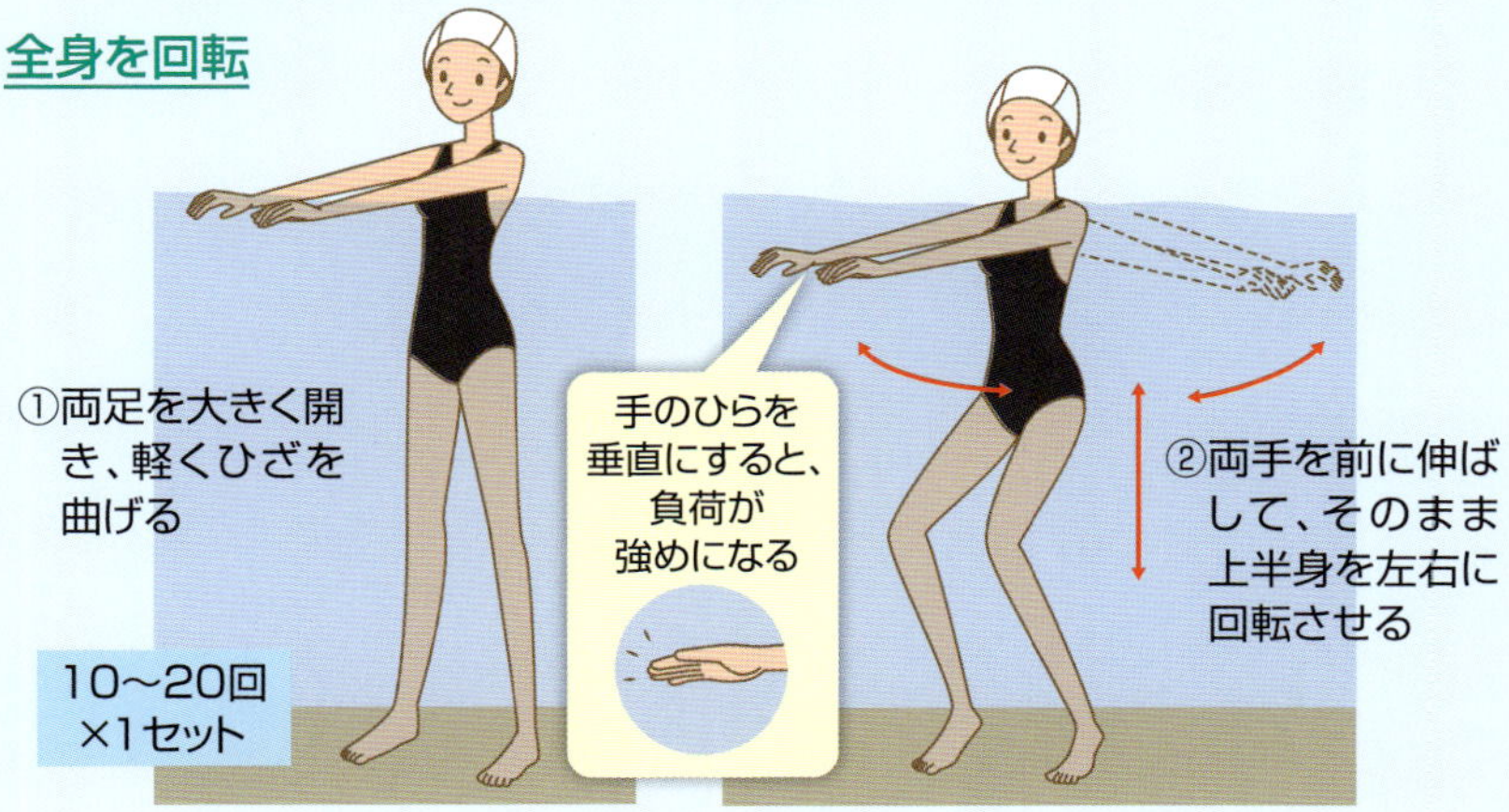
①両足を大きく開き、軽くひざを曲げる
10～20回
×1セット
手のひらを
垂直にすると、
負荷が
強めになる
②両手を前に伸ばして、そのまま上半身を左右に回転させる

炎症や痛みを鎮める「薬物療法」

副作用に注意しながら必要に応じて投与する

生活習慣の改善などを行っても痛みが強いときには、炎症や痛みを鎮めるために薬物を使います。

薬物療法は、特に進行期以降に出てくる強い痛みや炎症を一度鎮め、運動療法などを行えるようにするものです。副作用の問題もあり、痛みがおさまったら様子を見ながら薬を減らしていきます。

痛みを鎮めるために使われるのがアセトアミノフェンです。鎮痛効果があり安全性も高いのですが、炎症への効果はありません。これに対して*非ステロイド系抗炎症薬（NSAIDs《エヌセッズ》）は、より鎮痛効果が高く、炎症を鎮める効果があるので、最もよく使われています。これらで効果が見られないときは、麻薬系の*オピオイド鎮痛薬を使います。また、強い痛みは、NSAIDsの*坐薬を用いたり、関節内にステロイド注射を一定期間内に限ってすることもあります。

関節内にヒアルロン酸を注射することもありますが、保険適応がないことや効果が一定しないなどの課題があります。ヒアルロン酸は、関節内の潤滑油《じゅんかつゆ》の役割を果します。また、関節周囲の筋肉の痛みを改善するために、湿布や塗り薬などの「外用薬」が使われることもあります。

グルコサミンやコンドロイチンなどの市販のサプリメントについては、関節軟骨が再生されたなどのはっきりした医学的な効果が認められた報告はありません。ただ、痛みが緩和されたという報告もあるので、医師と相談の上で試してみてもよいでしょう。

変形性股関節症の薬物療法

薬物療法は関節軟骨がすり減った「進行期変形性股関節症」以降の人の炎症や痛みを鎮めるために使われる

◆ 変形性股関節症の薬 ◆

薬剤	特徴	主な副作用	主な使い方
アセトアミノフェン	鎮痛効果。比較的安全性が高い	食欲不振、胃痛など消化器症状	内服薬
非ステロイド系抗炎症薬	鎮痛効果、抗炎効果	胃腸障害	内服薬、坐薬（痛みが強いときに）
オピオイド鎮痛薬	強い鎮痛効果	便秘、めまい、吐き気、眠気	内服薬、貼り薬
神経性疼痛緩和薬	慢性の痛みに効果	めまい、眠気、ふらつき	使い方

※ステロイド剤（注射）、抗うつ薬、抗不安薬、漢方薬などが使われることもある

ヒアルロン酸の注射

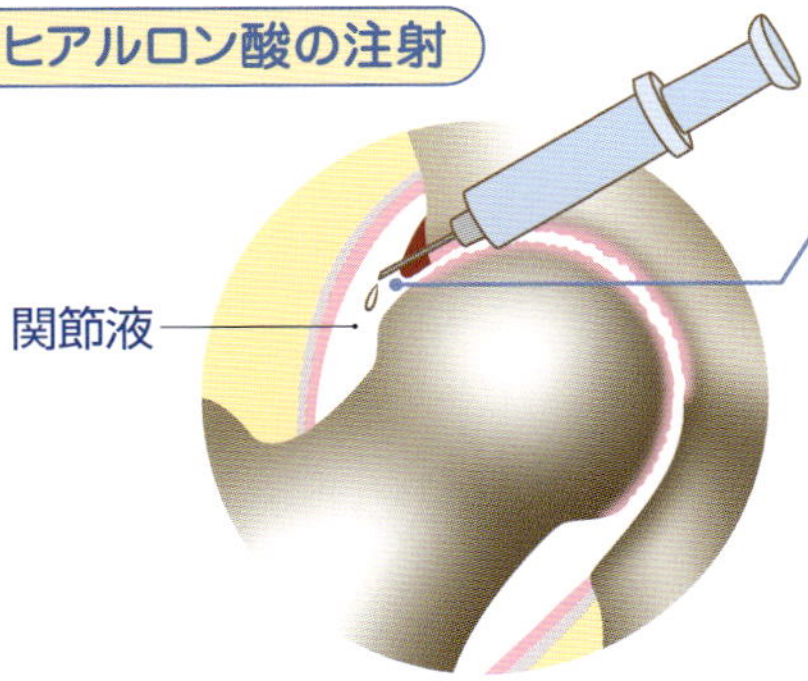

ヒアルロン酸は潤滑油の働きをする

ヒアルロン酸は関節液にもともと含まれる成分

※股関節へのヒアルロン酸の注射に、健康保険は使えない

薬物療法は、変形性股関節症が治るものではない。副作用もあるので、長期間使うことは避ける

股関節の痛みを取り除く「手術療法」

体への負担が少なく、痛みを軽減させる「関節鏡視下手術」

保存療法で症状の改善が見られない場合は、手術を行うことを考えます。

変形性股関節症の手術には、自分の関節を残す方法と、人工関節に換える方法があります。

自己関節を残す術法のなかでも、関節形態を大きく変えない侵襲《しんじょう》が少ないものが関節鏡視下手術《かんせつきょうしかしゅじゅつ》です。

従来は股関節疾患の診断目的の使用されることが多かった関節鏡ですが、近年治療に用いる方向が編み出され、使用されています。

関節鏡下手術では体表を2〜4ヵ所切開して小さな孔《あな》を開け、そこから小さなカメラのついた金属製の管「関節鏡《かんせつきょう》」と、手術器具を挿入して股関節の損傷した部位を修復します。

体を切開するのは関節鏡や器具を挿入するための1㎝程度の孔だけで、手術はモニターの映像を見ながら行います。傷ついた関節唇《かんせつしん》や増殖した滑膜《かつまく》、骨棘《こつきょく》を切除し、関節包の癒着をはがすなどしたのち、関節内を洗浄して破片を取り除き、最後に孔を縫合して終わります。

関節鏡視下手術は傷口が小さく、体への負担が少なくて済むことや手術痕が比較的目立たないことが特徴で、高齢者や持病のある人も受けやすい手術です。

ただ、股関節の形を大きく変える手術ではないため、効果の持続時間が限られて短いことが多く、病気の進行によって再び手術が必要になる場合があります。

手術療法①―― 関節鏡視下手術

「関節鏡視下手術」は自分の関節を残す術法

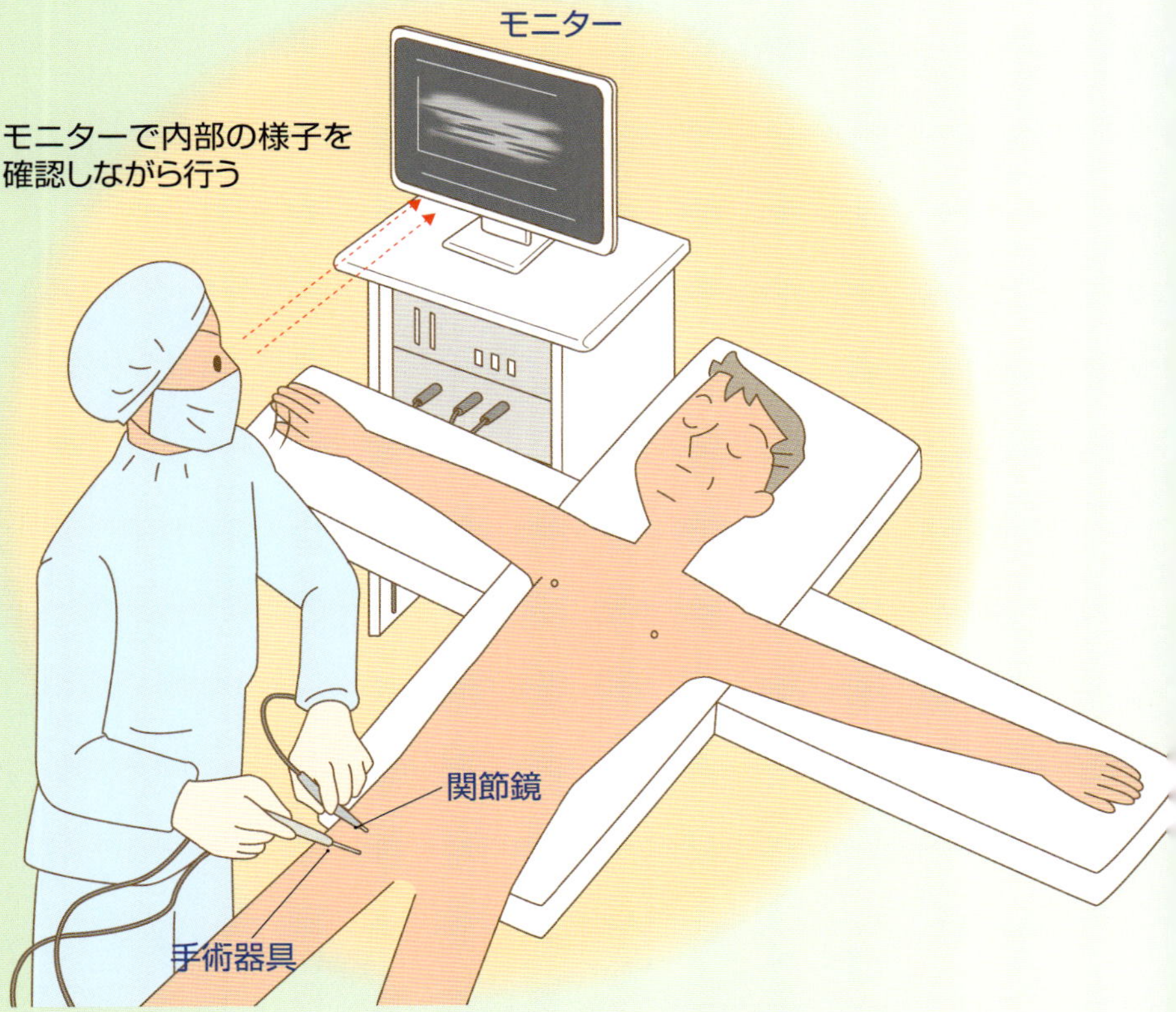

モニター
モニターで内部の様子を
確認しながら行う
関節鏡
手術器具

入院期間	前股関節症、初期股関節症は2～3週間。進行期股関節症、末期股関節症では1ヵ月以上になることも
手　術	1㎝ほどの孔を2～4ヵ所開け、そこから関節内部まで関節鏡と器具を入れて手術する
特　徴	傷が小さくて済み、体への負担が軽い。効果の持続期間が限られ、再手術が必要なこともある

関節の状態や手術目的によって分けられる「関節鏡視下手術」

関節鏡視下手術では、股関節の状態に合わせていくつかの方法が選択されます。股関節の関節唇が傷ついていたり、その周辺に滑膜が増殖している場合には、それらを切除する「関節唇部分切除術」が行われます。関節唇が剥がれている場合には、それを縫合する「関節唇縫合術」も行われます。

寛骨臼と大腿骨頭がぶつかるFAIの場合には、寛骨臼と大腿骨頭の異常のある部分を切除して調整する「FAIに対する鏡視下手術」が取られます。

「関節デブリドマン」は、関節内を洗浄して関節軟骨のかけらを除いたうえで関節唇を切除したり、癒着した大腿骨頭と関節包をはがす方法です。

「関節授動術」では、関節唇部分切除術や関節デブリドマンを行ったうえで、さらに骨棘を切除するなど大腿骨頭を滑らかに整え、さらに筋肉の一部を切除する方法です。これは不自然に固くなった股関節周辺の筋肉を調整することで、痛みを軽減する効果があります。

手術時間は、股関節の状態により変化しますが、2~3時間程度で終ることがほとんどです。手術後は関節唇を縫合した場合を除き、翌日からリハビリテーションをはじめ、股関節の可動域を広げ、筋力をつけていきます。

ただ、関節鏡視下手術は股関節の形を大きく変える手術ではなく、効果には限りがあります。次項では、骨を切って関節の形を大きく変えて整える手術について、解説しましょう。

関節鏡視下手術の種類

手術の種類は以下の4つ

1 関節唇部分切除術

病期：前股関節症～初期股関節症

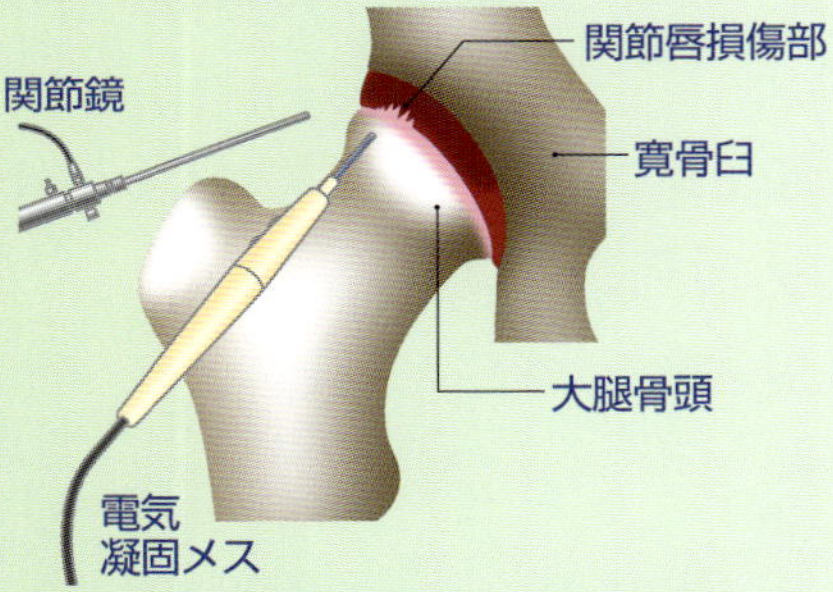
関節唇損傷部
関節鏡
寛骨臼
大腿骨頭
電気
凝固メス

関節唇の損傷した部分やその周囲で増殖した滑膜を切除する。断裂した関節唇を縫合することも

2 FAIに対する鏡視下手術

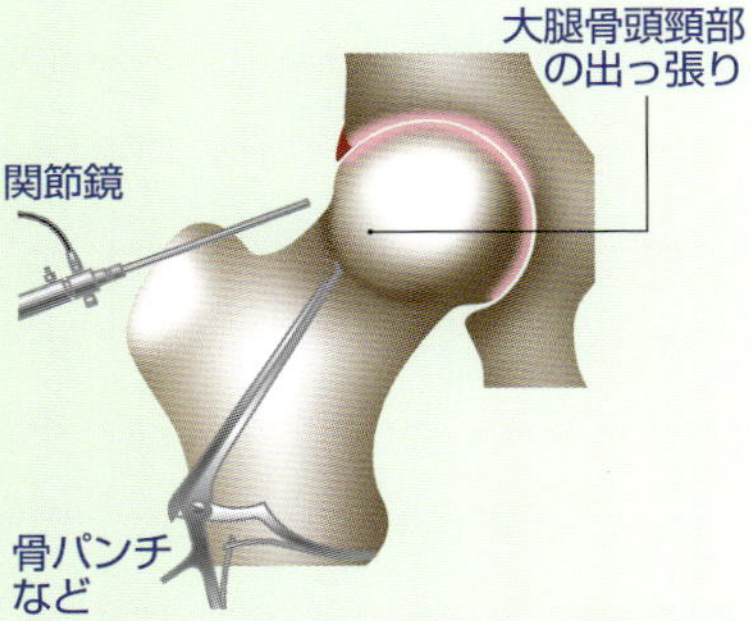
大腿骨頭頸部
の出っ張り
関節鏡
骨パンチ
など

寛骨臼のふちの部分や大腿骨頭頸部の出っ張り部分を切除し、二つがぶつからないようにする

3 関節デブリドマン

病期：進行期股関節症～末期股関節症

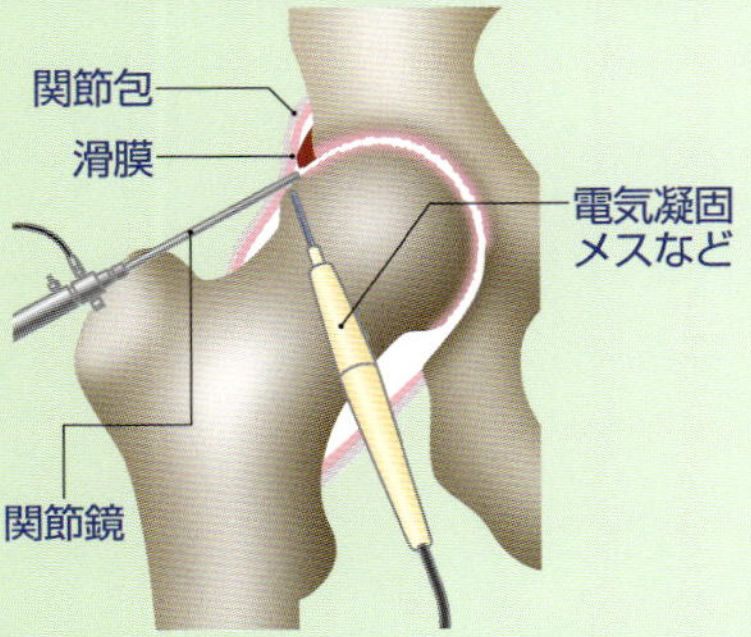
関節包
滑膜
電気凝固
メスなど
関節鏡

関節包内を洗浄したうえで、関節唇や増殖した滑膜を切除し、癒着した大腿骨頭と関節包をはがす

4 関節授動術

病期：進行期股関節症～末期股関節症

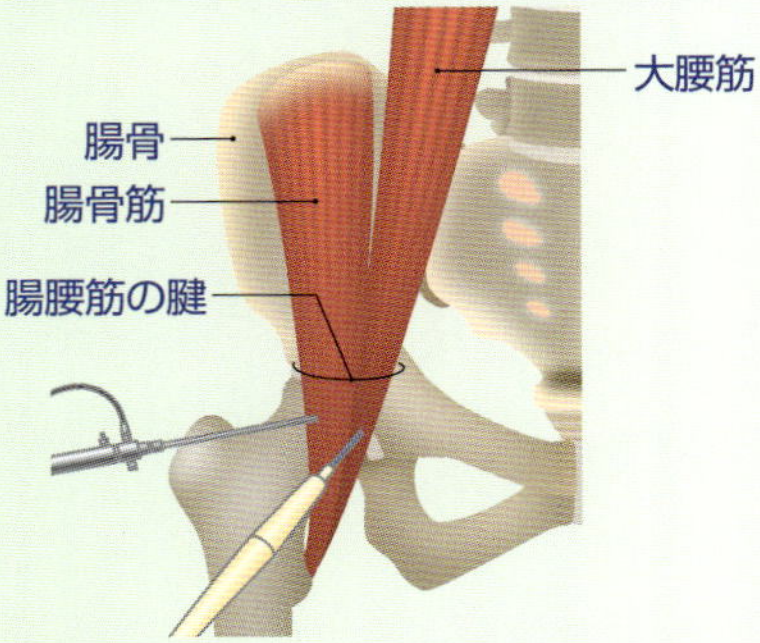
大腰筋
腸骨
腸骨筋
腸腰筋の腱

関節デブリドマンに加え、骨棘や大腿骨頭の出っ張りを滑らかに整え、腸腰筋の腱を切除する

関節の形を変化させ治す「骨切《こっき》り術」①

自己関節を残す術法のなかで、骨を切って股関節を体重を支えやすくするのが「骨切り術」です。骨切り術にもいくつかの術法があり、変形性股関節症の進行や患者さんの状態に合わせて選択されます。

前股関節症～初期股関節症

前股関節症～初期股関節症、大腿骨頭の変形がない進行期股関節症に選択されるのが、「寛骨臼《かんこつきゅう》移動術・寛骨臼回転骨切り術」です。手術は、まず寛骨臼を大腿骨側から2～3㎝程度の幅で、ノミで切り離します。次に切り離した骨片を外側に移動・回転させてスクリュー（ねじ）で止めます。これで、寛骨臼が大腿骨頭を広く覆われるようになり、股関節が安定します。寛骨臼移動術・寛骨臼回転骨切り術を選択するには、関節軟骨が比較的残っている、寛骨臼と大腿骨頭のカーブが一致しているなどの条件が必要ですが、術後はほぼ健康な股関節と同様に動かせるようになります。

股関節の変形が軽い場合は、「内反骨切り術」や「寛骨臼形成術」を行うこともあります。

内反骨切り術は、大腿骨の内側の骨をくさび型に削り、大腿骨頭の角度を調整する手術法です。寛骨臼の異常の程度が軽く、大腿骨頭の状態があまり悪くなっていない場合に選択されます。

寛骨臼形成術は、腸骨を切り取り、その骨片を寛骨臼の端に移植する手術法です。これにより、寛骨臼の覆いの部分を増して、股関節を安定させることができます。寛骨臼・大腿骨頭の変形が軽い前股関節症で、40歳代以下の比較的若い患者さんで選択されることの多い手術法です。

手術療法②—— 骨切り術

入院期間	1～2ヵ月程度。退院後のリハビリにも時間がかかり、数ヵ月を要することも
手　　術	骨の一部を切ることで、関節を正常に近い形に整える
特　　徴	自分自身の骨を生かせる。リハビリ後は動作に制限がない。50歳代までの骨に強度のある人が対象

手術の方法

寛骨臼移動術・寛骨臼回転骨切り術

病期：前股関節症～初期股関節症（大腿骨頭に変形がない進行期股関節症）

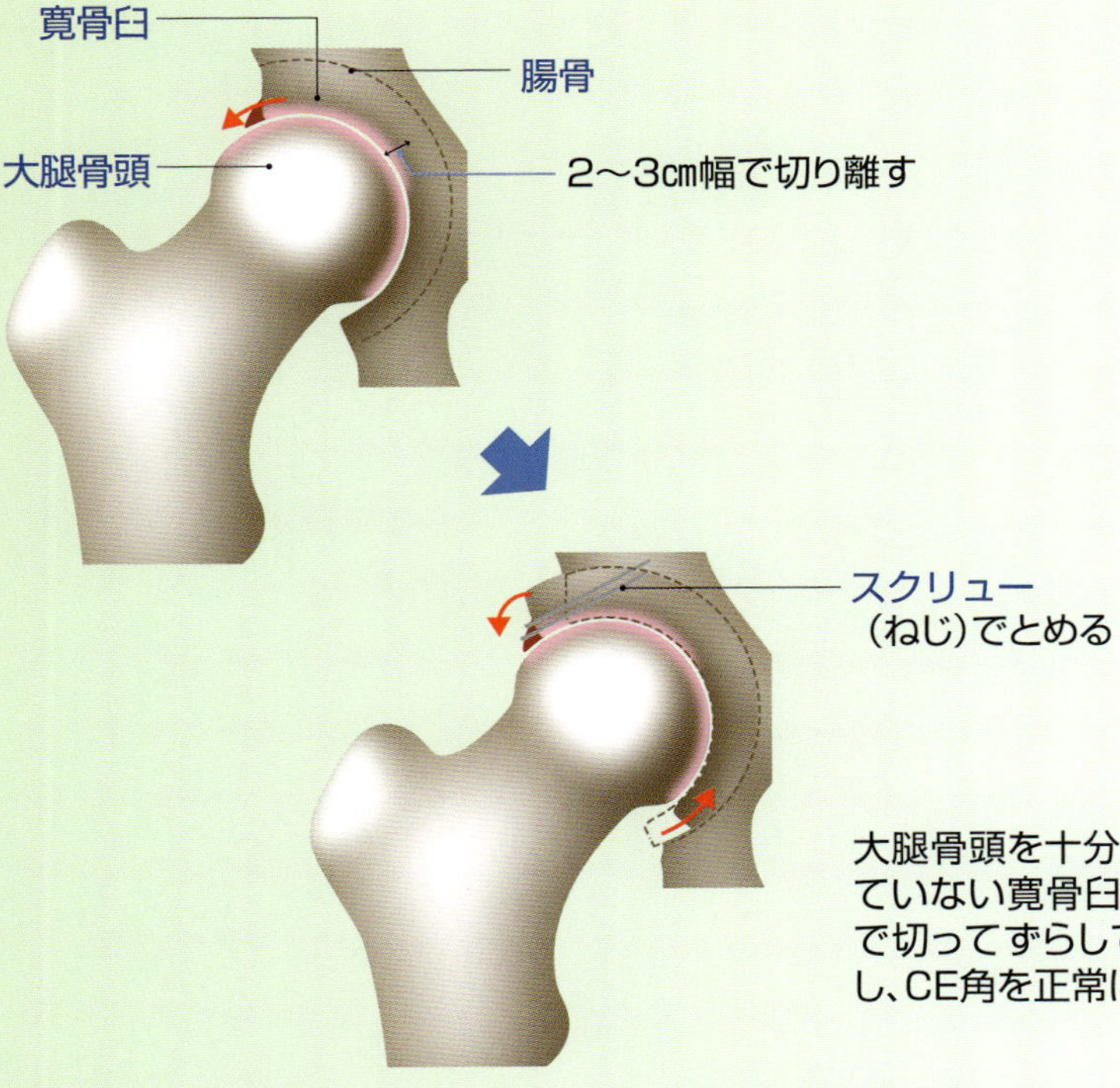
寛骨臼
腸骨
大腿骨頭
2～3㎝幅で切り離す
スクリュー
（ねじ）でとめる

大腿骨頭を十分に覆っていない寛骨臼をノミで切ってずらして固定し、CE角を正常にする

関節の形を変化させ治す「骨切り術」②

進行期股関節症

進行期股関節症では、大腿骨と寛骨臼との両方の形を整えます。

大腿骨に行うのが、「外反骨切り術」です。大腿骨の大転子の下を外側からくさび型に切り取り、大腿骨を回転させてスクリューやプレートで固定します。これにより、大腿骨の寛骨臼への角度が変わり、荷重に有利な形態になります。骨を切る角度がとても重要です。寛骨臼の形を整えるには、寛骨臼形成術やキアリ骨盤骨切り術を行います。

キアリ骨盤骨切り術は、腸骨を真横に切り、ずらすことで覆いの部分をつくる手術です。腸骨の関節包のすぐ上の位置で切り、腸骨側の部分を外側に、寛骨臼側の部分を内側にずらします。外反骨切り術を行った後に、キアリ骨盤骨切り術を行うケースも多くあります。

骨切り術は、骨と骨がくっつくまでに時間がかかるため、入院やリハビリ、痛みの改善にかかる期間が長くなります。また、1年～1年半でスクリューやプレートを抜く手術をしなければなりません。しかし、自分の骨が残せるために、関節軟骨や骨が再生されるなど利点があります。また効果の持続性が高いことも利点の一つです。人工関節での脱臼や摩耗の心配がなく、また将来病気が進行したときに人工関節に換えるという次の選択肢も残ります。

60歳代以上の人や長期のリハビリ期間が取れない人、骨切り術を受けても病気が再び進行してしまった場合などは、股関節を人工関節に換える手術を選択します。

手術療法②——その他の骨切り術

外反骨切り術

病期:進行期股関節症

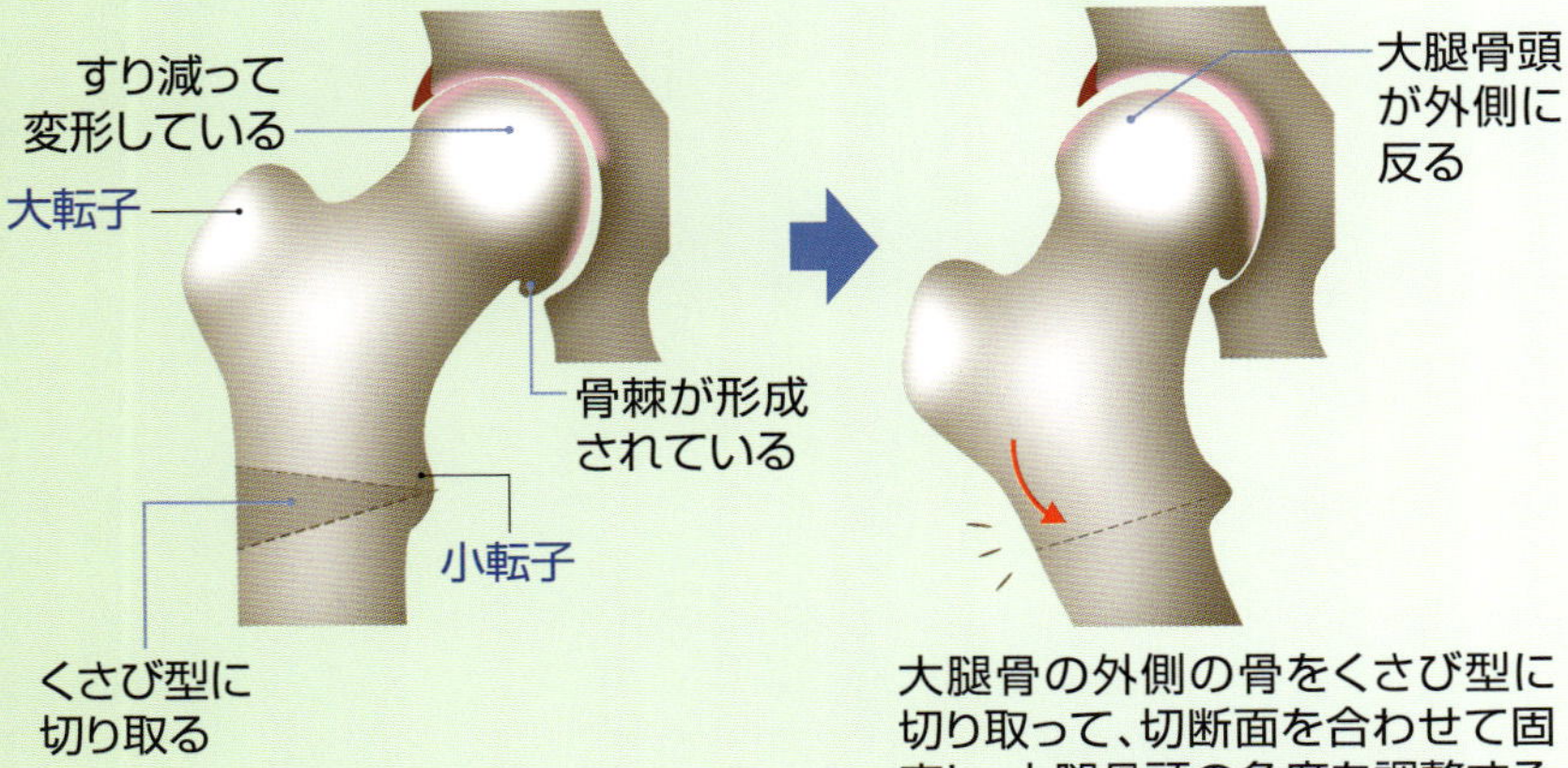
すり減って
変形している
大転子
骨棘が形成
されている
小転子
くさび型に
切り取る
大腿骨頭
が外側に
反る

大腿骨の外側の骨をくさび型に切り取って、切断面を合わせて固定し、大腿骨頭の角度を調整する

キアリ骨盤骨切り術

病期:進行期股関節症

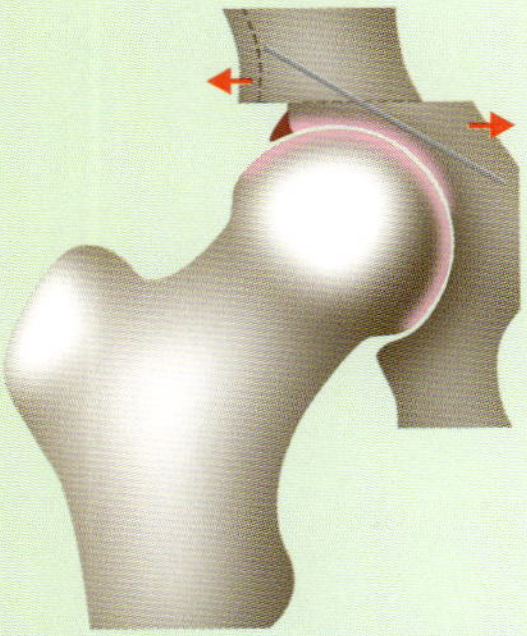

腸骨を横に切り、左右にずらして固定し、寛骨臼の形を整える

寛骨臼(臼蓋)形成術

病期:進行期股関節症

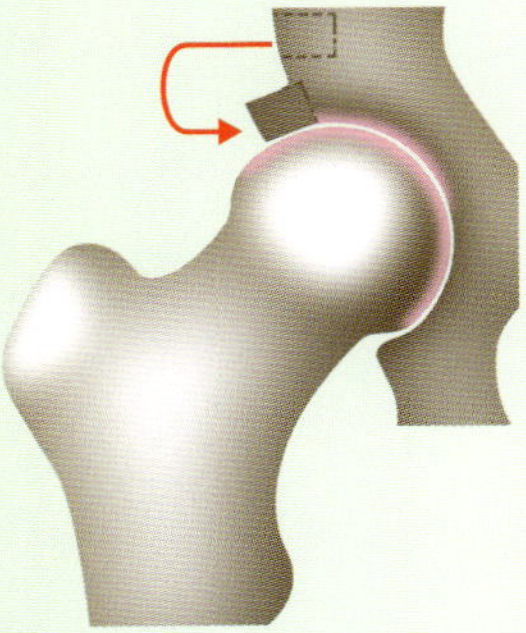

大腿骨頭を十分に覆っていない寛骨臼の端へ、切り取った腸骨を移植して寛骨臼の形を整える

※大腿骨の形を整える外反骨切り術と、寛骨臼の形を整えるキアリ骨盤骨切り術、または臼蓋形成術を併用することが多い

骨切り術後の経過と生活の注意点

骨切り術の手術を受けたら、その後のリハビリテーションも重要です。

骨切り術の場合、骨を切ったうえで接合するため、骨と骨がくっつくまでに時間がかかります。はじめは接合部がくっつくのを待ちながら、入院中に杖や平行棒を使って体を支えながら運動を始め、徐々に荷重を増やしていきます。退院後もリハビリを続けて、もとのように動けるようになるまでに数ヵ月を要することもあります。

しかし、適切なリハビリを続けていれば、自分の関節で治るため水泳やサイクリングなどの股関節への負担が軽いスポーツなら楽しめるほどに回復します。根気よくリハビリをがんばることが大切です。

ほかに、骨切り術に限らずすべての股関節手術において手術後に注意すべきことに「深部静脈血栓症《しんぶじょうみゃくけっせんしょう》」（88頁）があります。これは、手術後に安静にして下半身を動かさないでいることで静脈に血栓*ができてしまうというものです。それが肺まで流れてつまると「肺塞栓症《はいそくせんしょう》」を起こしてしまいます。予防のために、フットポンプを装着して血流を促したり、血液を固まりにくくする「抗凝固薬《こうぎょうこやく》」を用いたりします。

また、手術後はリハビリを行うといっても、術前にくらべれば運動量が減りがちです。そのために体重が増えてしまうと股関節への負担が増してしまいます。もとから肥満の人も、食事などに配慮して体重をコントロールしていきましょう。

次に、術後リハビリ期間が短く、すばやく回復するため、広く普及している「人工股関節置換術」について、解説しましょう。

手術後の流れの例

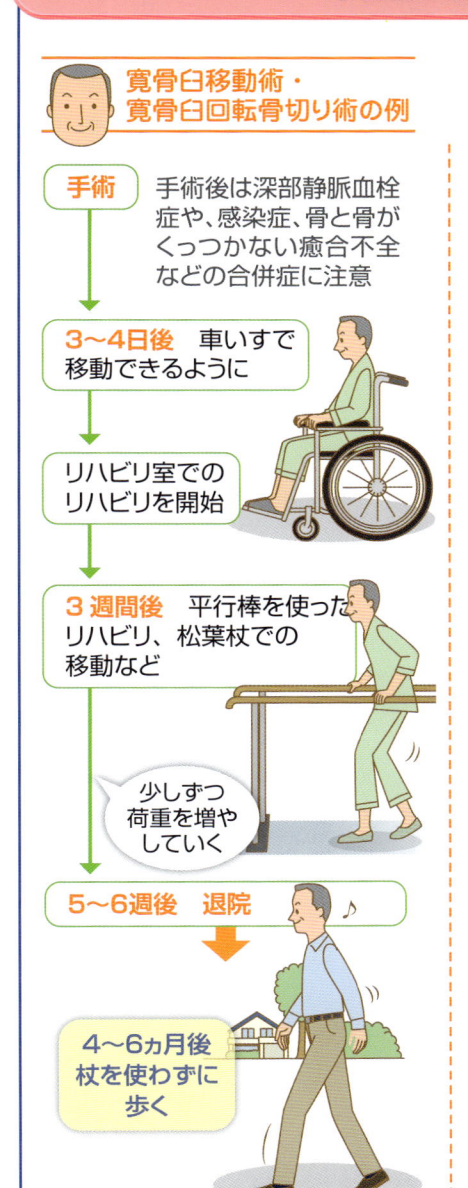

寛骨臼移動術・寛骨臼回転骨切り術の例

手術
手術後は深部静脈血栓症や、感染症、骨と骨がくっつかない癒合不全などの合併症に注意

↓

3〜4日後 車いすで移動できるように

↓

リハビリ室でのリハビリを開始

↓

3週間後 平行棒を使ったリハビリ、松葉杖での移動など

少しずつ荷重を増やしていく

↓

5〜6週後 退院

↓

4〜6ヵ月後 杖を使わずに歩く

外反骨切り術の例

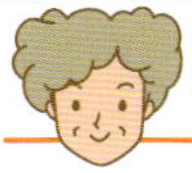

手術
手術後は深部静脈血栓症や、感染症、骨と骨がくっつかない癒《ゆ》合《ごう》不《ふ》全《ぜん》などの合併症に注意

↓

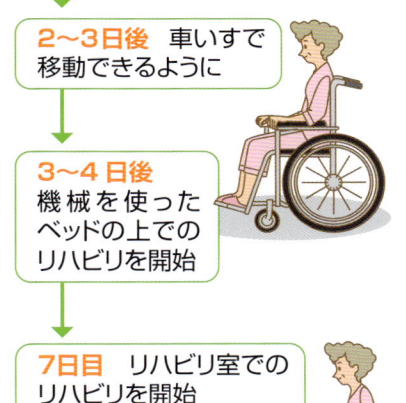

2〜3日後 車いすで移動できるように

↓

3〜4日後
機械を使ったベッドの上でのリハビリを開始

↓

7日目 リハビリ室でのリハビリを開始

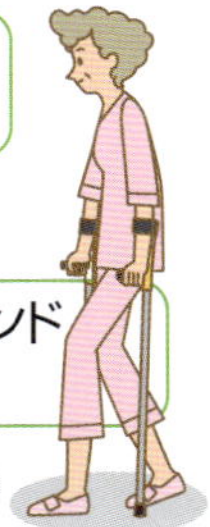

↓

3週間後 ロフトストランド杖2本での移動など

少しずつ荷重を増やしていく

↓

4〜6週後 退院

↓

2〜3ヵ月後 杖を使わずに歩く

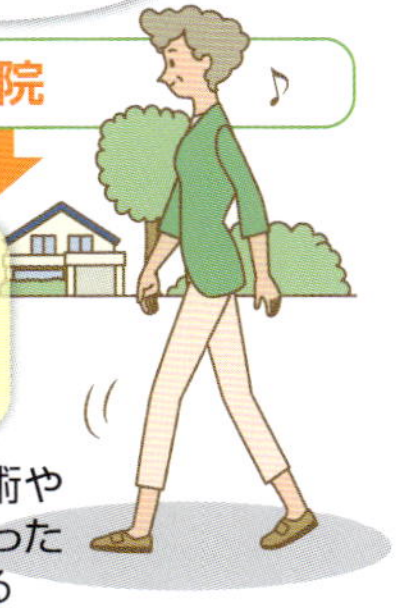

キアリ骨盤骨切り術や寛骨臼形成術も行った場合はさらにかかる

変形した関節を取り除く「人工股関節置換術」

運動療法や前項までに紹介した手術では痛みが取れなかったり、股関節の変形が激しい場合などは、股関節を取り除き、人工股関節と入れ替える手術を行います。

人工股関節は、寛骨臼の替わりになる「ソケット」、大腿骨頭の替わりになる「骨頭《こっとう》」、関節軟骨の役割をする「インサートライナー」、大腿骨に埋め込む部分である「ステム」から成っています。素材は、金属やポリエチレン、セラミックスなどがあり、それぞれの部位や患者さんの体質に合わせて選択されます。

手術は、まず股関節の周囲の皮膚を8～12㎝ほど切開し、股関節周囲の筋肉や関節包《かんせつほう》を切り、大腿骨頭を切除します。寛骨臼を削り、ソケットを設置します。大腿骨の海綿骨《かいめんこつ》を削り、ステムをおさめます。ステムとソケットの表面は自然に骨とくっついていく加工がされていますが、骨セメントや、スクリューで固定する場合もあります。

人工股関節置換術のよい点は、股関節の痛みがほとんどなくなることと、股関節の動く範囲が広くなることなど改善度が非常に高いことです。股関節の変形で脚長の左右差が出ている場合、それも調整できます。また、技術的進歩により、手術直後より人工股関節は安定性よく骨に固定され、早期より歩行訓練が可能です。術後短期間で股関節が非常によくなることが特徴です。麻酔の進歩により高齢者でも安全に手術が可能となり、元気であれば90歳前後の高齢者まで手術可能です。

これまでは、人工股関節は脱臼することがあること、摩耗などにより耐用年数に限りがあることなどが問題とされてきましたが、医学の進歩により解消されつつあります。

手術療法③―― 人工股関節置換術

入院期間	2〜4週間程度
手　術	大腿骨頭を切り取り、人工股関節に置き換える
特　徴	痛みがなくなり、関節の可動域が広がる。脚長の左右差を改善できる。人工股関節の耐用年数の問題で再置換術が必要になることも

人工股関節置換術の手法

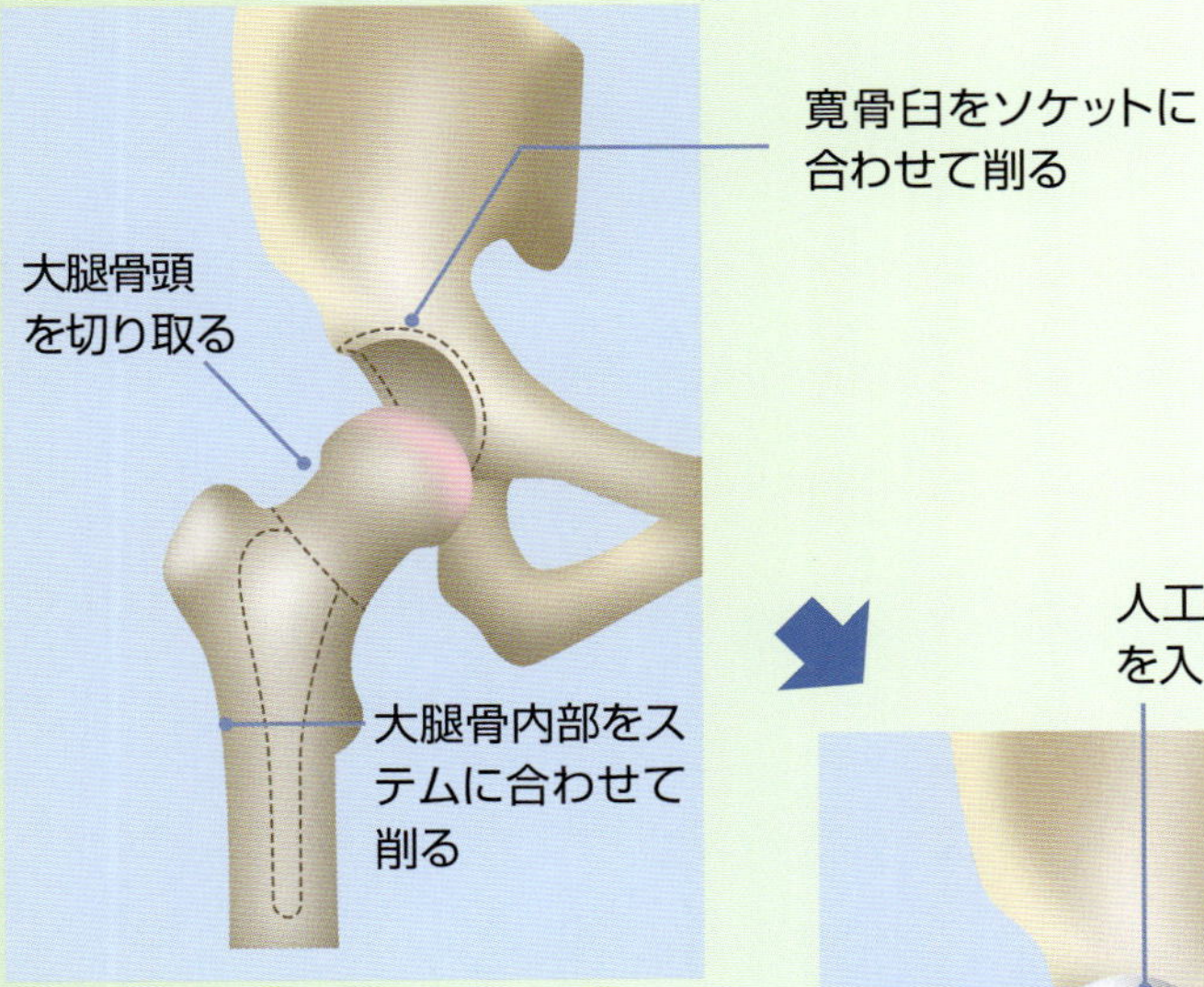
寛骨臼をソケットに合わせて削る
大腿骨頭を切り取る
大腿骨内部をステムに合わせて削る

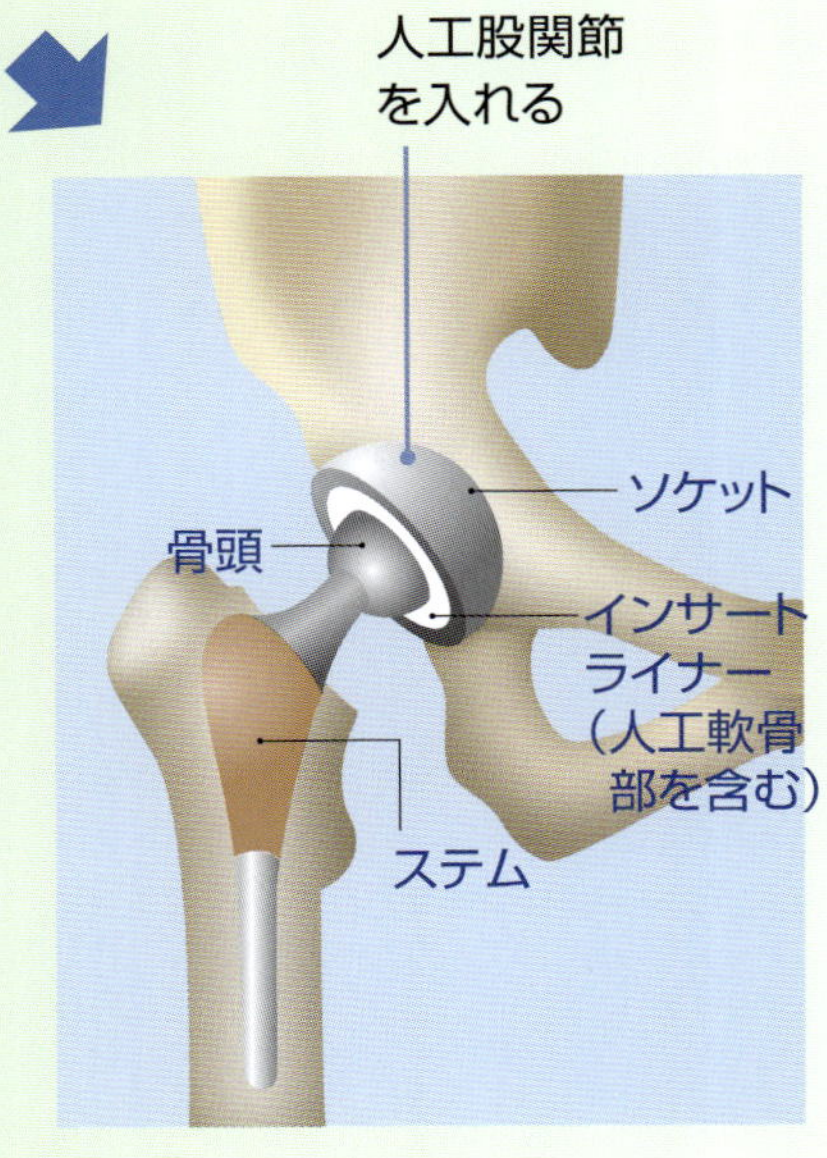
人工股関節を入れる
ソケット
骨頭
インサートライナー（人工軟骨部を含む）
ステム

人工股関節は、形状も素材もさまざまあり、患者さんの体質や骨の状態に合わせて組み合わされる
素材：チタン合金、コバルトクロム合金、ステンレススチール、ポリエチレン、セラミックスなど

人工股関節手術で使われるコンピューター・ナビゲーション技術

近年のコンピューター技術の進歩は医療分野にも多くの恩恵を与えています。一般にコンピューターの支援を受けて行う手術はCAS：Computer Assisted Surgeryと呼ばれています。お腹の内視鏡によるロボットハンド手術（Davinci手術）なども含まれます。ナビゲーション手術もCASの一種で手術を正確に行うための技術です。

人工股関節を骨盤の正確な位置に設置することは、手術後股関節の動く範囲を広くするのと、脱臼などの合併症発生を防止します。さらに、人工股関節の長期耐用性を向上させる効果があることが知られています。

こうしたことから、ナビゲーションシステムを用いて人工股関節を正確に設置する技術が開発され、実際に使用されて成果を上げています。

手順をお話ししますと、まず手術前にCTスキャン撮影を行って患者さんの股関節周辺の骨形態情報をコンピューターに入力しておきます。この情報を基に患者さんの骨形態に合わせた人工股関節設置の手術計画を行います。手術の際には股関節周辺の骨に赤外線マーカーを設置して、赤外線モニター監視下の始めに位置合わせを行います。位置合わせを終了すると赤外線モニター下に股関節の位置、向きなどが正確に分かります。赤外線マーカーをつけた手術器具を用いて、正確に位置、向き、角度を見ながら人工股関節を設置することができます。設置角度の誤差は平均2度から3度以内と非常に高い精度で設置することができます。

先天性股関節脱臼の後で股関節の変形が著しい方にでもプランニング通りに正確に人工股関節を設置することが可能になる技術です。最新技術ですが、2012年4月からは健康保険が適応されています。

ナビゲーションシステムで人工股関節を正確に設置する

股関節周辺の骨に赤外線マーカーを設置し、位置合わせを行い、角度を見ながら人工股関節を設置する。

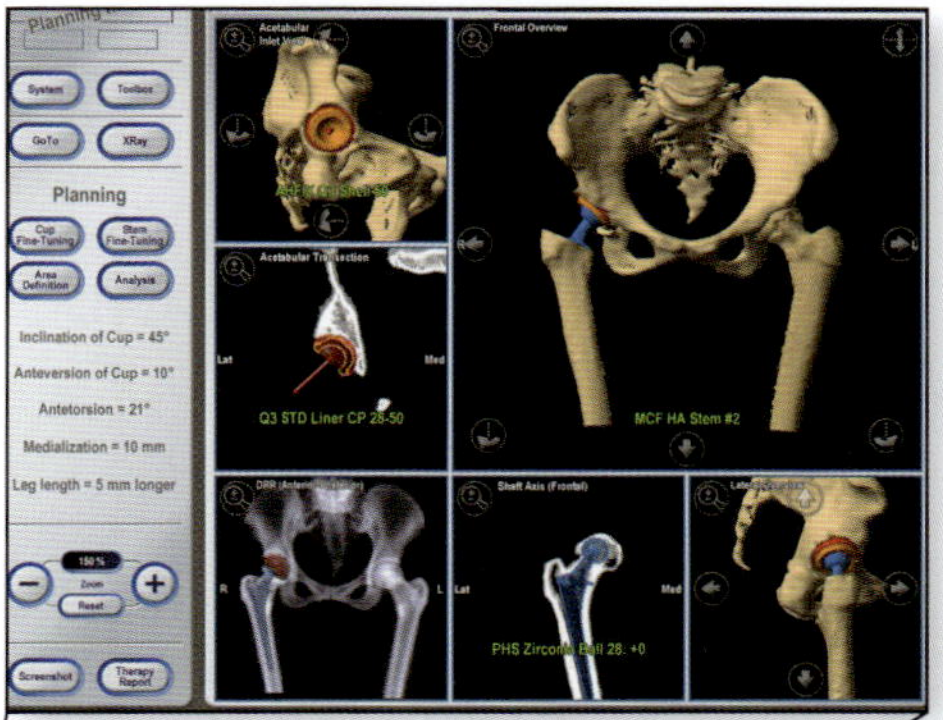

人工股関節を正確な位置に設置することで……

- 股関節の動く範囲が大きくなる
- 脱臼を防止できる
- 耐用年数が長くなる

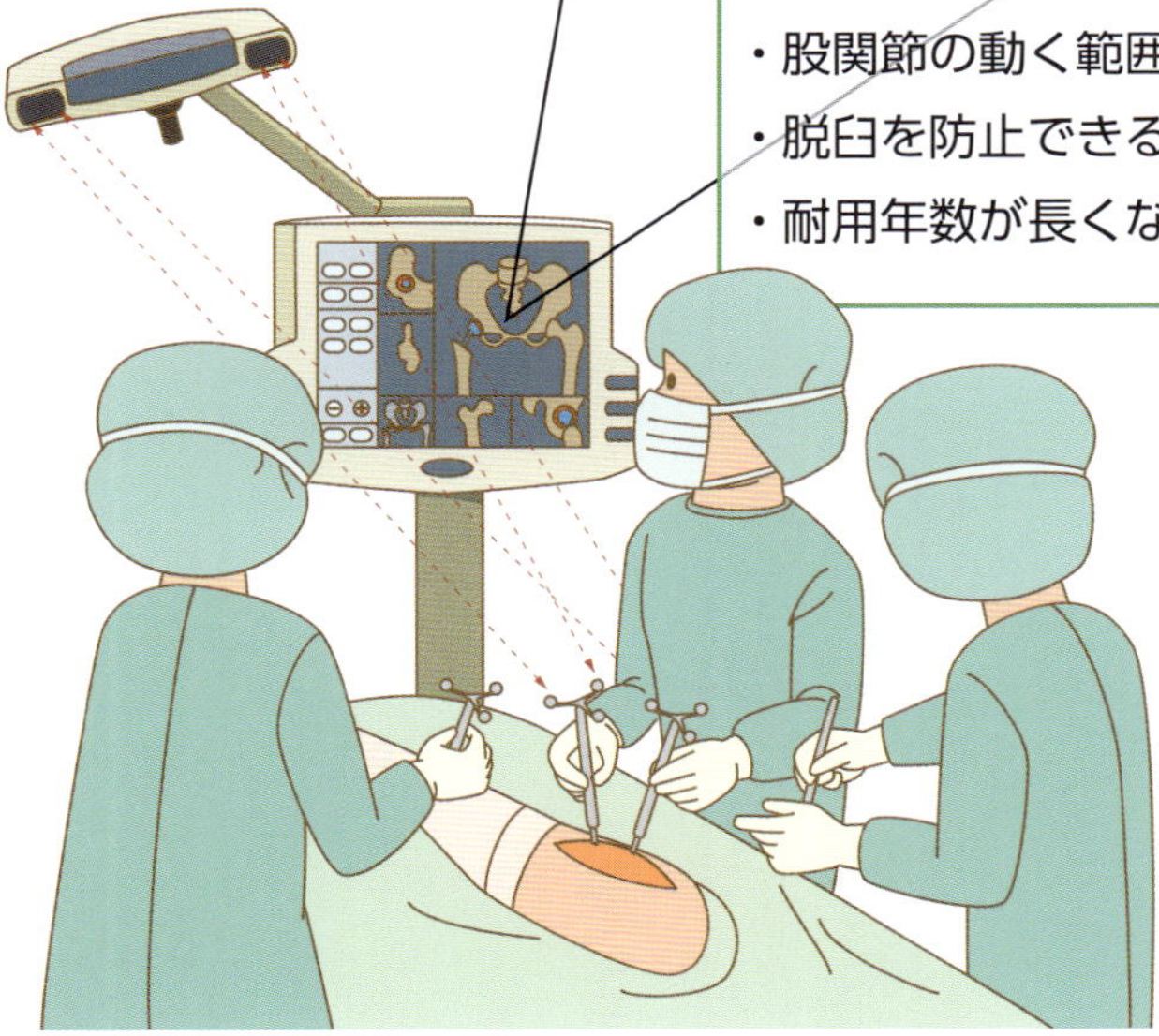

人工股関節置換術後の経過と注意点

人工股関節置換術は、比較的短い期間でもとのように動けるようになるのが特徴です。

手術直後は、骨切り術と同様に深部静脈血栓症《しんぶじょうみゃくけっせんしょう》や感染症への注意が必要です。当日はベッドで安静にしますが、深部静脈血栓症予防と筋力維持のために、足首の運動をはじめます。人工股関節で金属アレルギーを起こすことは非常にまれで、ほとんど心配はないとされています。もし不安があれば、医師からの説明を聞きましょう。

手術翌日には、車いすで移動できるようになり、2日目になると立って体重をかけることもできるようになります。4日目ぐらいからは院内のリハビリ室での歩行リハビリを始められます。リハビリの進行程度により2～4週間ほどで退院となります。退院後は、筋力強化の体操などを行います。術後3～6ヵ月ぐらいでゴルフや水泳、ウォーキング、社交ダンスなどのスポーツも楽しめるようになります。

人工股関節置換術のあとに、脱臼《だっきゅう》を起こすことがあります。筋力が十分回復する前にいわゆる女の子座りや股関節を勢いよくひねったり、深く曲げる動作が危ないとされてきました。現代では切離する筋腱を少なくしたり、人工股関節を正確に設置する技術の進歩（コンピューター・ナビゲーション技術）により脱臼を起こすことは少なくなり、大きな心配は不要となっています。筋力が落ちている術後早期のみ注意が必要です。

なお、脱臼をくり返したり、手術から長期間たって人工股関節が摩耗した場合には、新しい人工股関節に換える「人工股関節再置換術」を行います。はじめの手術にくらべ、多少難しい手術になります。

人工股関節置換術後の流れの例

手術　手術後は深部静脈血栓症や、感染症、金属アレルギーなどの合併症に注意

↓

当日から足首の関節を動かす運動

↓

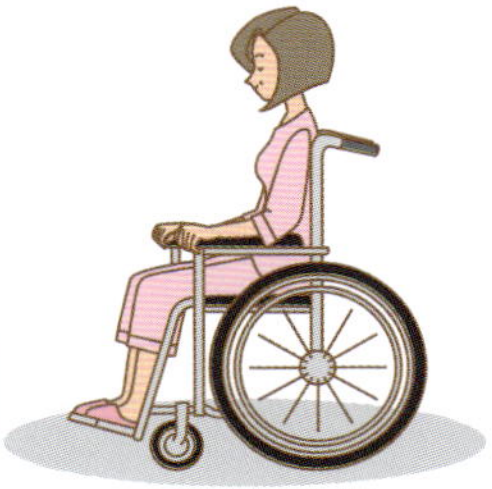

2～3日後　車いすで移動できるように。脚に体重をかけられる

↓

4～6日後　リハビリ室でのリハビリを開始。歩行器を使った訓練など

↓ 少しずつ荷重を増やしていく

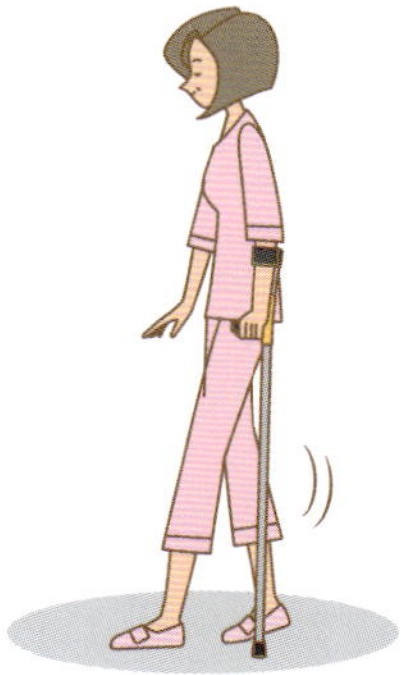

7～13日後　リハビリで杖歩行の訓練など

↓

14日後　階段の上り下り訓練など

↓

退院

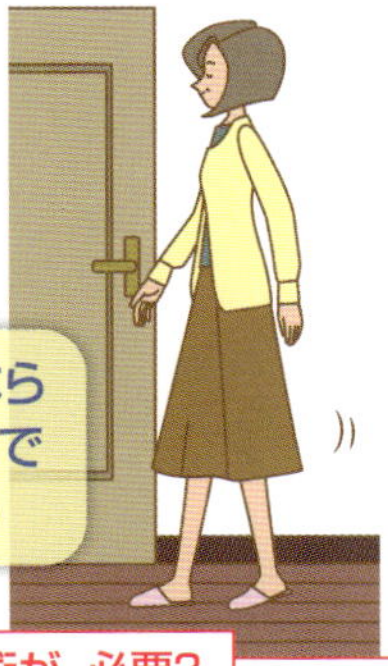

室内なら杖なしで歩ける

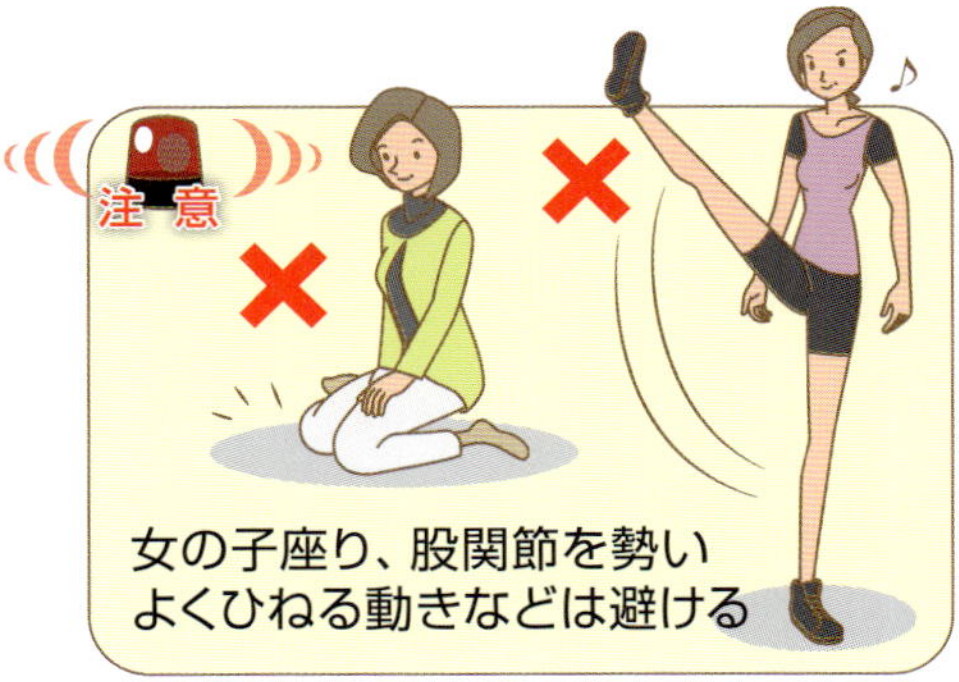

注意
女の子座り、股関節を勢いよくひねる動きなどは避ける

再置換術が、必要?

- 金属アレルギー
- くり返し脱臼する
- 人工股関節が摩耗している
- 人工股関節の接合部が緩んできた

……こんなときは、再置換術が必要

新しい人工関節摺動面で、人工関節の耐用性が延長している

医療技術の進歩で摩擦を軽減

人工関節手術に用いられる様々の部分の特性や表面形状は日進月歩の進歩が見られます。特に骨盤側と大腿骨側の摺動面《しゅうどうめん》（お互いが接してこすれあう場所）での摩擦を軽減する医療技術が著しく進歩しています。摺動面での摩擦を軽減することは、人工軟骨の摩耗による入れ替え手術までの期間が延長され、耐用性が長くなります。骨盤側の人工関節は、へこんだ受け皿型をしています。この関節面の素材は主に柔らかで摩耗にも強い高密度ポリエチレン（ＨＤＰ）製です。ＨＤＰは人工軟骨の役割を持っていますが、従来は10～20年程度ですり減って動きが不安定になったり人工股関節にゆるみを生じたりして、入れ替え手術が必要でした。

現在は、ＨＤＰにガンマ線を照射することにより、クロスリンク現象（化学的に分子が結合すること）が起き、硬度を増すことにより、耐摩耗性が増加し耐用性が延長しました。

この医療技術進歩により、近年ではＨＤＰ摩耗により入れ替え手術が必要となる期間が、従来の倍の30～40年程度に延長してきています。またＨＤＰの表面にビタミンＥや特殊なポリマー（ＭＰＣポリマー）をコーティングする技術が開発され、さらなる耐摩耗性の向上が進んでいます。これまでより人工軟骨部分が長持ちし、人工関節のゆるみが発生しにくく、入れ替えの心配は少なくなり積極的な活動が可能になっています。

新素材で耐用性がグンと延長

人工股関節摺動面

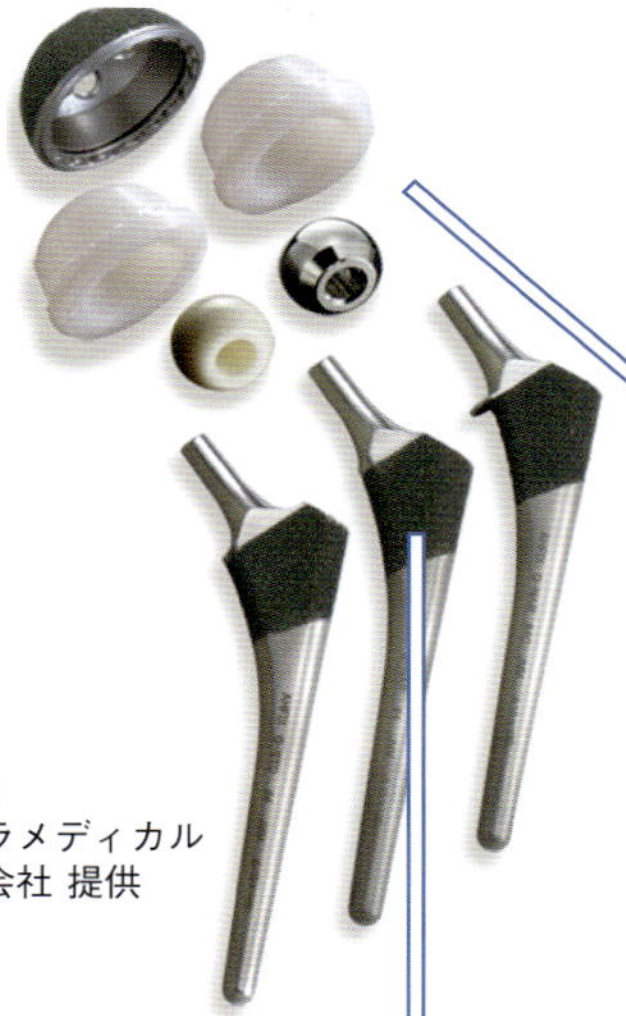

写真：
京セラメディカル
株式会社 提供

骨盤側

へこんだ受け皿型。表面の改良により骨との長期にわたる固定性が確保され、耐用年数が延長した。さらに受け皿にはめ込む人工軟骨部分（高密度ポリエチレン）の耐摩耗性が改善され、長期にわたり人工軟骨部分のすり減りが減少し、耐用年数が増した。

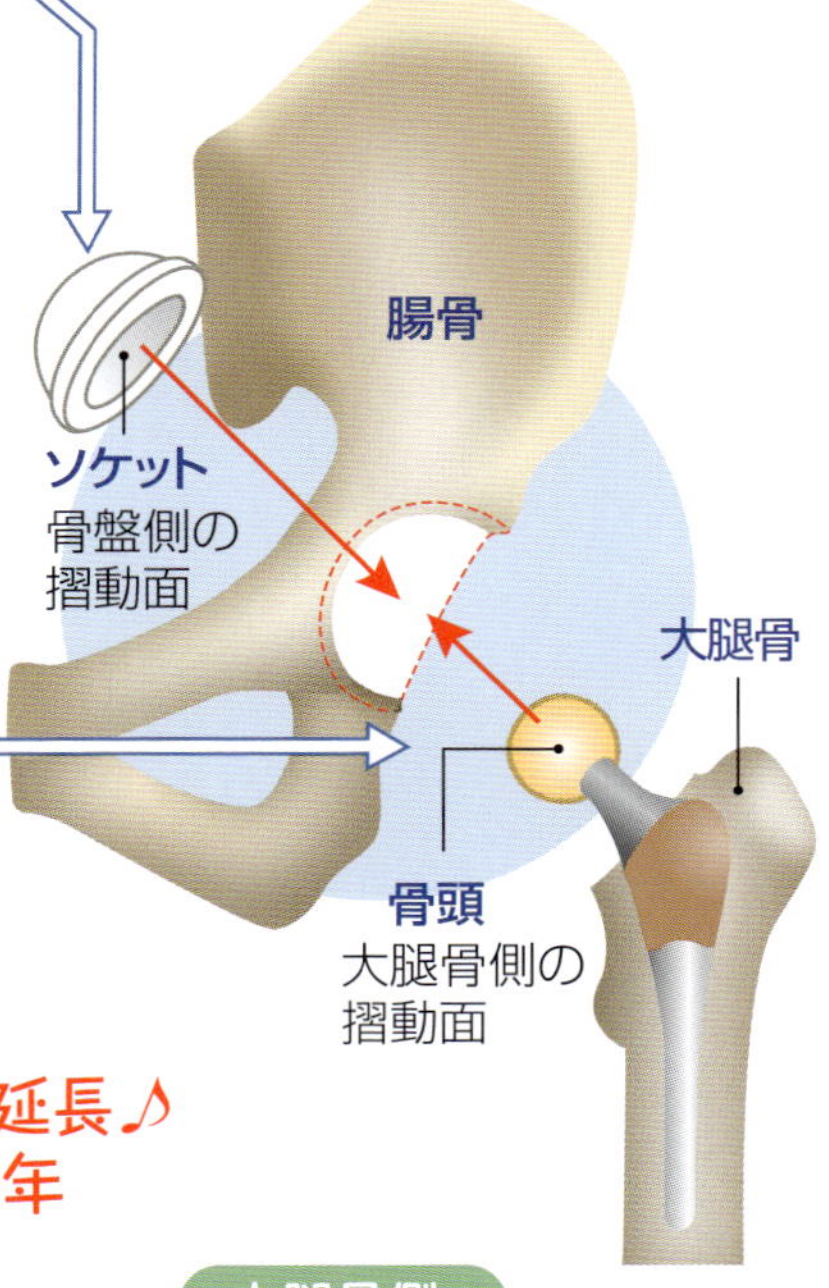
腸骨
ソケット
骨盤側の
摺動面
大腿骨
骨頭
大腿骨側の
摺動面

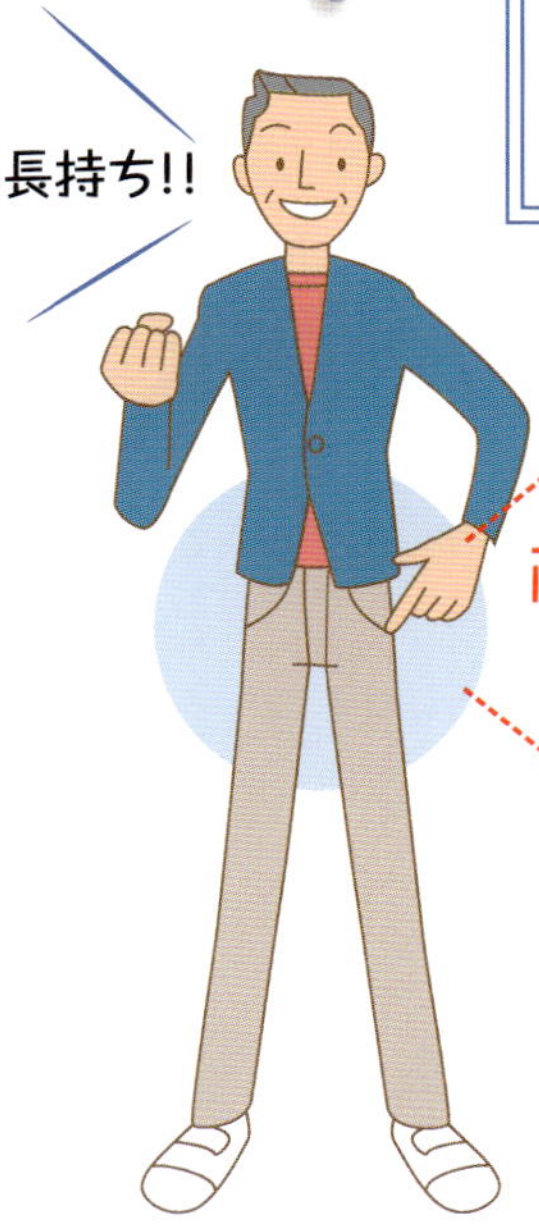
長持ち!!
耐用年数延長♪
30〜40年

大腿骨側

形状、表面加工（骨誘導性）の向上により、骨との長期にわたる安定性が増した。

その他の手術方法①

前項まで、変形性股関節症で行われる主な手術を紹介してきました。かつてはそれらの術法を選択できない場合に「筋《きん》解《かい》離《り》術《じゅつ》」「関節固定術」を行うことがありました。現在では、稀少な例に対して限られた施設のみで行われます。

筋解離術 ～股関節周辺の筋肉を切って、痛みを減らす～

股関節の骨はそのままに、周辺の筋肉の一部を切ることで、股関節の動きをよくする手術です。

前項までに紹介した術法が選択できない場合や、前股関節症～初期股関節症で、比較的大腿骨・寛骨臼の形が保たれている患者さんの場合に選択します。

変形性股関節症では、股関節周辺の筋肉が硬くなって股関節に不自然な圧力がかかり、痛みを引き起こすことがあります。また、関節に圧力がかかることで関節軟骨へも悪影響があります。

筋解離術は、内転筋、腸腰筋、大腿直筋の腱を切ることで、硬くなった筋肉の緊張を取り除きます。切るのは筋肉の一部なので体への負担は比較的軽く、入院は1ヵ月程度です。ただ、筋力が低下するため、立ち上がりや歩行などに支障が出て、半年ほどリハビリを行う必要があります。

筋解離術は、痛みを軽減することができ、関節への圧力を減らすことで関節軟骨を変性させる要因を減らすことができます。しかし、股関節自体を改善する術法ではないので、効果は限定的です。

また、筋力が完全には戻らないので、重労働に従事する人、70歳以上の筋力の回復しづらい人には不向きです。

手術療法④——その他の手術（筋解離術）

入院期間	1ヵ月程度
手　術	股関節周辺の筋肉の腱を切る
特　徴	筋肉を切ることで股関節の動きをよくする。重労働の人、70歳以上の人には向かない

手術の方法

股関節の周辺筋肉の一部を切ることで、股関節の動きをよくし、痛みを軽減させる手術

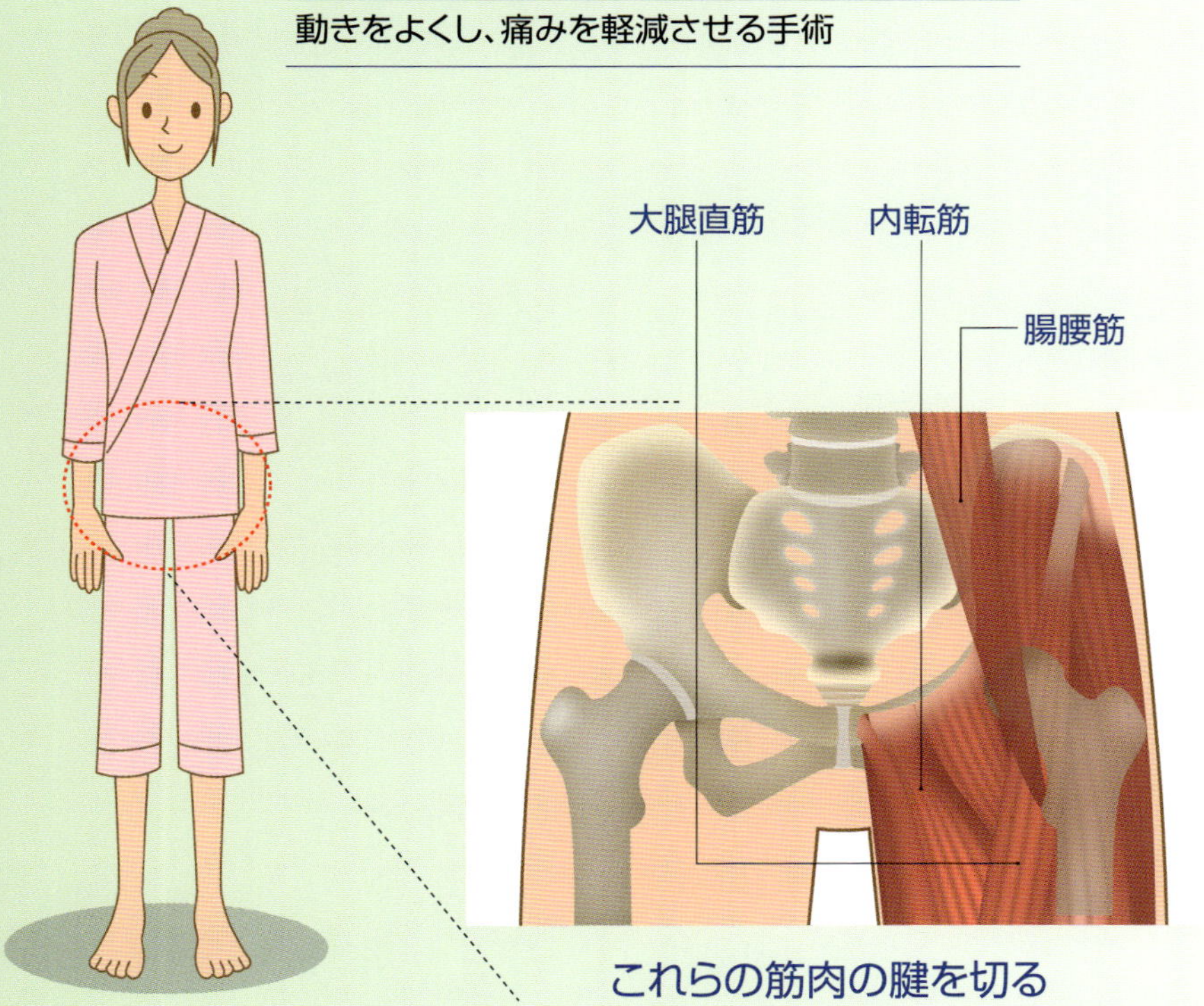

これらの筋肉の腱を切る

その他の手術方法②

関節固定術　～股関節を固定することで、痛みをなくす～

変形性股関節症では、股関節を動かしたときに力が加わることで痛みが引き起こされます。そこで、関節固定術では、股関節の骨と骨を動かないように固定し、痛みをなくします。

まず寛骨臼と大腿骨頭の一部を切り取って、お互いの形が合うように整えます。次に股関節が20～30度に屈曲した状態にして、寛骨臼と大腿骨頭を金属のピンやプレートで動かないように固定します。手術時間は2時間程度。寛骨臼と大腿骨頭の骨が骨癒合するまで時間がかかるため、手術後は数ヵ月間ずれないようギプスを使います。

関節固定術は片側の関節のみにしか行われません。反対側の股関節は動くため、足を開脚したりするときは、反対側の股関節の動きでカバーされます。手術をした側の股関節は曲らなくなるので、足を引きずるなど、生活に多少の不便が生じます。しかし、腰や膝の動きでカバーされるので、イスに座ったり、走ったりもできます。ただ、股関節が曲げられないために、その動きを腰や膝などほかの関節を使って補完するため、体のほかの部分に痛みが出てしまうこともあります。

従来は20～30歳代の男性で重労働に従事している人、比較的若く片側の股関節の状態のみが悪い人など、限られた条件で行われてきましたが、人工股関節耐用年数が伸びた現在行われることはまれです。

ここまで変形性股関節症の様々な術法を紹介しましたが、次に術後のリハビリテーションについてみていきましょう。

手術療法④——その他の手術（関節固定術）

入院期間	半年程度
手　術	股関節の骨と骨を固定する
特　徴	股関節を固定することで、痛みをなくす。ほかの関節に痛みが出ることもある。筋力が落ちにくいので重労働に従事する若い人に行われる

手術の方法

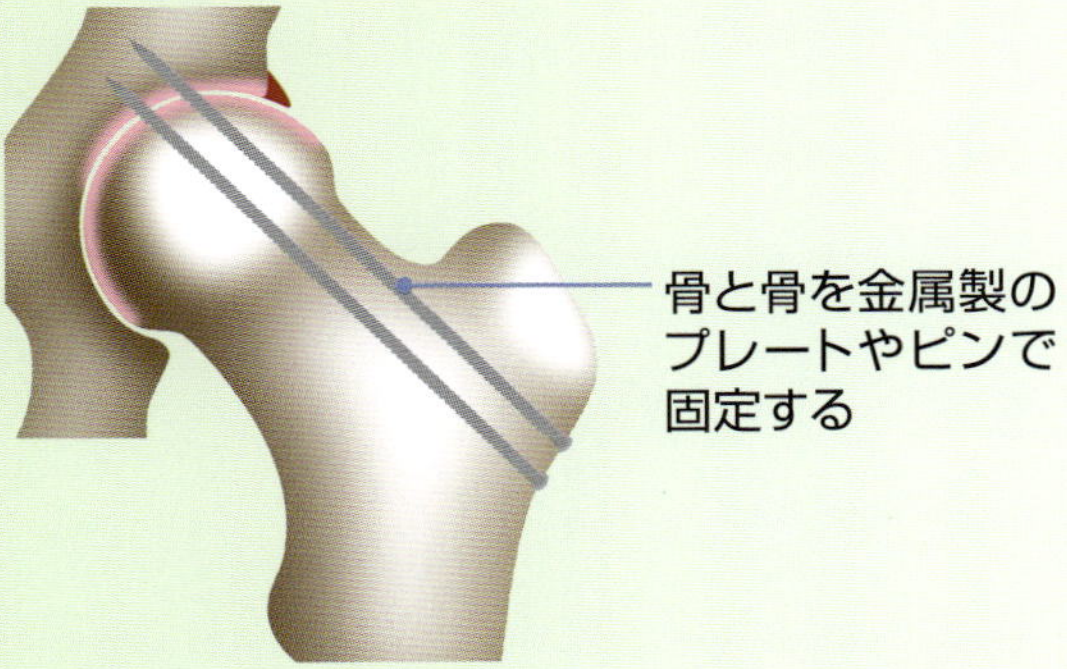
骨と骨を金属製のプレートやピンで固定する

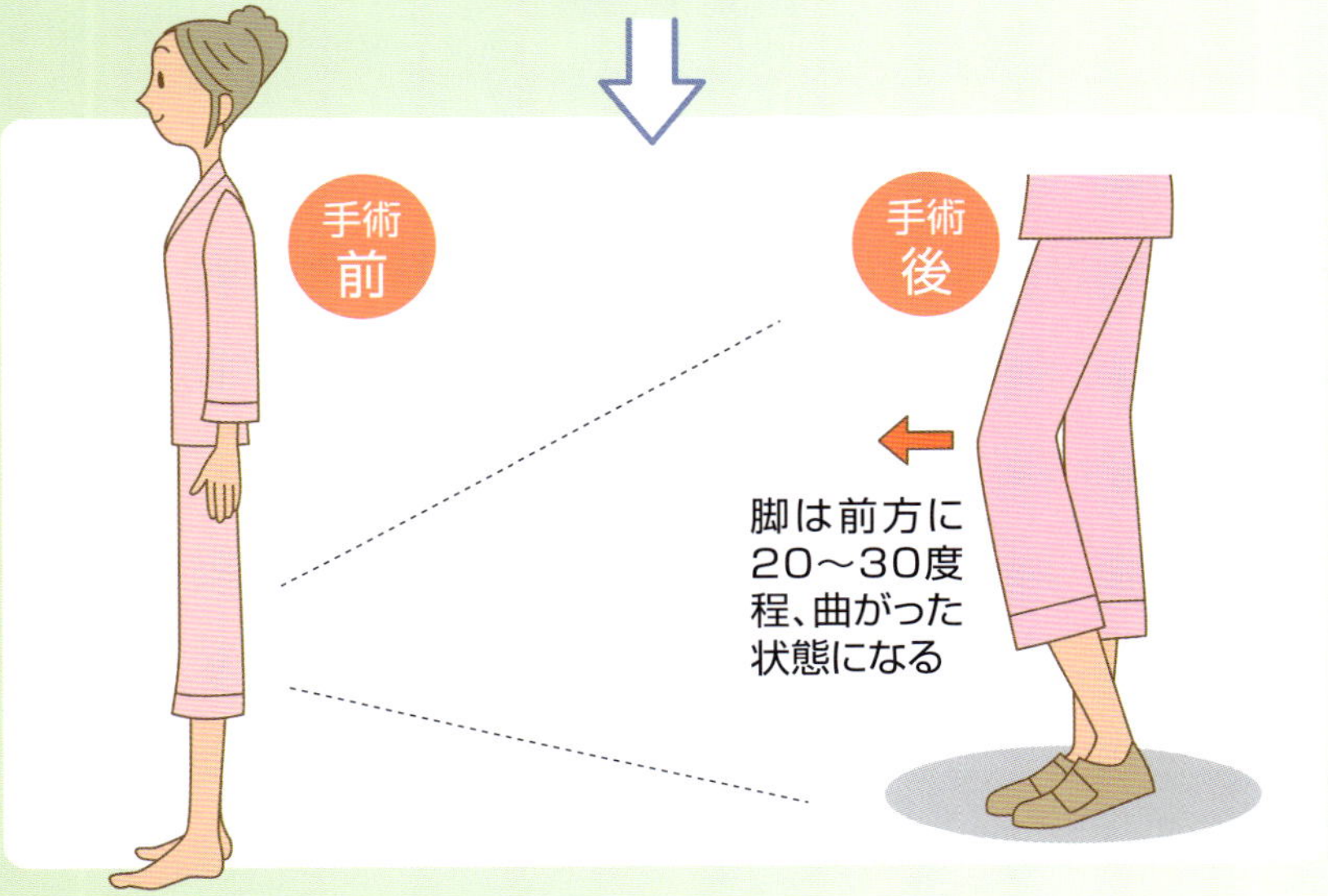
手術前
手術後
脚は前方に20〜30度程、曲がった状態になる

要注意！ 術後のリハビリは受けた手術によって異なる

主治医や理学療法士の指導のもとに

変形性股関節症の手術の後は、通常の生活に戻れるようリハビリを行います。血流を改善して深部静脈血栓症（60頁）を防いだり、筋力を回復・増強して手術の効果を高めるためにも重要です。

しかし、行うリハビリの種類は、術法によって異なることを理解しておいてください。

例えば、変形性股関節症の手術を受けた他の人が行って「良かった」というリハビリが、自分にもよいわけではありません。必ず主治医や理学療法士*の指導に従います。新しい運動や動作を行うときも相談しましょう。また、筋肉痛以外で強い痛みを感じたら、すぐに受診します。

関節鏡視下手術のあとは、股関節の可動域を広げたりするリハビリを行います。

骨切り術では、股関節に少しずつ体重をかけていくリハビリを行います。平行棒で体を支え股関節には体重をほとんどかけない歩行訓練から始め、松葉杖などを使用し患部にかかる体重を少しずつ増やし、最後には杖なしで歩けるように訓練します。骨切り術のリハビリは長期間に渡るので、根気よく取り組むことが大切です。

人工股関節手術の場合は、比較的早くから体重をかけてのリハビリが可能です。注意が必要なのは、術後早期の筋力が回復するまでの間、脱臼しやすい動作や姿勢を避けることです。

再手術をなるべく遅らせるためにも、リハビリは自宅でも持続する必要があります。

骨切り術後のリハビリテーション

少しずつ重みをかけて、歩行訓練を行っていく

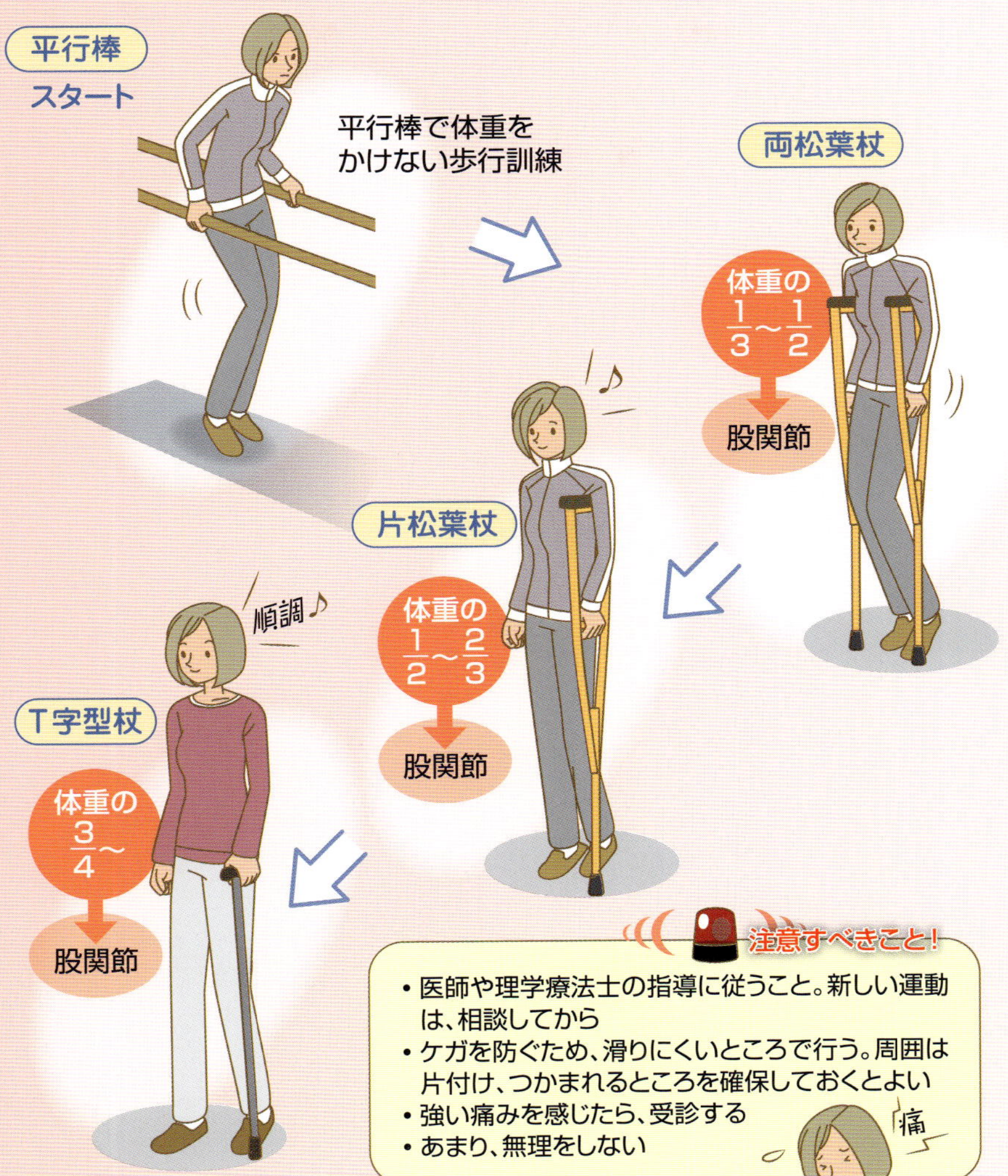

平行棒
スタート
平行棒で体重を
かけない歩行訓練
両松葉杖
体重の $\frac{1}{3}$〜$\frac{1}{2}$
股関節
片松葉杖
体重の $\frac{1}{2}$〜$\frac{2}{3}$
股関節
順調♪
T字型杖
体重の $\frac{3}{4}$〜
股関節

注意すべきこと！

- 医師や理学療法士の指導に従うこと。新しい運動は、相談してから
- ケガを防ぐため、滑りにくいところで行う。周囲は片付け、つかまれるところを確保しておくとよい
- 強い痛みを感じたら、受診する
- あまり、無理をしない

痛

自宅でもリハビリを継続するのは、変形性股関節症を進行させないためにも大事！

危険な深《しん》部《ぶ》静脈《じょうみゃく》血《けっ》栓《せん》症《しょう》

術後の血流のうっ滞が危険性を招く

変形性股関節症術後の合併症である「深部静脈血栓症」について取り上げましょう。

「深部静脈」とは、脚の筋肉の下を通っている静脈のこと。この静脈に血の塊である「血栓」ができるのが深部静脈血栓症です。深部静脈血栓になると、血流が阻害されて脚がむくむなどしますが、稀に怖いのは血栓が血管壁から剥がれて血流に乗り、心臓を通過して肺にまで到達し、肺動脈を詰まらせる肺塞栓症です。重篤な場合には肺の血流が遮断され、命に関わる危険性もあるのです。

静脈に血栓ができる主な要因には、血管に何らかの障害がある場合や、血液の粘度が高くなった状態がありますが、特に強い影響を与えるのが血流のうっ帯です。飛行機の中などで同じ姿勢を長時間取り続けたあとで発症する、いわゆる「エコノミークラス症候群」も血流のうっ帯で引き起こされる深部静脈血栓症です。変形性股・膝関節症の手術は手術中に数時間脚を動かさないこと、そして術後に長時間ベッドに横になるために血流のうっ帯が起き、深部静脈血栓症の危険性が高くなるのです。

術後の深部静脈血栓症の予防には、血流のうっ帯を起こさないことが重要です。術後なるべく早い段階からベッドから起き、荷重歩行練習を行うことが最も重要とされています。術直後より足の運動を積極的に行い、さらに*弾性ストッキングをはいたり、*フットポンプを使用して脚に圧力を与えて血液の戻りを促進したり、血液が固まりにくくなる抗血栓薬を使用したりします。

深部静脈血栓症の危険性

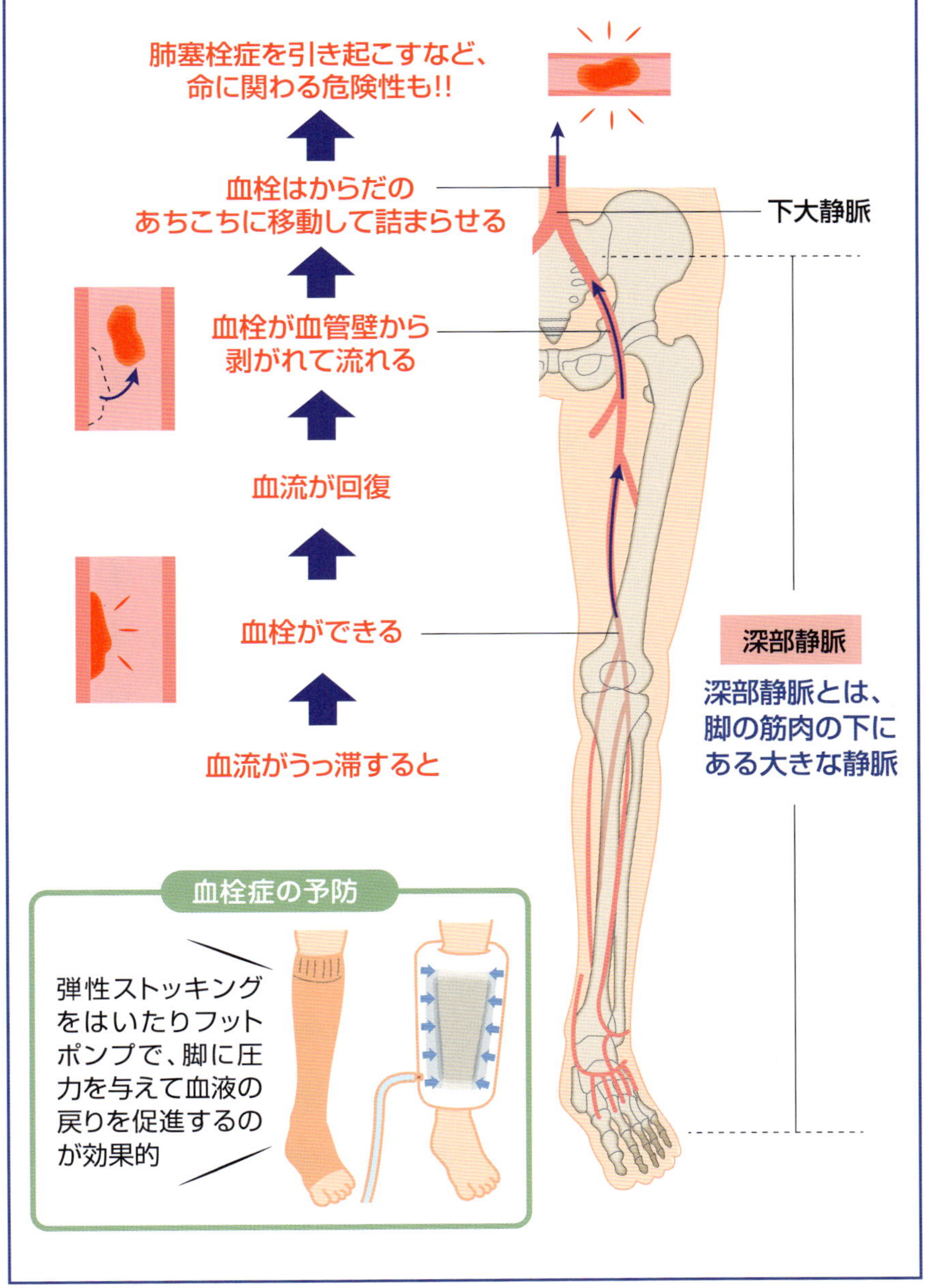
肺塞栓症を引き起こすなど、
命に関わる危険性も!!
血栓はからだの
あちこちに移動して詰まらせる
下大静脈
血栓が血管壁から
剥がれて流れる
血流が回復
血栓ができる
深部静脈
深部静脈とは、
脚の筋肉の下に
ある大きな静脈
血流がうっ滞すると
血栓症の予防
弾性ストッキング
をはいたりフット
ポンプで、脚に圧
力を与えて血液の
戻りを促進するの
が効果的

column

関節をいたわる食事コントロール②
ミネラル

関節によい食事について、次はミネラルから考えてみましょう。

ミネラルは、微量でも体のいろいろな生理機能を調節する働きがあります。

関節が正常に働くためには、骨や軟骨、関節包内の関節液などの代謝がうまくいき、健康な状態でなければなりません。ここにミネラルが重要な役割を果しているのです。

また、体内のカルシウムの99%が骨と歯にあり、骨はカルシウムの貯蔵庫の役割を果しています。骨は常に破壊と形成を行って少しずつ新しくなっています。しかし、カルシウムの摂取が足りないなどの理由で血液中のカルシウムが足りなくなると、骨を溶かして補給してしまうのです。

ミネラルは体内では合成されないため、食物から摂取しなくてはなりません。ごくふつうの食事をしていれば、ほとんどのミネラルは不足することはないのですが、極端にバランスが悪かったり、加工食品やインスタント食品に偏った食生活をしていると、不足してしまうこともあります。また、日本人の食事内容では、カルシウムが不足しやすいと言われています。

関節のためにも、カルシウムの多く含まれる食品を意識的に摂り、バランスのよい食生活を心がけましょう。

代表的なミネラルの役割

カルシウム	骨や歯をつくる。神経や筋肉の活動を調整する。
カリウム	細胞や血圧を正常に保つ。骨密度の増加に役立つ。
マグネシウム	骨や歯をつくるのに役立つ。神経や筋肉の活動を調整する。
鉄	体内で酸素を運ぶ。欠乏すると、疲れやすくなる。
亜鉛	細胞の代謝に役立つ。味覚を正常に保つ。
銅	赤血球がつくられるのに役立つ。不足すると骨折を起こしやすくなる。

カルシウムを多く含む食品

一日に50歳代で女性６５０mg、男性７００mgがめやすです。

牛乳　220mg／200g

ゆで卵　26mg／50g（約1個）

プロセスチーズ　130mg／20g

小松菜　85mg／50g

切り干し大根（乾燥）　110mg／20g

いりごま　１２０mg／１０g

干しえび　７１０mg／１０g

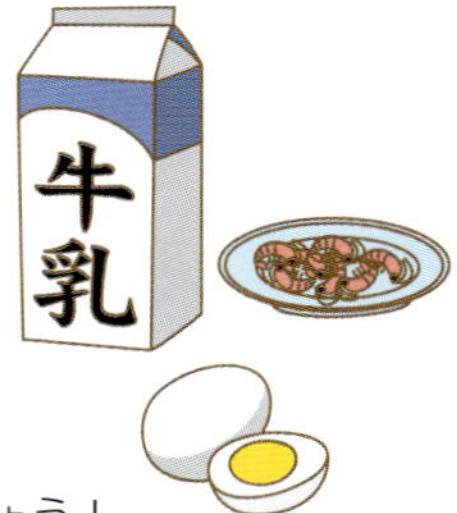

※一度にたくさん食べても吸収されないので、毎日コツコツ摂りましょう！

第３章

The third chapter

変形性膝関節症の痛みと原因

体重を支える両足にある膝関節は、一日に数千回動く〝働き者〟です。そのぶん負担は大きく、痛みなどの症状が出ることも少なくありません。

変形性膝関節症は、膝の痛みの原因の半数を占めるとされる病気です。そのしくみと原因を解説します。

膝関節で地面からの衝撃を緩和し、スムーズな動作を行う

膝関節《ひざかんせつ》にはさまざまな組織が関わっている①

膝関節は、歩く、立つ、座るといった下半身のスムーズな動きのために、重要な役割を担っています。また、立っているときには体重を支え、歩くときには地面から足裏へと伝わる衝撃を和らげています。

膝関節は、太ももの骨である「大腿骨《だいたいこつ》」、すねの骨である「脛骨《けいこつ》」、膝のお皿の「膝蓋骨《しつがいこつ》」の三つの骨と、それらをつなぐ強い繊維の束である「靭帯《じんたい》」で構成されています。

大腿骨は膝の上部、脛骨は膝の下部にあり、大腿骨の端「大腿骨顆部（内側顆と外側顆）」の丸みを覆うように膝蓋骨が組み合わされています。

膝関節の中央では、「前十字靭帯《じんたい》」と「後十字靭帯」が大腿骨・脛骨をつなぎ、前後にずれないようにしています。さらに、膝蓋骨や大腿骨、脛骨が左右にずれないよう膝関節を側方から支えるのが、「内側側副靭帯《ないそくそくふくじんたい》」と「外側側副靭帯《がいそくそくふくじんたい》」です。脛骨の外側には細い腓骨《ひこつ》があり、外側側副靭帯に支えられています。これらを周辺の筋肉が収縮、伸張することで、膝が曲げ伸ばしされ、歩行などの動作を行っているわけです。

私たちがスムーズに脚を動かせるのは、膝関節で骨が滑らかに動いているからです。

では、膝関節の滑らかな動きの秘密である細かいしくみについて、次項で解説しましょう。

膝関節の役割としくみ

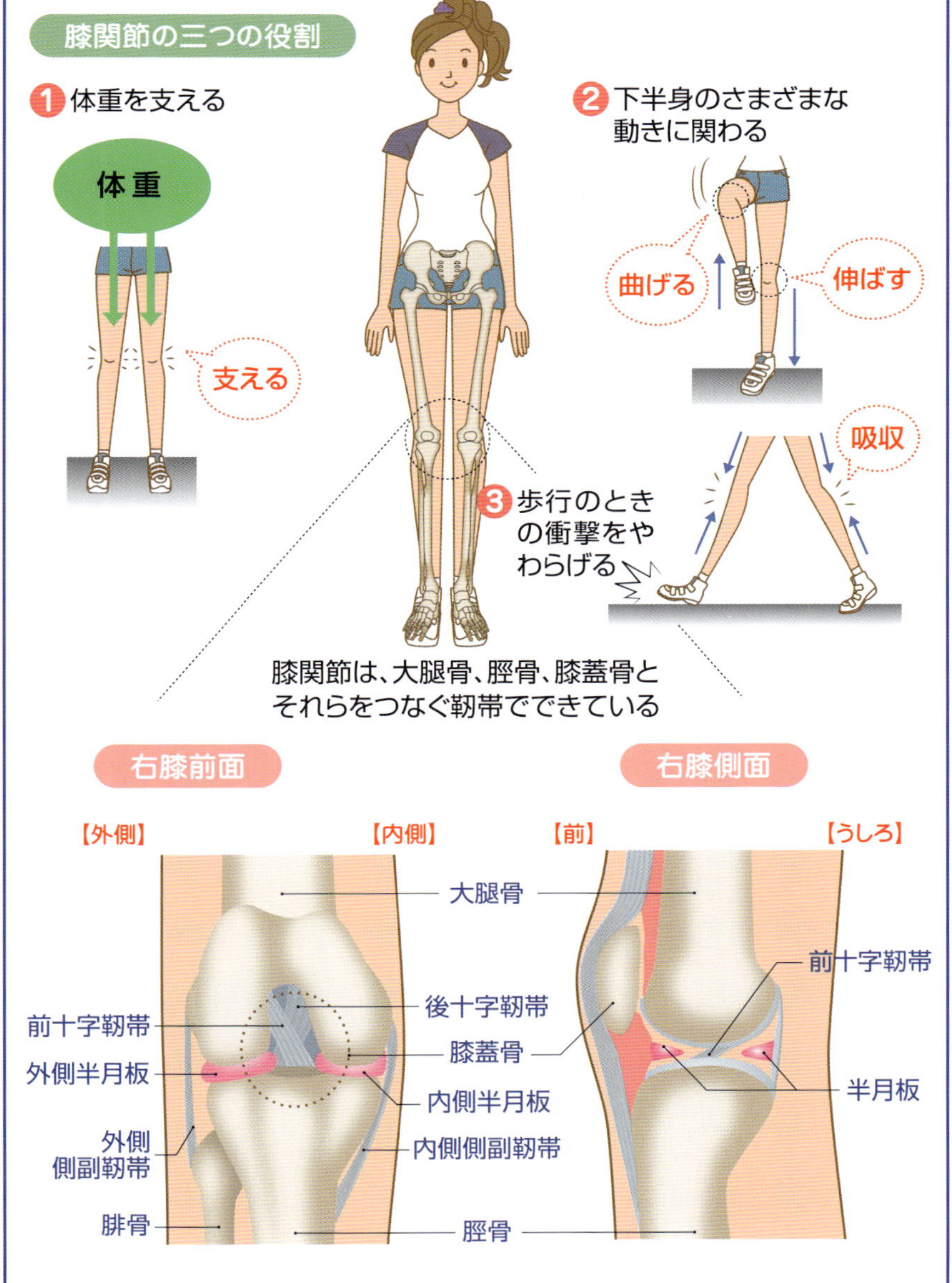

膝関節の三つの役割
1 体重を支える
体重
支える
2 下半身のさまざまな動きに関わる
曲げる
伸ばす
3 歩行のときの衝撃をやわらげる
吸収
膝関節は、大腿骨、脛骨、膝蓋骨とそれらをつなぐ靭帯でできている
右膝前面
【外側】
【内側】
大腿骨
後十字靭帯
前十字靭帯
膝蓋骨
外側半月板
内側半月板
外側側副靭帯
内側側副靭帯
腓骨
脛骨
右膝側面
【前】
【うしろ】
前十字靭帯
半月板

膝関節にはさまざまな組織が関わっている②

膝関節は、体重を支えつつ大きな動きをする関節です。三つの骨と靱帯がそれを支えていることを説明しましたが、日々数千回もの動きと負荷に耐えるしくみは、それだけではありません。

まず、「半月板」と関節軟骨の二つの〝クッション〟が、膝関節にかかる負荷をやわらげています。

関節軟骨は、コラーゲンなどで構成された柔らかい組織です。内部に水分を多量に含んでいて、弾力に富んでいます。関節軟骨は、大腿骨顆部と脛骨の表面を４㎜ほどの厚さで覆っていて、骨同士が直接ぶつかり傷つくことを防いでいます。

半月板は上から見ると半月型をしている、関節軟骨の一種です。大腿骨と脛骨の接触面は平らではありませんが、このすき間を埋めるように、半月板が外側と内側に一つずつ入っています。二つの半月板が、〝ドーナツ型クッション〟のように大腿骨と脛骨をサポートしているのです。半月板は弾力があるため、大腿骨顆部と脛骨が直接ぶつかることなく動かせます。半月板は、体重や衝撃などにより関節にかかる力を分散・吸収する役割も果たしています。

膝関節全体は、関節包《かんせつほう》という袋状の組織で包まれています。関節包の内側には滑膜《かつまく》という組織があり、関節液を分泌して関節包内部を満たしています。関節液はヒアルロン酸を含んだ粘りけのある液体で、これが関節軟骨の間で潤滑油の役割をしているので、関節は滑らかに動くことができるのです。また、関節液には、血管のない関節軟骨に水分や酸素、栄養を供給し、老廃物を排出する働きもあります。

次項では、膝を動かす筋肉について、詳しく見ていきましょう。

負荷に耐える――さまざまな組織

膝関節には「半月板」と「関節軟骨」「関節液」の三つの組織が膝にかかる負荷を和らげている

半月板　右膝関節の断面を上から見ると……

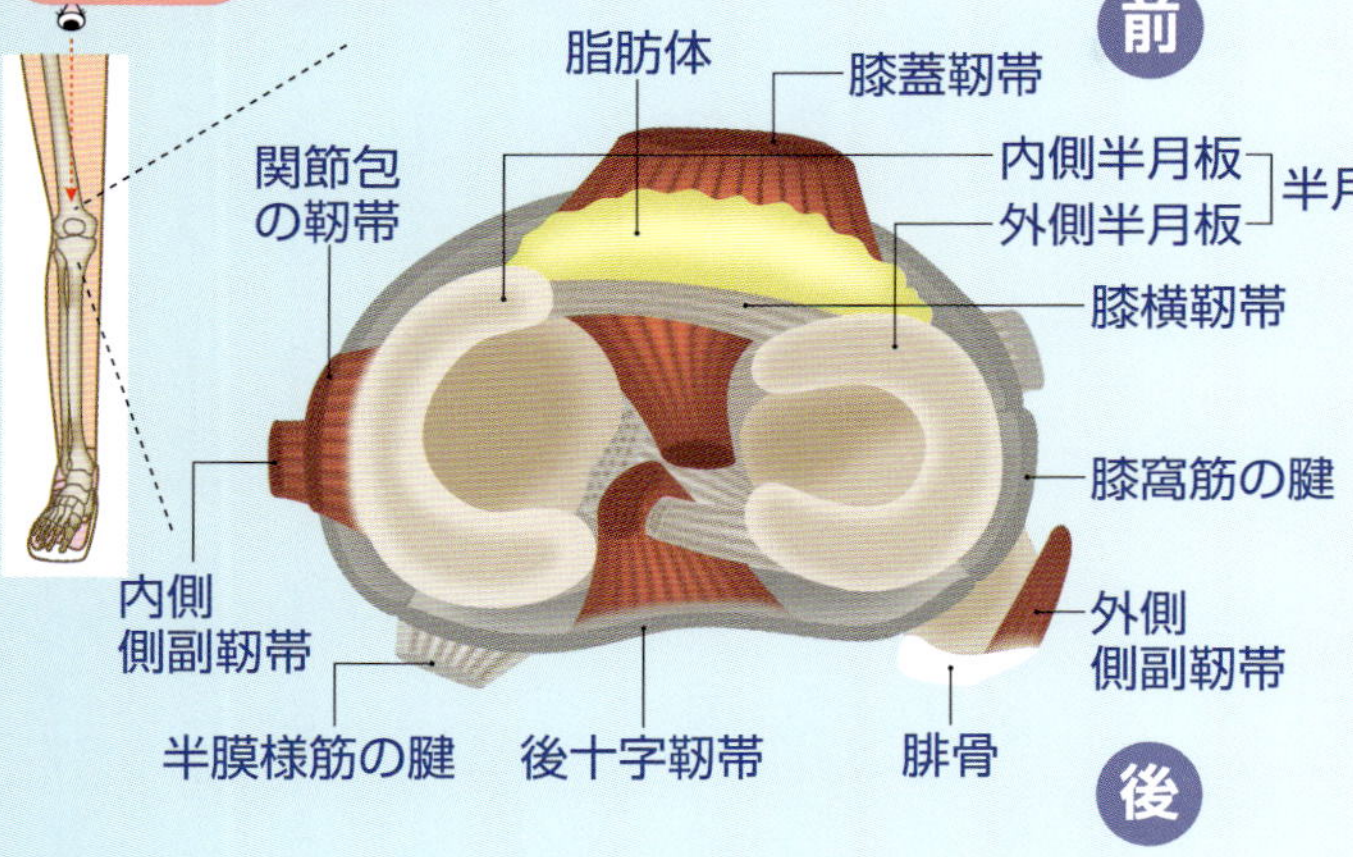
前
脂肪体
膝蓋靭帯
関節包の靭帯
内側半月板
外側半月板
半月板
膝横靭帯
膝窩筋の腱
内側側副靭帯
外側側副靭帯
半膜様筋の腱
後十字靭帯
腓骨
後

役割

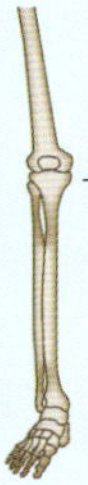

- 大腿骨と脛骨が直接ぶつからないようにする
- 大腿骨と脛骨の間にかかる力を分散させる
- 大腿骨と脛骨を安定させる

関節軟骨　右膝側面を横から見ると……

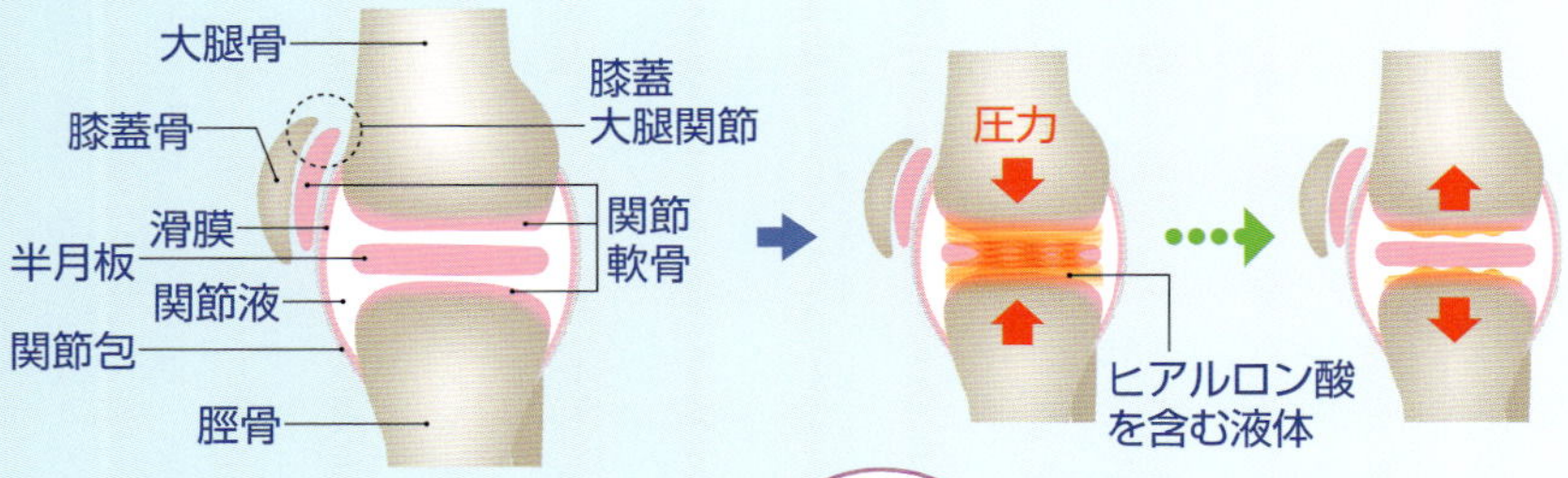
大腿骨
膝蓋骨
膝蓋大腿関節
滑膜
半月板
関節軟骨
関節液
関節包
脛骨
圧力
ヒアルロン酸を含む液体

役割　圧力がかかると、水分がにじみ出てくる。圧力が減ると、水分を吸い込む

関節液

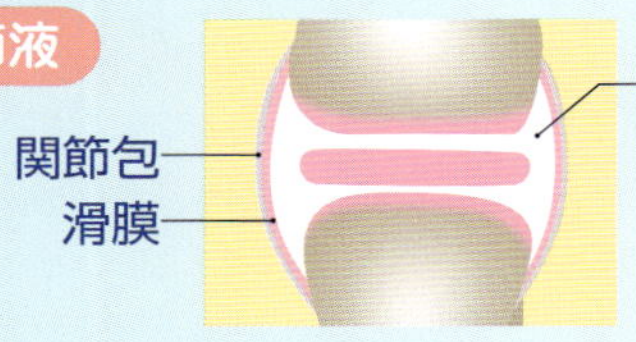
関節包
滑膜
関節液

関節液
関節内部を満たす潤滑液

役割　①滑らかな動きをさせる
②関節軟骨の新陳代謝を助ける

膝関節を動かすには筋肉が重要な役割を担っている

膝関節の動作をコントロールするのは、膝の上下にある筋肉です。

太ももの前にある大きな筋肉が、「大腿四頭筋」です。太ももの後ろ側には、腓骨につながる「大腿二頭筋」、膝の内側には「半膜様筋《はんまくようきん》」と「半腱様筋《はんけんようきん》」があります。これら後ろ側にある三つの膝屈筋群《ひざくっきんぐん》は「ハムストリングス」とも呼ばれています。さらに、ふくらはぎにある「腓腹筋《ひふくきん》」は、膝を曲げたり、足首を動かすときに使われる筋肉です。

膝を動かすのに最も力を発揮するのが、前面と後面で相対する、大腿四頭筋と膝屈筋群です。膝を伸ばそうとするとき、脚では大腿四頭筋が収縮し、膝屈筋群が伸張します。逆に、膝を曲げるときには大腿四頭筋が伸張して、膝屈筋群が収縮します。

大腿四頭筋は膝蓋骨にもつながっていますが、膝蓋腱と通じて脛骨ともつながっています。つまり、大腿四頭筋が収縮・伸張するときには、連動して膝蓋骨や脛骨も動かされます。これで、膝の曲げ伸ばしのときに、膝の皿がスムーズにスライドするのです。

私達は普段特別に意識することなく歩いていますが、歩行とは大腿四頭筋と膝屈筋群、腓腹筋などが連携して収縮と伸張を行うことで、はじめて成立する動作なのです。

これらの筋肉は、体の重みによる負荷を支えたり、立っているときに膝がぐらぐらしないようしっかり保持したり、歩行時などに膝関節に伝わる衝撃を和らげる働きもしています。膝関節周辺の筋肉が脚を動かすだけでなく、膝関節への負担を減らすことにも役立っているのです。

膝関節の動作を支える筋肉

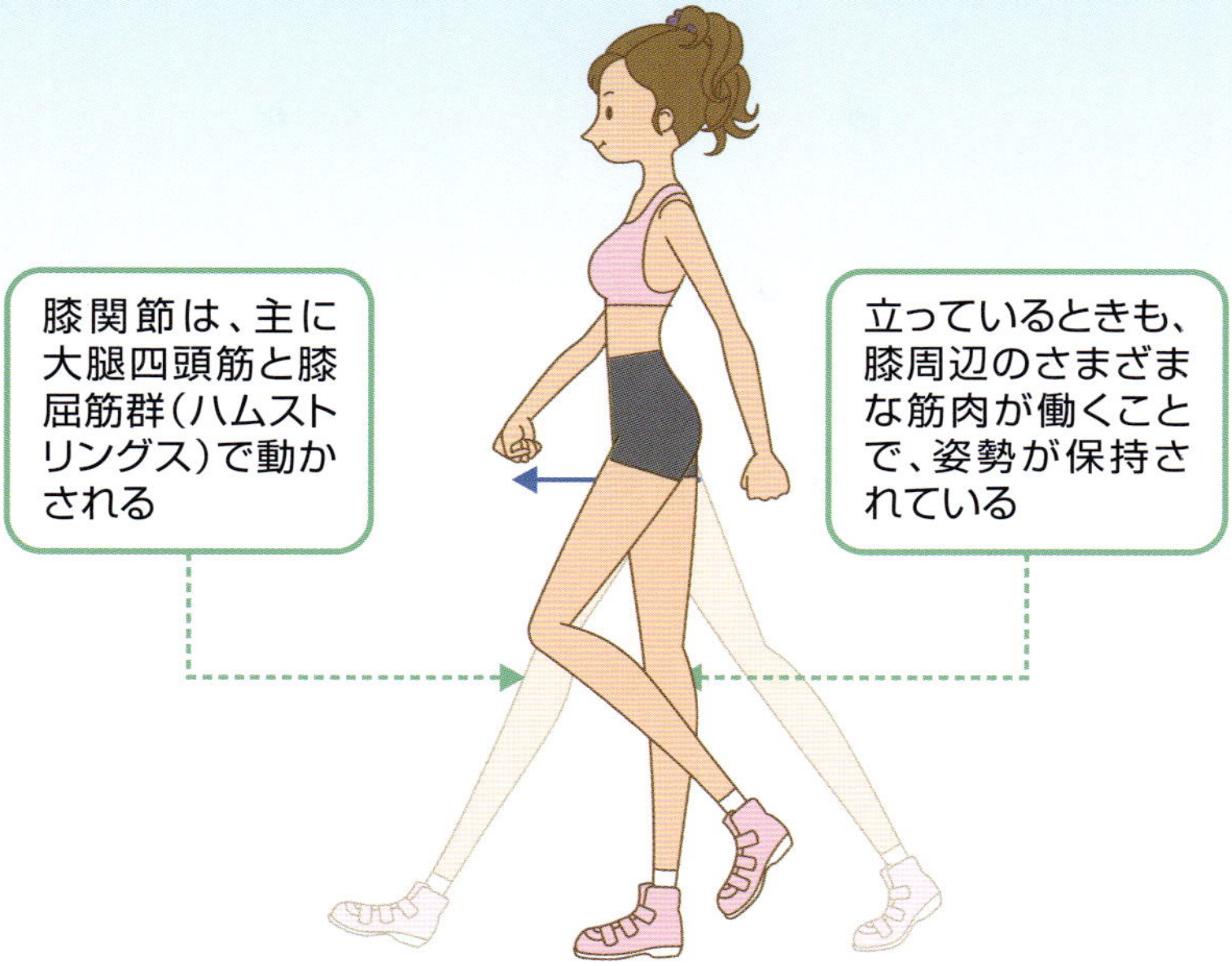
膝関節は、主に大腿四頭筋と膝屈筋群（ハムストリングス）で動かされる
立っているときも、膝周辺のさまざまな筋肉が働くことで、姿勢が保持されている

膝を曲げる

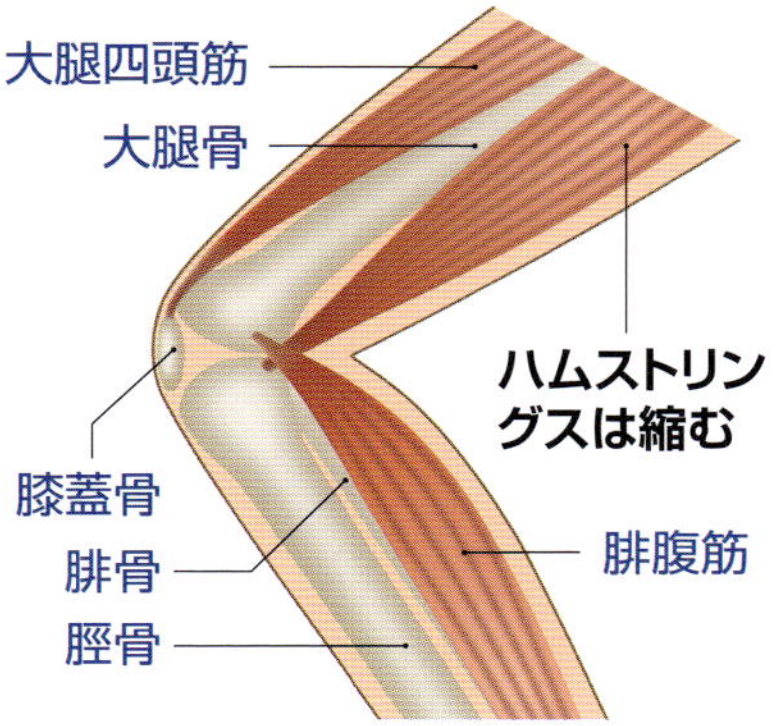
大腿四頭筋
大腿骨
ハムストリングスは縮む
膝蓋骨
腓骨
腓腹筋
脛骨

膝を伸ばす

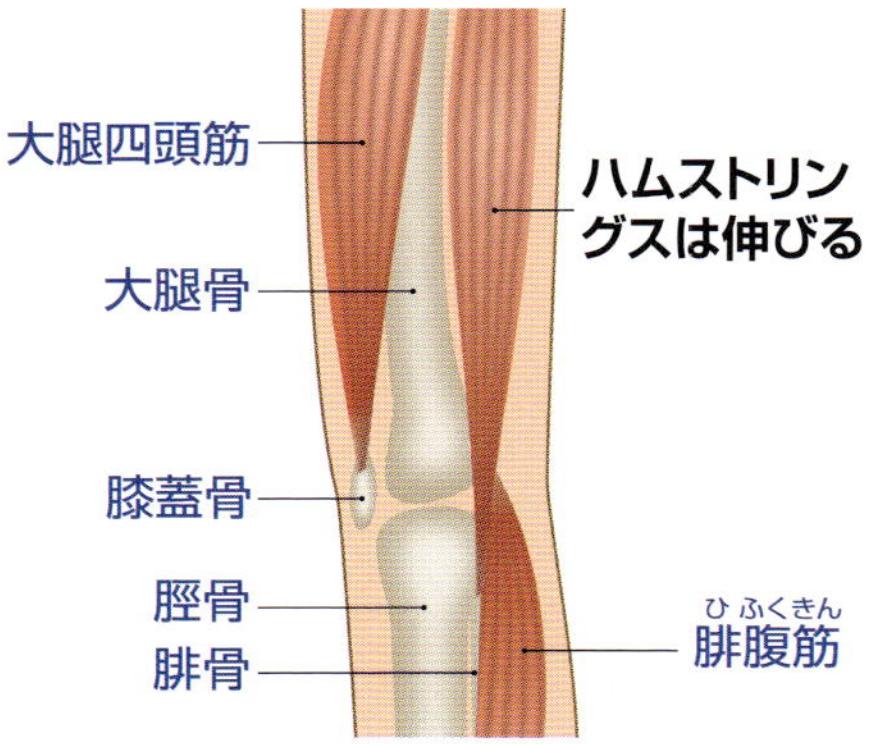
大腿四頭筋
ハムストリングスは伸びる
大腿骨
膝蓋骨
脛骨
腓腹筋《ひふくきん》
腓骨

股関節から膝関節まである太もも前側の大きな筋肉「大腿四頭筋」。膝関節のためには、ここの強化が重要。

太ももの後ろ側の筋肉は、三つの筋肉「膝屈筋群（ハムストリングス）」がある

なぜ膝関節が痛むのか

膝関節は脚の関節の中でも負担が大きい

なぜ、膝に痛みを感じることが多いのか――。

その理由には、膝関節の構造が関わっています。

膝関節は、全身の関節の中でも特に大きな負担がかかっています。ほぼ全体重を両足の膝関節で支え、歩行時には体重の3～8倍の力、階段の上り下りではさらに大きな力がかかります。

股関節や足関節にも同じような負荷がかかっているのですが、膝関節とは構造がやや異なります。立っているとき、関節には体重がかかります。このとき関節軟骨にかかる垂直方向の力を「圧縮力」といいます。歩行時には、膝関節では骨と骨が「転がり」「すべり」「回旋《かいせん》」して動きます。この「転がり」「すべり」「回旋」の動きにより関節軟骨にかかる力が「剪断力《せんだんりょく》」です。

関節軟骨は、垂直方向の力である圧縮力に対しては比較的強いのですが、横や斜めの方向からかかる力の剪断力《せんだんりょく》には強くありません。

そして、股関節や足関節は安定した構造になっているため、圧縮力はかかっても剪断力はかかりにくいのですが、平らな脛骨の上面に大腿骨が載った構造の膝関節では剪断力を受けやすいのです。そのため、関節軟骨が傷つけられやすく、膝の故障や痛みに結びついているのです。

では、膝はどのように痛むのでしょうか。次項では、膝の痛み方について考えてみましょう。

膝関節が「痛みを感じる事が多い」理由

膝関節の関節軟骨には、２つの力がかかっている

1 圧縮力

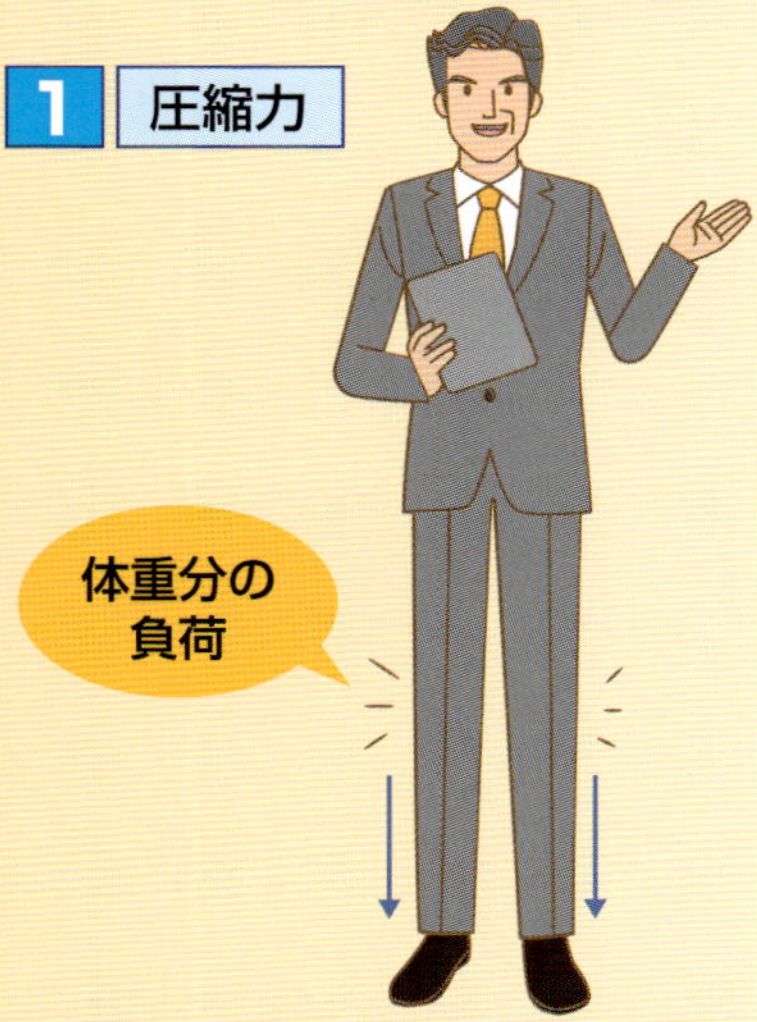

直立時、体重が関節軟骨にかかる垂直方向の「圧力」

2 剪断力

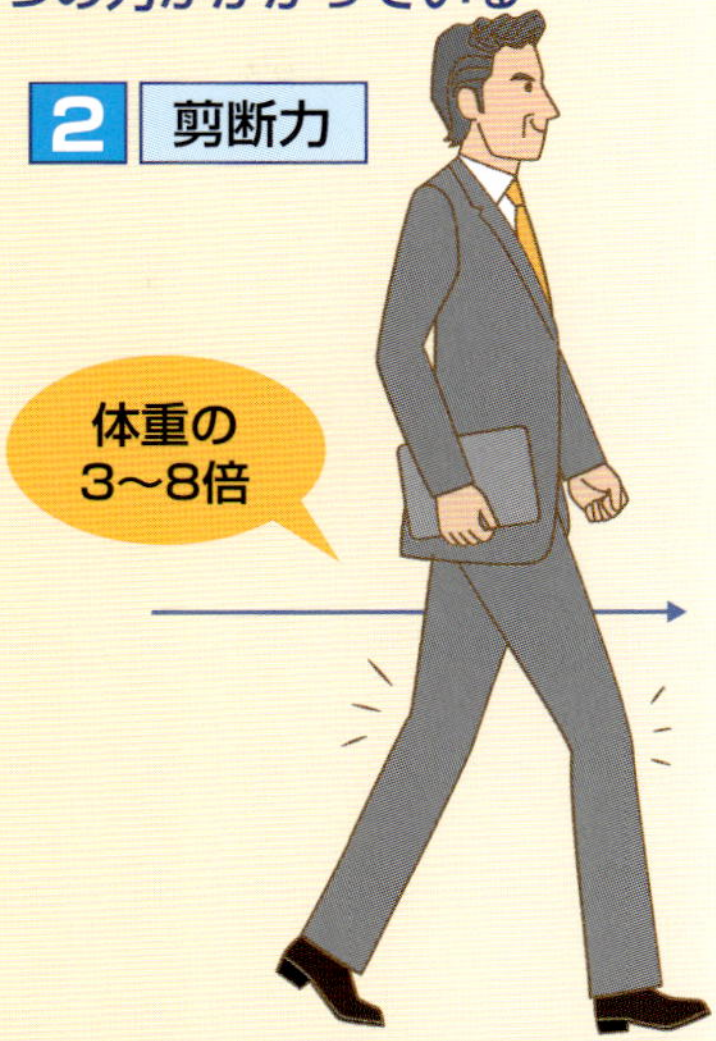

歩行時、膝関節は骨と骨が「転がり」「すべり」「回旋」して動く。このとき、関節軟骨にかかる「圧力」

圧力

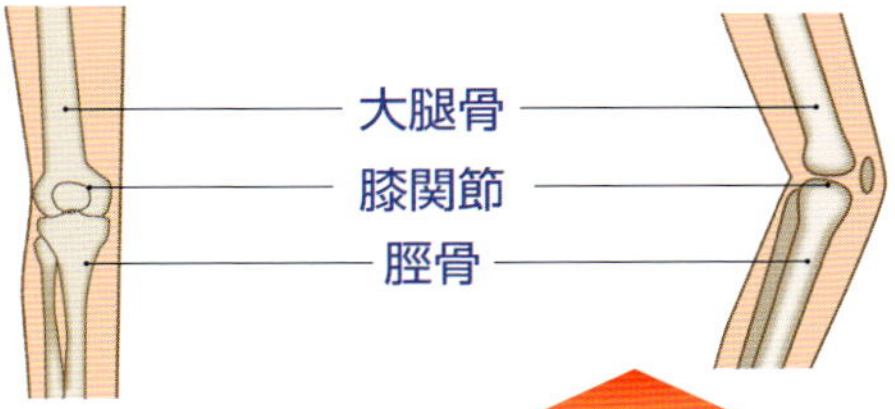

膝関節は、脛骨の上に大腿骨が載った構造で、膝の関節軟骨には圧縮力と剪断力がかかる

圧力

日々強い圧力にさらされている膝関節は、その構造からほかの関節よりも故障や痛みにつながりやすい

膝の痛みの症状はさまざまある

ひとくちに「膝が痛い」と言っても、膝の痛み方にはさまざまな特徴があります。

「歩いたり、走ると痛い」

比較的、膝の故障が軽いときには、歩いたり走ったりするときだけ痛むことが多くあります。

「階段の上り下り、立ったり座ったりするときに痛い」

膝に大きな負荷がかかるこれらの動作のときに、痛むことがあります。

「正座ができない」

膝をしっかり曲げる正座で、痛みが出るケース。痛みで正座の姿勢も取れない状態から、短時間なら正座もできるが、長時間になると痛いものなど、さまざまです。

「静かにしていても痛い」

立つ、歩く、といった動作をするわけでもなく、じっとしているときにも痛む状態です。負荷がかかった後、少し安静にすれば痛みが消えますが、次第に治まるのに時間がかかるようになってきます。

このほか、膝に痛みを感じることがあるために、特定の動作をすることに不安を感じるようになることもあります。また、膝に痛みはなくても、階段を上がるときに膝や脚が不自然に重く感じるようになったり、膝を真っ直ぐに伸ばせなくなる、あるいは膝の形が「O脚[*]」や「X脚[*]」に変わってくる、といったことも、膝の故障の前段階といえる状態です。

次項では、膝の痛みの原因となる病気にはどんなものがあるか紹介しましょう。

膝故障の前段階

前段階 1 膝がまっすぐ伸ばせない

正常

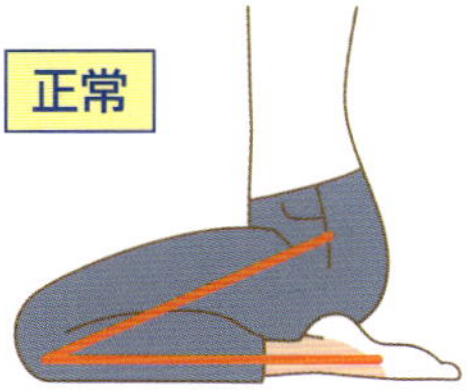

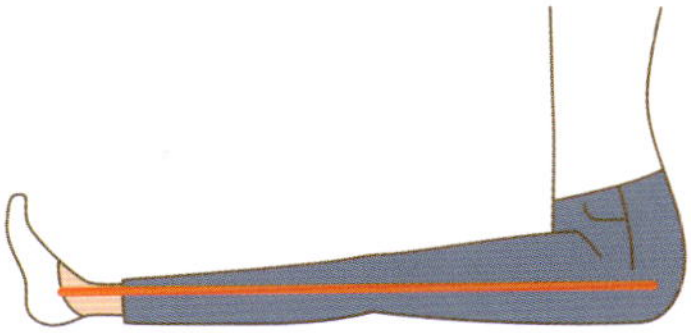

膝をまっすぐに伸ばすことも、深く曲げることもできる

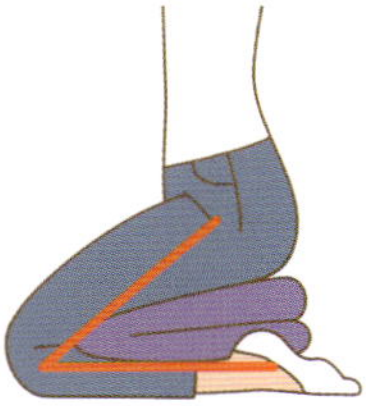

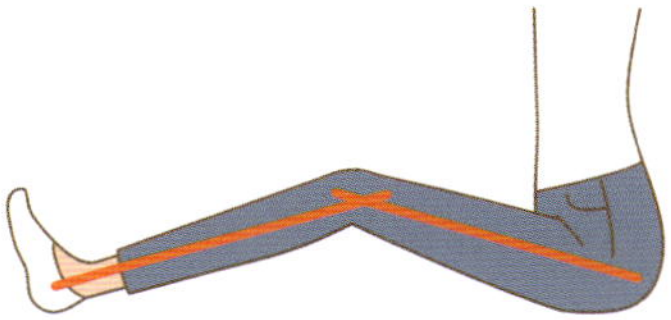

膝の状態が悪化すると膝をまっすぐに伸ばせず、深く曲げられない。曲げられる範囲が狭くなっている

前段階 2 膝変形

正常

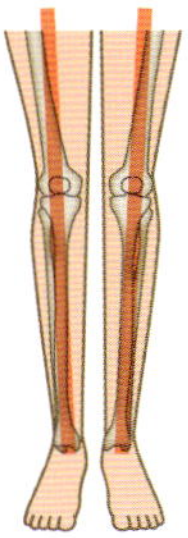

O脚

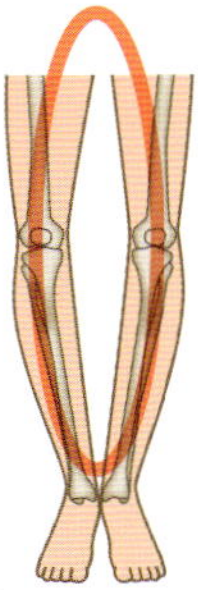

X脚

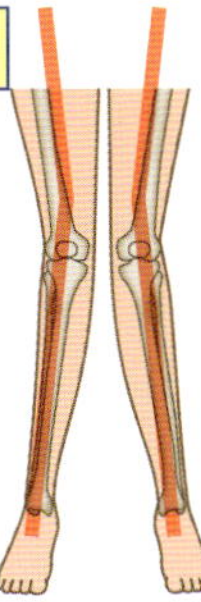

そのほか、歩行時、階段、立ったり座ったりしたときに痛む。
また、変形のしかたなど前段階といわれる症状はさまざま

膝の痛みが生じる病気

膝に痛みが生じるさまざまな病気を取り上げます。いずれの病気も進行すると膝が変形したり、歩行や運動に困難が生じることがあるので、異変を感じたら早めに病院で診察を受けましょう。

●**関節リウマチ**……人体に侵入した細菌などの有害な異物を撃退するしくみである免疫機能が異常に働いてしまい、全身の関節で炎症や痛みが生じる病気です。手の指などの小さな関節にこわばりや動かしにくさを感じることから始まります。

●**痛風**……関節に尿酸*がたまって結晶化し、それを白血球が攻撃することで激しい炎症が生じます。突然痛み始め、1週間ほどで消えるのが特徴です。放置しておくと関節軟骨や骨が破壊されてしまいます。よく似た症状の偽痛風（関節軟骨石灰化症《かんせつなんこつせっかいかしょう》）で、膝に痛みが出ることもあります。

●**半月板損傷**……膝に無理な力がかかることで、半月板が裂けたり割れたりするものです。激しいスポーツや急に立ち止まったときなどに損傷するほか、加齢により徐々に損傷しているケースも多いです。

●**突発性膝骨壊死**……大腿骨関節面で血行障害が起きて、骨の一部が壊死し変形してしまう病気です。壊死した部分がへこみ、歩行時や、立ち座りのときに痛みを感じます。

このほか、スポーツなどでくり返し膝関節への負荷がかかることが原因の「離断性骨軟骨炎《りだんせいこつなんこつえん》（関節ねずみ）」や「腸脛靭帯炎《ちょうけいじんたいえん》（ランナー膝）」、「膝蓋骨軟骨軟化症」「膝蓋靭帯炎《しつがいじんたいえん》（ジャンパー膝）」などがあります。特に、十代で激しく膝を使う人に、これらの病気は起こりやすいとされています。

スポーツなど〝くり返しの圧力〟で起こる膝の病気

腸脛靱帯炎《ちょうけいじんたいえん》

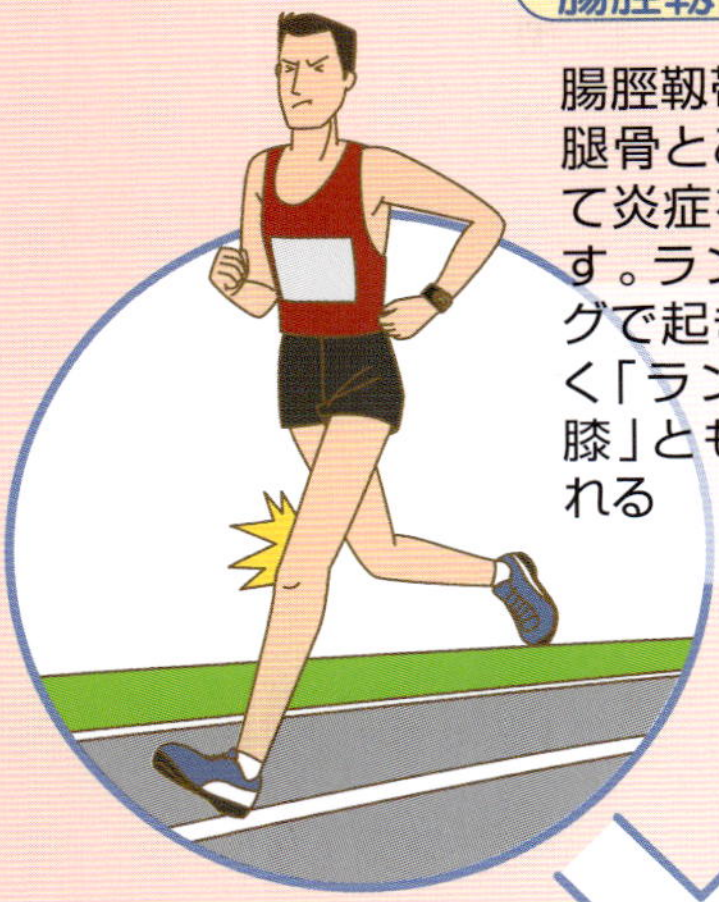

腸脛靱帯が大腿骨とこすれて炎症を起こす。ランニングで起きやすく「ランナー膝」とも呼ばれる

離断性骨軟骨炎《りだんせいこつなんこつえん》

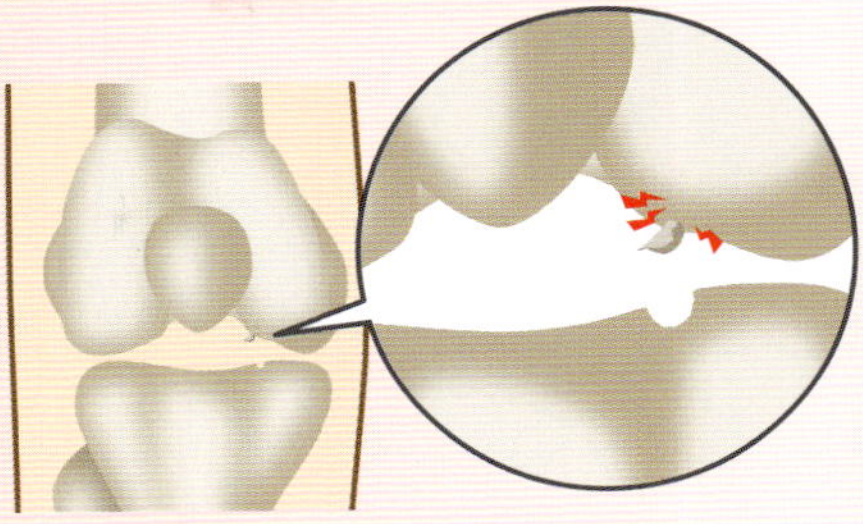

骨にくり返し力がかかることで、関節軟骨の一部が剥がれ落ちる。骨のかけらが関節包の中で動いて痛む場合は「関節ねずみ」とも呼ばれる

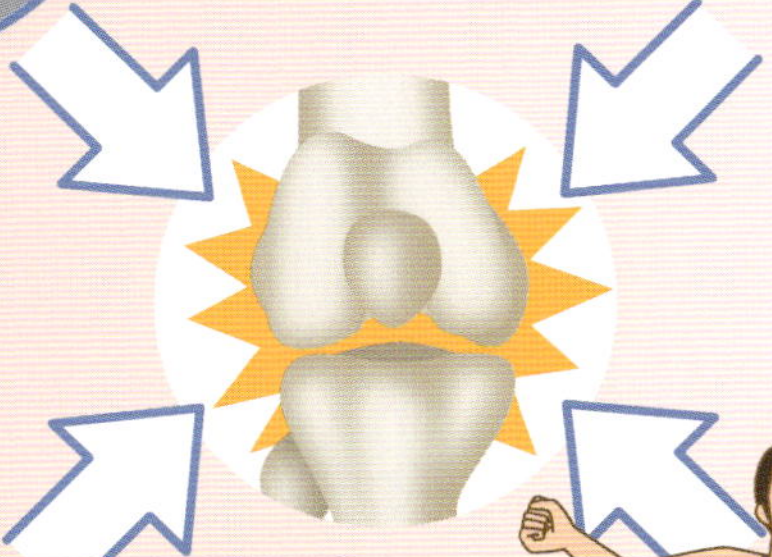

膝蓋骨軟骨軟化症

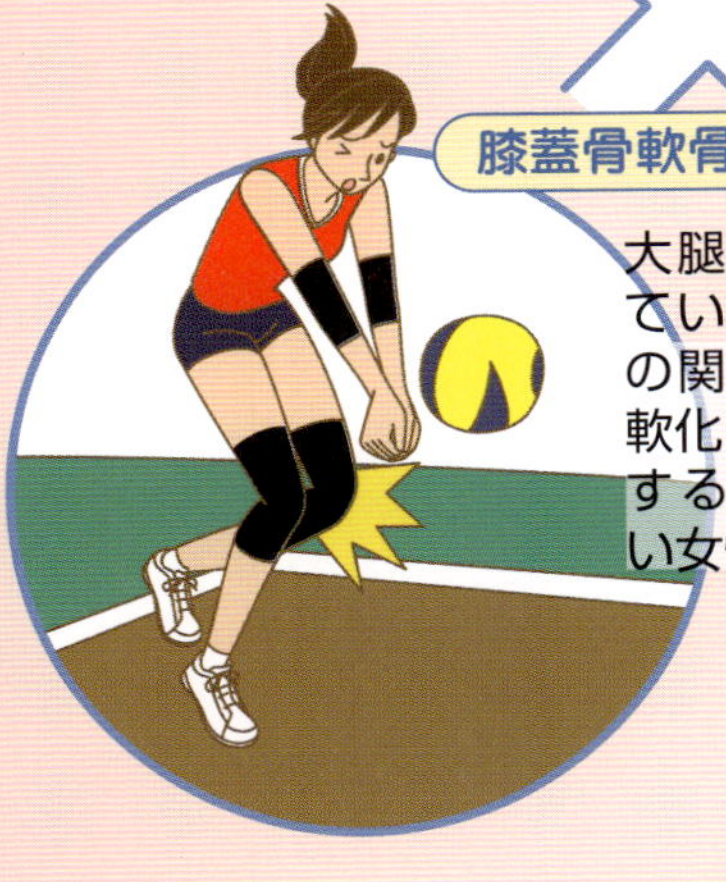

大腿骨に触れている膝蓋骨の関節軟骨が軟化して、変性する病気。若い女性に多い

膝蓋靱帯炎《しつがいじんたいえん》

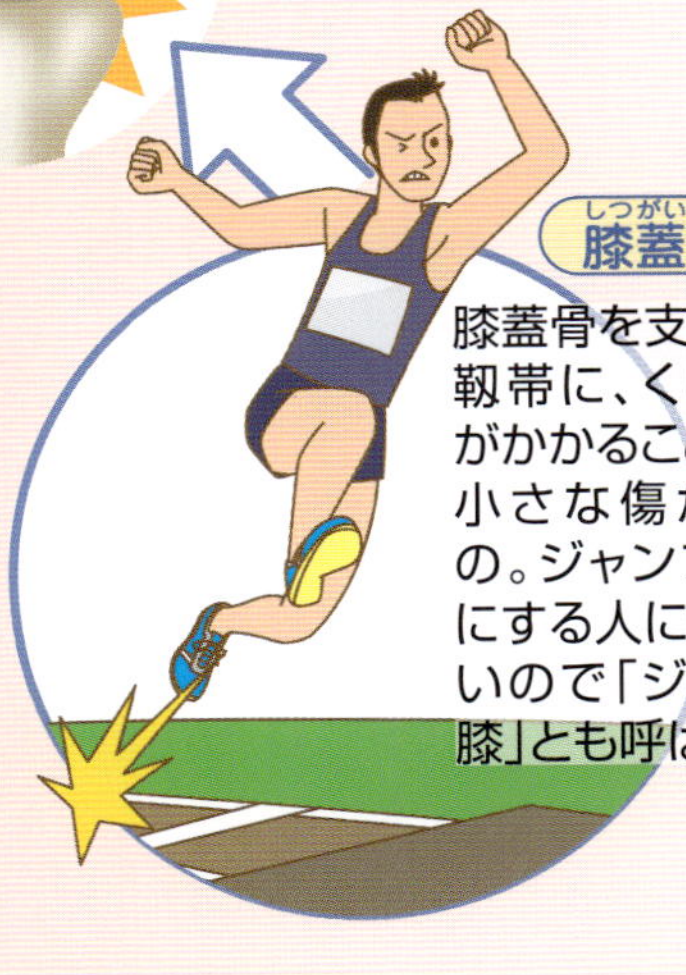

膝蓋骨を支える膝蓋靱帯に、くり返し力がかかることで、ごく小さな傷がつくもの。ジャンプを頻繁にする人に起きやすいので「ジャンパー膝」とも呼ばれる

膝の痛みは原因がさまざま。異変を感じたら早めに受診を!!

変形性膝関節症とは

加齢とともに発症者が増加している

変形性膝関節症は、膝の痛みの原因の約半数を占めるともいわれる病気です。膝の形がＯ脚やＸ脚に少しずつ変形して、膝の痛みによって歩行などに困難を感じるのが、典型的な変形性膝関節症です。

日本では、約８００万人の人が変形性膝関節症を患っているとされていますが、その多くは50歳代以降の中高年の女性です。男性では60歳以上に多く、男女ともに年齢が高くなるほど発症者は増えます。

進行すると生活にも支障が出るようになり、介護が必要になる理由の約19％が変形性膝関節症だという調査報告（「平成22年国民生活基礎調査の概況」厚生労働省）もある深刻な病気です。

変形性膝関節症は、最初は膝の関節軟骨にできた小さな傷にすぎないのですが、年齢を追うごとに、何年もかけて骨や関節組織を徐々に大きく変形させていきます。膝の痛みを訴える人が中高年から増えているのは、変形性膝関節症が進行して膝の変形が大きくなったためです。

年齢を重ねても変形性膝関節症を発症しない人も少なくありません。また、進行を抑えていくことも可能です。

変形性膝関節症に負けないために、病気が起きるメカニズムをしっかり理解しましょう。

変形性膝関節症は年齢とともにかかる割合が高くなる

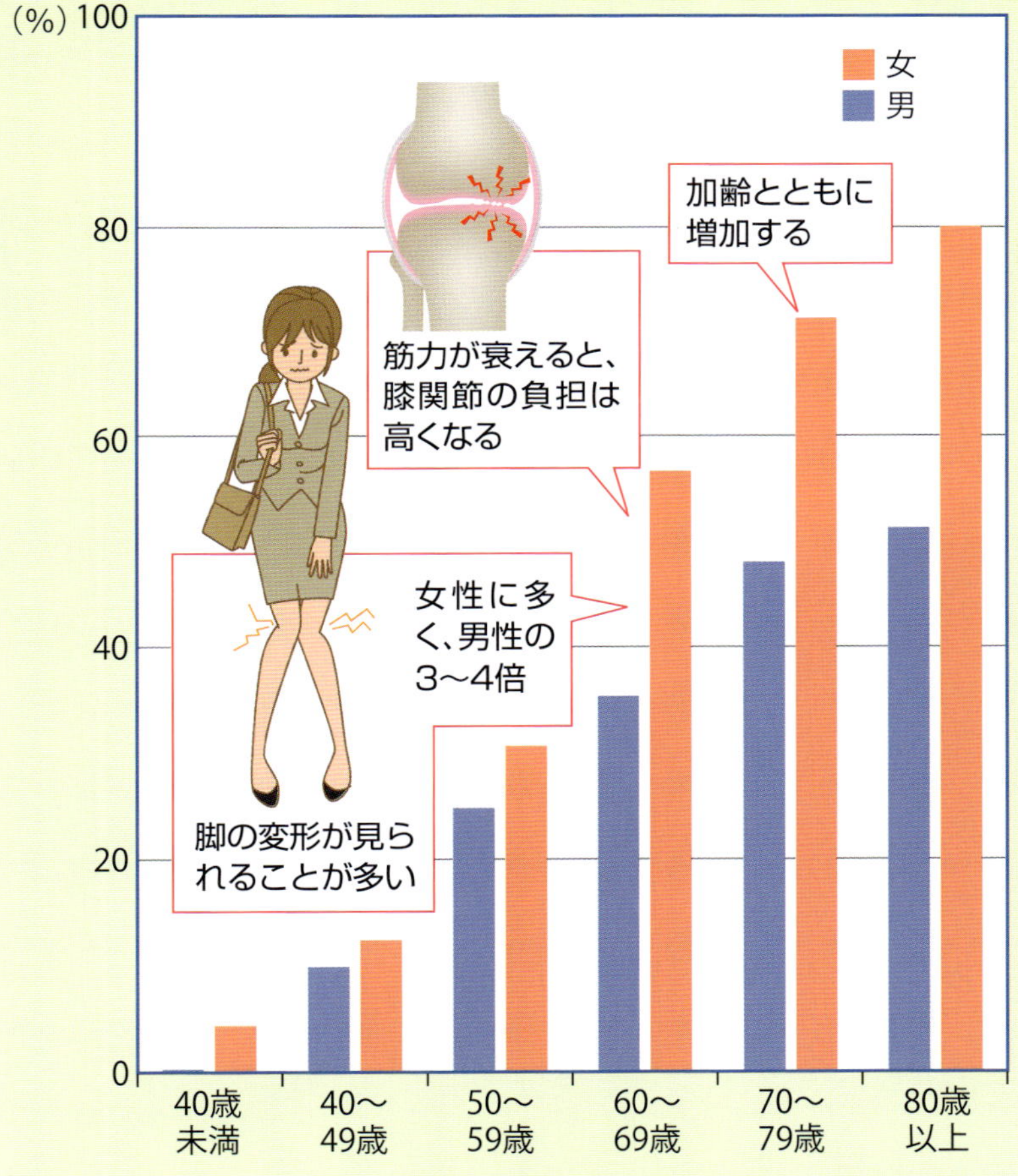

(%)
100
80
60
40
20
0
女
男
加齢とともに増加する
筋力が衰えると、膝関節の負担は高くなる
女性に多く、男性の3～4倍
脚の変形が見られることが多い
40歳未満
40～49歳
50～59歳
60～69歳
70～79歳
80歳以上

Yoshimura N, Muraki S, Oka H et al: J Bone Miner Metab 27:620-628(2009)より作成

発生しやすい人

- 体重が重い人
- スポーツなどで膝をよく使う
- O脚やX脚
- 重い荷物をよく運ぶ
- 膝、膝周辺に大きなケガをしたことがある
- 関節リウマチや痛風の人
- 太ももの筋肉が衰えてきた

関節の中で何が起こっているのか

変形性膝関節症の原因の多くは、加齢にともなう関節軟骨の劣化です。関節リウマチや痛風が原因で二次性変形性膝関節症を発症することもあります。また、肥満や過去のケガ、細菌の侵入などが原因となることもあります。

膝は、日々何千回と曲げ伸ばしされています。一日に1万歩歩く人なら、左右あわせて1万回曲げ伸ばしが行われているということになります。前項までに取り上げたように、膝関節を守るさまざまなしくみがありますが、負担をゼロにすることはできず、関節軟骨は少しずつすり減って、表面が毛羽だったような状態になります。

また、膝関節に無理な力がかかることで、半月板が傷つけられることもあります。

削り取られた関節軟骨や半月板のかけらは、関節包内の関節液に散らばって、滑膜を刺激します。この刺激で滑膜が炎症を起こして、膝に痛みが起きるのです。

関節軟骨のかけらの刺激で炎症を起こしている滑膜は、何とか〝異物〟を除去しようと、リンパ球や白血球を含む関節液を大量に分泌します。このため滑膜での関節液の吸収が間に合わず、関節包内に溜まってしまいます。これが「関節水症」で、いわゆる「膝に水が溜まった」状態です。

さらに症状が進んで関節軟骨がなくなると、大腿骨と脛骨が直接ぶつかり、骨同士が削られます。すると、削られた骨を補おうと骨が横にはみ出して再生し、骨棘《こっきょく》となります。骨棘形成が起こる頃には、膝関節に持続的な過度の負荷がかかっており、痛みを生じやすい状態になっています。

関節軟骨の損傷が痛みを引き起こす

さまざまな原因で関節軟骨の損傷が進行すると、
関節の内部では……

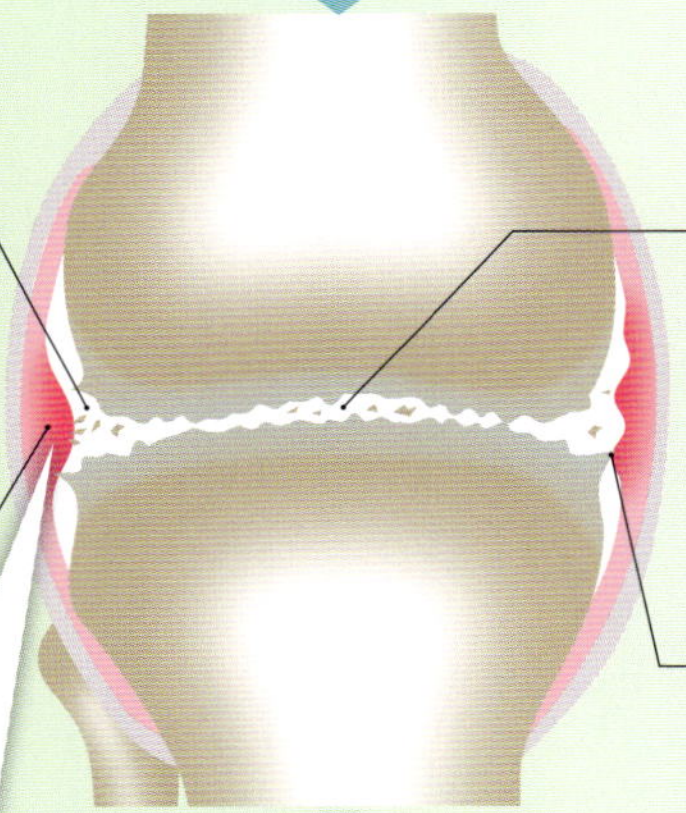

❷ 滑膜を刺激

❶ 劣化のため、削りとられた関節軟骨や半月板のかけらが関節包のなかで散る

❸ 滑膜が炎症を引き起こす

❹ さらに症状が進むと骨棘を形成し、横にはみ出し変形する

さらに…

膝に痛みが起きる

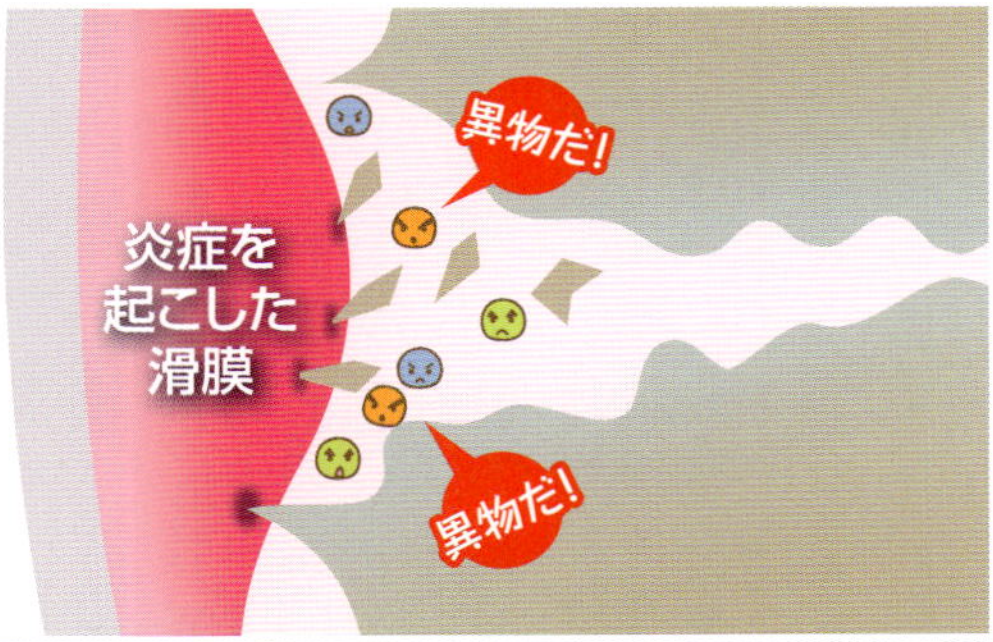

炎症を起こした滑膜は、軟骨のかけら(異物)を除去しようと、リンパ球や白血球を大量に分泌する

↓

関節液が吸収されず、いわゆる膝に水が溜まる「関節水症」を引き起こす

二次性変形性膝関節症の原因となる代表的な病気

- 関節リウマチ
- 痛風
- 偽《ぎ》痛風《つうふう》(関節軟骨石灰化症)
- 化膿性関節炎
- 半月板損傷
- 靭帯損傷
- 突発性骨壊死

膝関節の変形はこのように進行していく

変形性膝関節症という病名からもわかるように、この病気では膝の骨や関節が少しずつ変形していきます。病気の進行は、「前期」「初期」「進行期」「末期」に分けられます。

はじめは、関節軟骨に小さな傷がついたり劣化したりする「軟骨変性」が起きます。これは、外部からはわかりません。関節軟骨の弾力が少しずつ衰えて行く状態が前期です。

初期には、軟骨変性が進むと関節軟骨の弾力が失われていき、それまで分散させて受け止めていた負荷が一ヵ所にかかるようになります。負荷のかかる部分では、軟骨の下の骨が硬くなる「骨硬化」が起きます。初期のX線写真では骨硬化を認めますが、進行するとさらに、骨と骨のすき間が狭くなっていたり、骨棘《こっきょく》がわかります。

進行期になると、関節軟骨はさらにすり減り、動くたびに痛みを感じるようになります。O脚やX脚だった人は、関節の一部に力が偏ってかかるため、関節軟骨がすり減りやすく、さらにO脚やX脚の度合いが強くなります。X線写真でも関節のすき間がせまくなったり骨棘形成がさらに進行します。痛みのために膝関節の曲げ伸ばしを制限してしまうことから、靱帯や筋肉などの膝周辺の組織の変性が起きます。このような動作が制限がされる状態を関節拘縮《こうしゅく》と呼びます。また、滑膜や関節包などの組織が増殖したり、関節に水が溜まってしまうと、より関節の変形が目立つようになります。

末期には、関節軟骨がほぼ完全にすり減って、関節内で骨がむき出しになります。じっとしていても痛みを感じ、杖や手すりなしでは、歩くのも難しい状態になります。

変形性膝関節症の進行と症状

前期

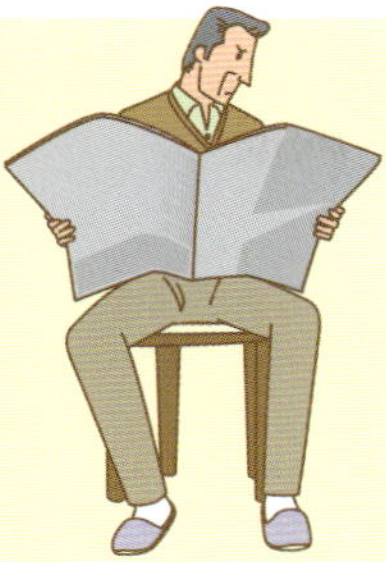

関節軟骨が傷つきはじめているが、ほぼ健康な状態。長い年月をかけて、病気は進行する

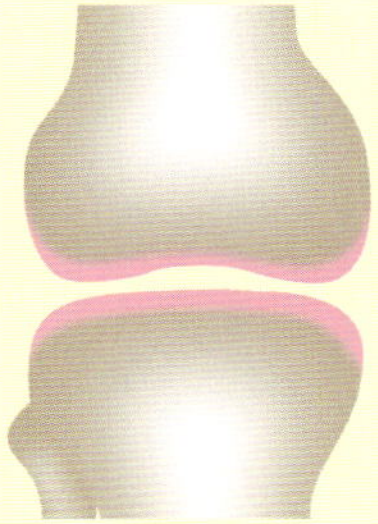

初期

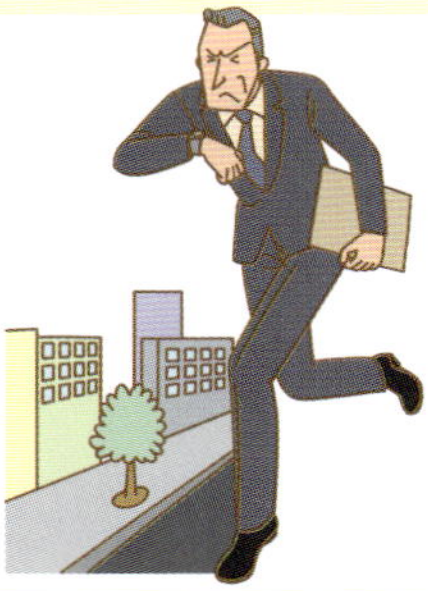

関節軟骨がすり減りはじめる。関節のすき間が狭くなったり、骨棘ができはじめている

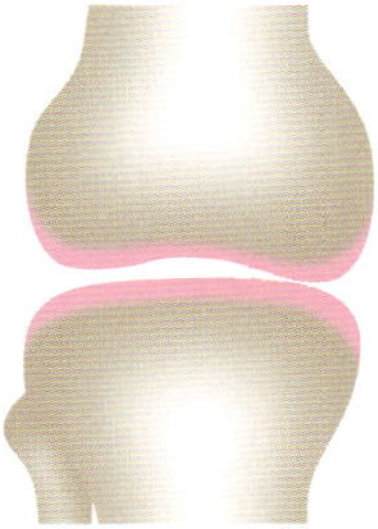

進行期

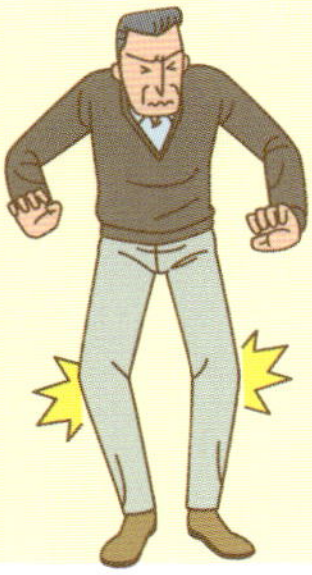

関節のすき間がさらに狭くなり、膝の曲げ伸ばしが困難に。O脚やX脚の度合いが強くなる

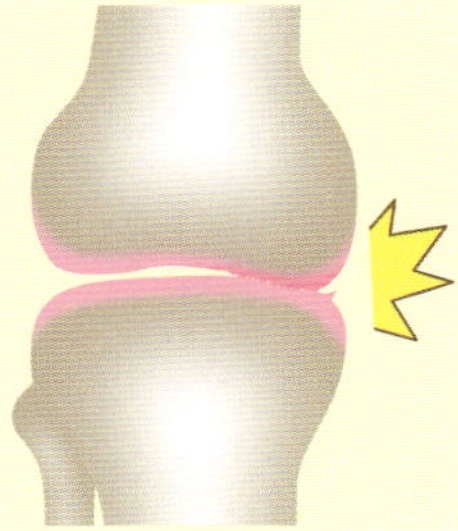

末期

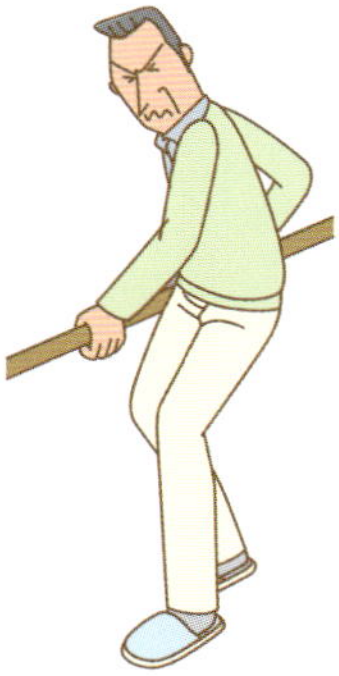

関節のすき間がなくなり、骨棘が形成される。日常の動作も困難なほど、膝が動かなくなる

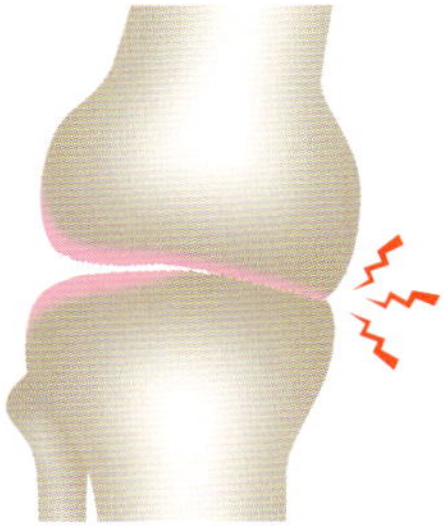

医療機関で行う膝関節の検査

問診を受ける前に膝の痛み方を伝えるための整理をしておく

病院では、問診や視診、触診、画像を使った検査で、膝に何が起こっているか詳しく調べます。他の病気の疑いや、変形性膝関節症であっても、それが関節リウマチや痛風などが原因である二次性のものかどうかも診断します。

問診では、医師が症状についてさまざまな質問をするので、自分の膝の痛み方について、あらかじめ整理しておきましょう。ポイントとなるのは、〝痛む場所〟〝痛みを感じているとき〟〝どんな痛み〟かです。

痛む場所は、膝の中でもどの位置に痛みを感じるのかということです。

痛みを感じているときは、痛みを感じ始めたのがいつ頃からか、またずっと痛みを感じているのか、改善した時期があったか、そして歩きはじめや階段を上るときに痛む、長時間正座をすると痛みはじめる、などといったことです。

またその痛みが、ズキッとした痛みか、ジンジンと響くように痛む、あるいはキリで刺されるように痛むなど、なるべく具体的に伝えられるように痛みを思い返してみましょう。

ほかに、これまでにした骨折や脱臼などのけがや病気、家族に変形性膝関節症などの関節の病気をした人がいるか、激しいスポーツの経験や重労働の仕事についているかなども質問されます。

では、視診や触診では、何が行われるのでしょうか。

問診で〝痛み方〟をしっかり伝える

問診を受ける前に〝膝の痛み方〟について整理をしておく

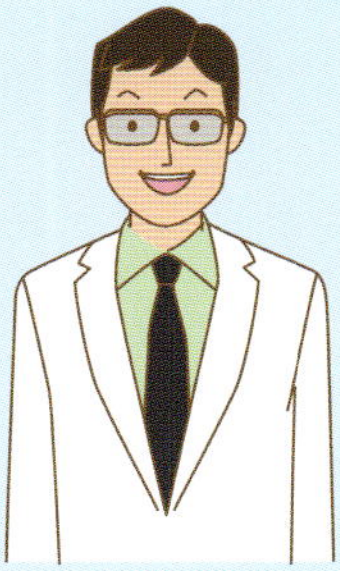

・どこが痛むか

痛む場所を伝える

膝の外側、膝の内側、膝の皿の上、膝の皿の下、など

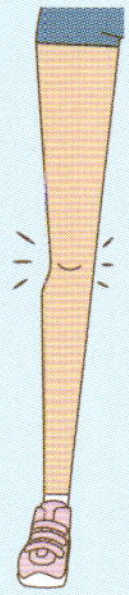

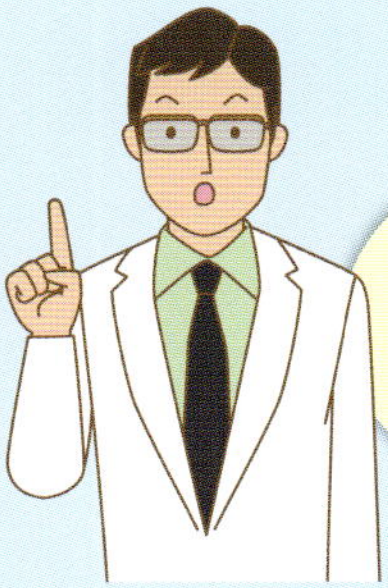

・いつから痛みがはじまったのか
・どのようなときに痛むか

痛みを感じるときを伝える

朝起きたとき、夜寝ているとき、正座するとき、立ち上がるとき、歩くとき、など

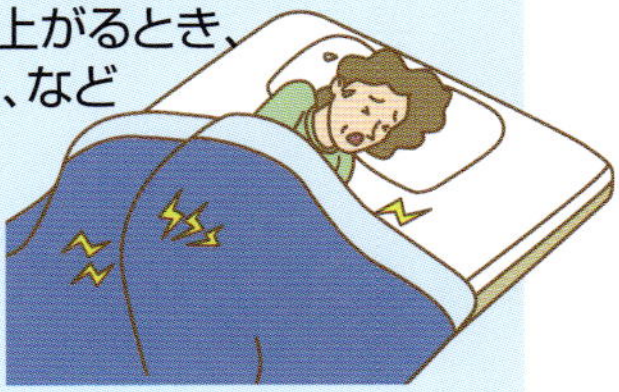

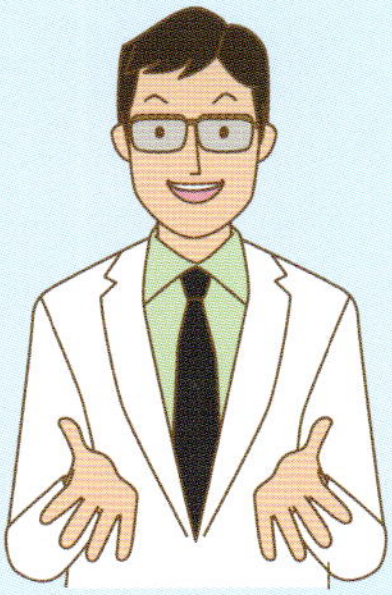

・どんな痛みか

痛みの様子を伝える

こわばる、熱がある、動かすと音がする、できない動作がある、など

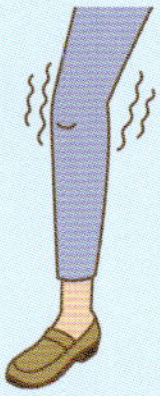

そのほか、これまでにした骨折や脱臼などのけがや病気、家族に関節の病気をした人がいるかなども整理しておく

視診・触診で動く範囲や痛み、腫れの程度を調べる

問診の次には、視診、触診が行われます。

医師が必ず確認するのは、膝の硬さや曲がり具合など、膝の状態です。

まず、膝の変形がどのぐらい進んでいるのか、視診で確認します。膝を伸ばしたり、曲げたりして、膝の可動域を調べ、膝が固まる拘縮がどの程度進んでいるかを診察します。

このとき、医師が膝を手で押したり、触れながら確認することもあります。痛みがないか、小さな音がするかなども診断には大切な情報です。

膝のお皿の周囲を指で押さえることで、膝に水が溜まる関節水症を調べることができます。膝の皿や膝裏なども指で押して、膝蓋骨や腱、筋肉の状態を確認します。また、大腿骨と脛骨を持って揺らし、膝が前後にゆるんでいないか、曲げ伸ばしのときにゆるまないかを確認します。

こういった診察の際に、ベッドの上で仰向けになったり、膝の曲げ伸ばしをすることもあります。ですから、病院に行くときの服装は、膝を確認しやすいスカートや短めのズボン、裾《すそ》をまくりやすいゆったりしたズボンなどにするといいでしょう。細身のズボンやストッキングなどは、診察時に脱ぐ必要があります。

また、医師は診察の際に歩き方なども確認しています。できるだけ、いつも通りにふるまいましょう。ふだん杖などの歩行補助具を使っている人は持参します。

次項では、変形性膝関節症の画像を使った診断について、解説します。

視診、触診では「膝の状態」を調べる

視診、触診では「膝の状態」を調べる

膝の変形

視診で腫れなどの様子を
調べる

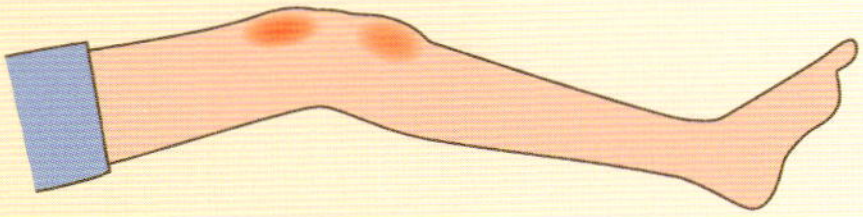

腫れの原因

膝に水が溜まる関節水
症を調べる

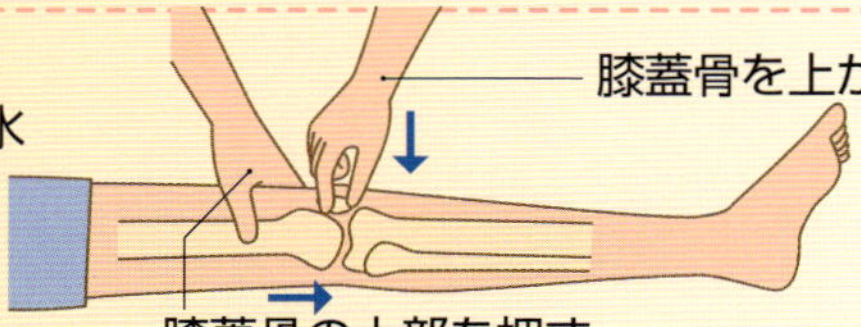
膝蓋骨を上から軽く押す
膝蓋骨の上部を押す

膝の可動域

膝がどこまで曲がるか
調べる

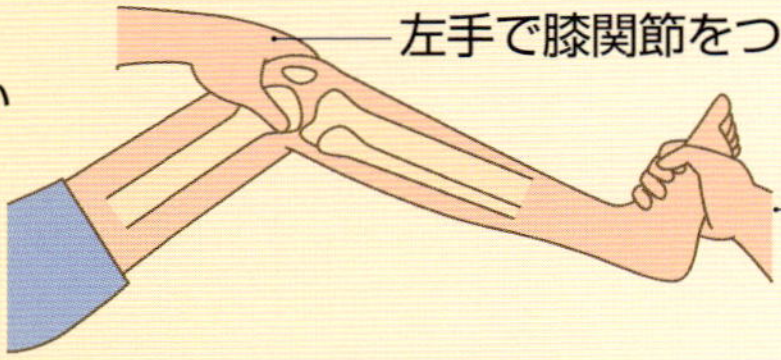
左手で膝関節をつかむ
右手で足を
もって膝
から下を動かす

膝のゆるみなど

膝の安定性をみる

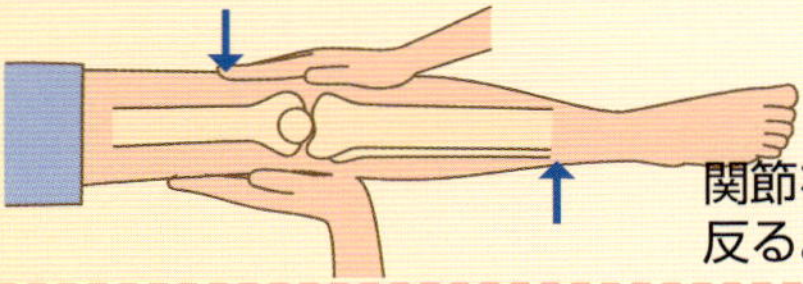
関節を外側・内側に
反るように力をかける

その他

膝を動かすときの痛みや音など

病院へは膝を見せやすい服装で

○

- スカートや短め
のズボン
- 裾をまくりやす
いゆったりした
ズボン

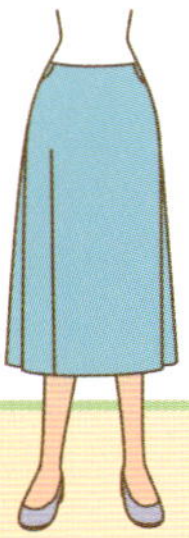

×

- 細身のズボンや
ジーンズ
- ストッキングや
タイツ

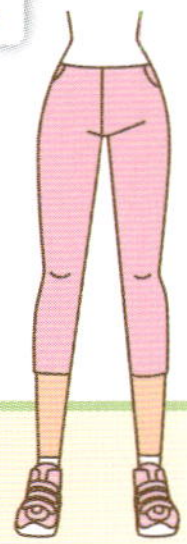

画像を使って、変形の程度を確認する

変形性膝関節症では、Ｘ線やＭＲＩ（磁気共鳴画像）、ＣＴ（コンピューター断層撮影）などの画像を使った検査も行われます。

特に変形性膝関節症がどの程度進行しているのかを判断するのには、Ｘ線検査が使われます。Ｘ線写真では、どの程度骨に変化があるか、骨棘、骨と骨のすき間の状態、Ｏ脚の度合いなどを見ることができます。立ったまま写真を撮り、膝に体重がかかった状態を見る場合（荷重位）と、寝た状態で撮る場合（非荷重位）があります。

ＭＲＩ（磁気共鳴画像）検査では、関節軟骨や半月板、靭帯、膝に溜まった関節液の様子を確認できます。Ｘ線写真では軟骨組織がよく確認できないため、関節軟骨や半月板の損傷や、滑膜の炎症の状態などを確認したいときに使われます。

ＣＴ（コンピューター断層撮影）検査は、骨の中の状態を確認できます。手術計画を立てたり、人工膝関節の手術での位置確認などにも使われます。

このほか、関節リウマチや痛風などの疑いがあるときには、「関節貯留液《ちょりゅうえき》の検査」や血液検査を行うこともあります。関節貯留液の検査とは、膝に溜まっている関節液を注射器で抜いて、色や濁り、細菌感染の有無などを調べるものです。

では、変形性膝関節症だと診断されたら、どのような治療が行われるのでしょうか。第4章では、生活の注意や手術といった治療について、詳しく紹介しましょう。

画像を使った変形性膝関節症の検査

変形性膝関節症では画像を使った検査も行われている

○変形性膝関節症のX線写真

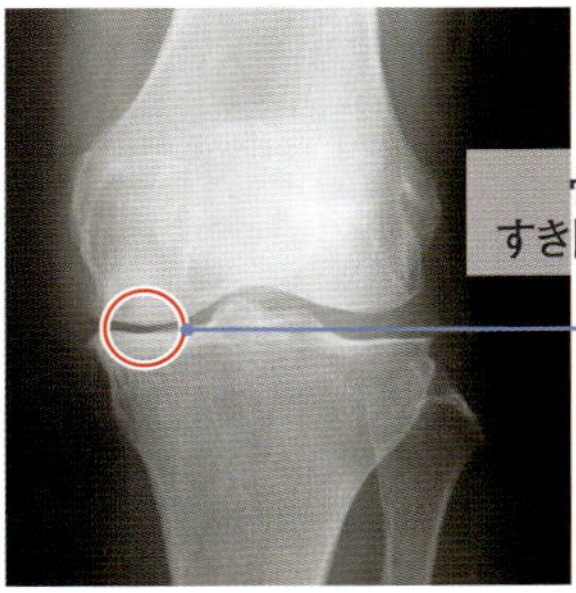
骨の状態や
すき間が確認できる

変形性膝関節症非荷重位

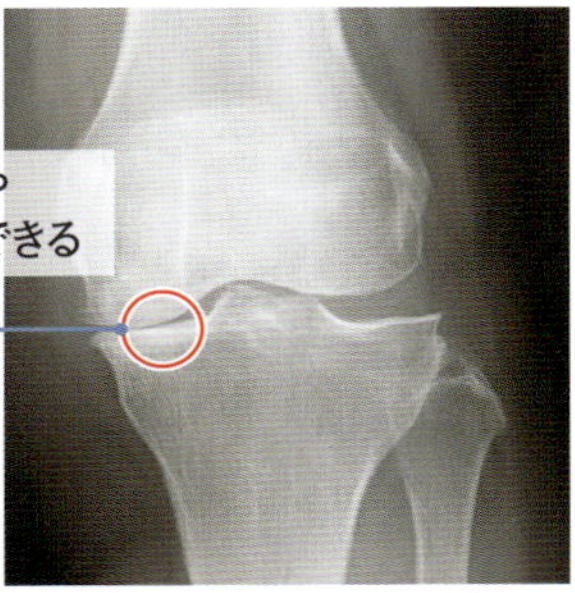

荷重位(関節幅消失)

骨棘や骨堤、骨と骨のすき間の状態、O脚の度合い
などを見ることができる

X線では得られない膝の情報をさらに詳しくを知るには……

○変形性膝関節症のMRI写真

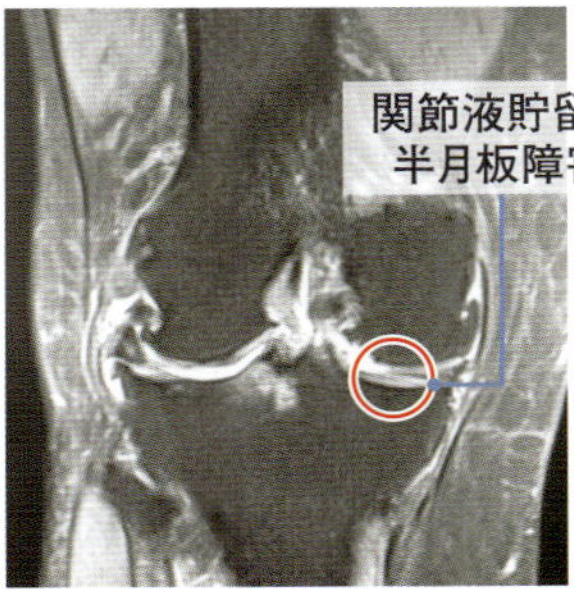
関節液貯留と
半月板障害

変形性膝関節症 MRI

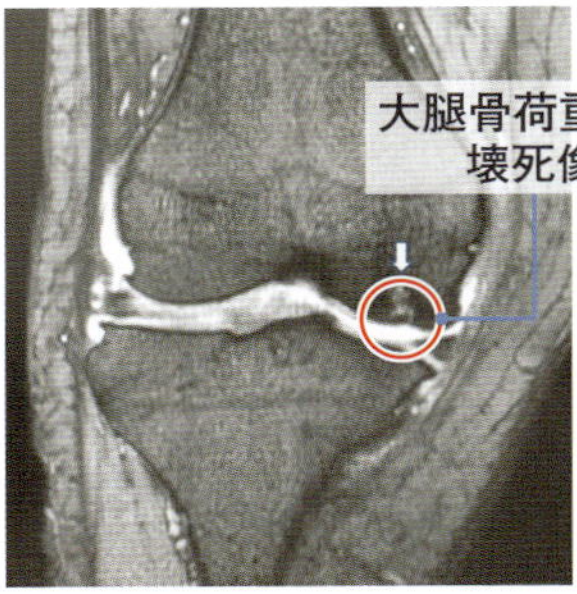
大腿骨荷重部に
壊死像

特発性膝骨壊死 MRI

X線写真では軟骨組織がよく確認できないため、関節軟骨や半月板
の損傷や、滑膜の炎症の状態などを確認したいときに使われる

関節貯留液の検査

関節リウマチや痛風などの疑いがあるときは、「関節貯留液の検査」
や血液検査を行う。関節貯留液の検査とは、膝にたまっている関節液
を注射器で抜いて、色や濁り、細菌感染の有無などを調べるもの

関節をいたわる食事コントロール③ タンパク質

タンパク質は、生きていくのに不可欠な三大栄養素のひとつです。

私たちの体の約２割が、タンパク質で構成されています。関節を支える筋肉や髄はもちろん、関節のなかでクッションの役割を果している関節軟骨や、関節軟骨の新陳代謝を助ける関節液がつくられるためにも、タンパク質が欠かせません。

体は毎日代謝をくり返しているために、私たちは一日に 60 ～ 70 グラムのタンパク質を摂る必要があります。ただ、ひとくちに〝タンパク質〟といっても、含まれる食品によって種類が異なります。

タンパク質は約 20 種類のアミノ酸で構成されていますが、食品によって構成に違いがあるのです。

私たちが食品から摂ったタンパク質は、消化により一度アミノ酸に分解されてから小腸で吸収され、血液により運ばれて体の各組織をつくるのに使われます。

タンパク質を構成するアミノ酸のうち、９種類は体内で合成することができないものです。これらは必須アミノ酸と呼ばれ、必ず食物から摂らなければなりません。

この必須アミノ酸をバランスよく含んでいるのが、良質のタンパク質なのです。

良質のタンパク質を多く含むのは、卵や肉、魚などの動物性タンパク質です。ただ、動物性タンパク質の食品には脂質も多く含まれるので、エネルギー過多になりがちです。大豆は植物性タンパク質のなかでも必須アミノ酸を多く含む良質なものです。卵や肉、魚などに大豆や大豆製品を組み合わせることで、上手にタンパク質を摂取していきましょう。

良質のタンパク質を多く含む食品

鶏卵　6.2g ／ 50g（約１個）
牛乳　24.6g ／ 200g
あじ　14.5g ／70g（約１尾）
まぐろ 14.9g ／ 65g（約５切れ）
牛肉もも（赤身）　16.6g ／ 80g
鶏肉もも(皮なし) 17.5 ／ 80g
プロセスチーズ　4.5g ／ 20g
豆腐　4.6g／70g（約 1/4丁）
納豆　6.6g ／ 40g

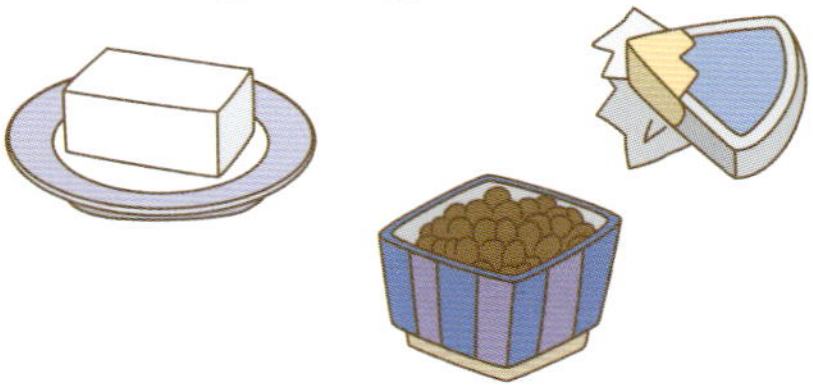

第4章

The fourth chapter

変形性膝関節症の治療

変形性膝関節症の治療では、膝に影響を与えるライフスタイルの改善から、運動療法、手術療法などを行い、痛みを軽減して、ふたたび元気な生活を送れるようにしていきます。

さまざまな治療法とその効果について、詳しく解説します。

検査結果で変形性膝関節症と診断されたら

まずは生活習慣の見直しから

変形性膝関節症と診断されても、すぐに手術をすることは比較的まれです。進行度にもよりますが、多くの場合まずは、運動療法や物理療法などを試みて、膝の状態の改善を目指します。

このときに忘れてならないのは日常生活での過ごし方です。

膝に負担がかかるのは、毎日のひとつひとつの動作です。ちょっとした工夫で膝への負担を減らし、症状を改善することができるのです。

膝への負担が大きいのは、かがむ、しゃがむといった動作です。特に、和式の生活では負担が多く、床から立ち上がる動作は負担が大きくかかります。また、畳での正座、あぐら、横座りの姿勢は、膝にはよくありません。イスとテーブルを使った、洋式の生活スタイルの方が負担が少なくてすみます。

日常生活の中で膝への負担が大きい動作は、階段の上り下りや和式トイレです。階段には手すりを取り付けて体を支え、体重を足以外にも分散させられるようにします。深く膝を曲げなければ使えない和式トイレは、できれば洋式に変えます。手すりも設置しましょう。

膝に痛みがあると動くのがおっくうになりがちです。しかし、活動が減ると筋肉が衰え、変形性膝関節症の悪化につながります。生活の中で動きやすくし、膝への負担を減らすちょっとした工夫は、症状を進行させないためにも大切なのです。

「膝に負担をかけない」生活の見直しポイント

「畳に卓袱台《ちゃぶだい》」から「イスとテーブル」へ

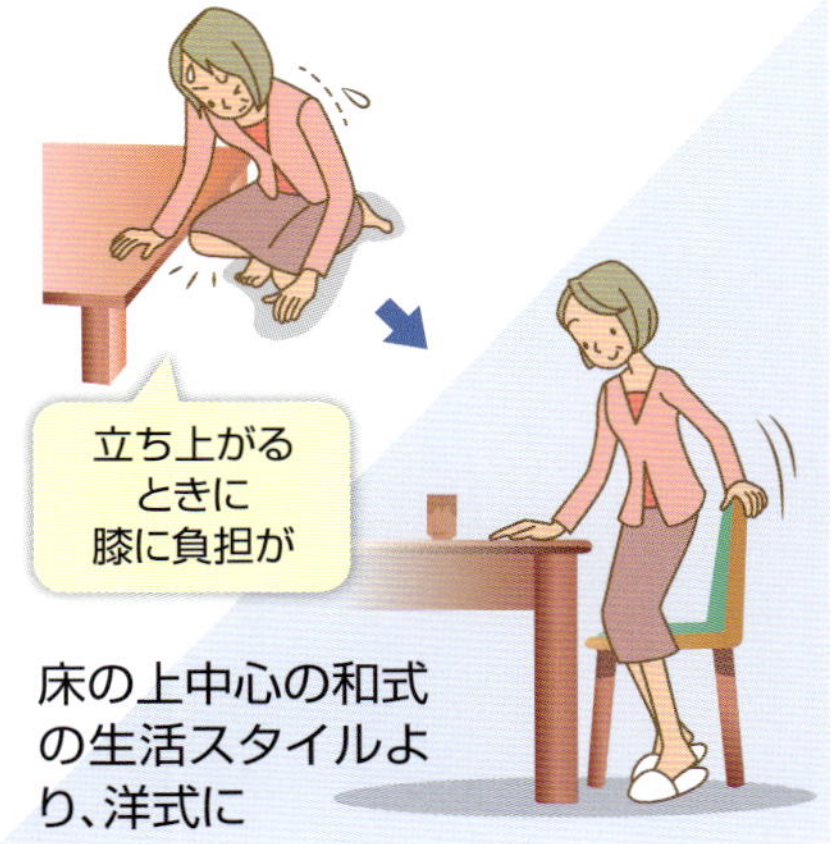
立ち上がる
ときに
膝に負担が

床の上中心の和式の生活スタイルより、洋式に

階段に手すりを設置する

手すりにつかまって、上り下りをサポート

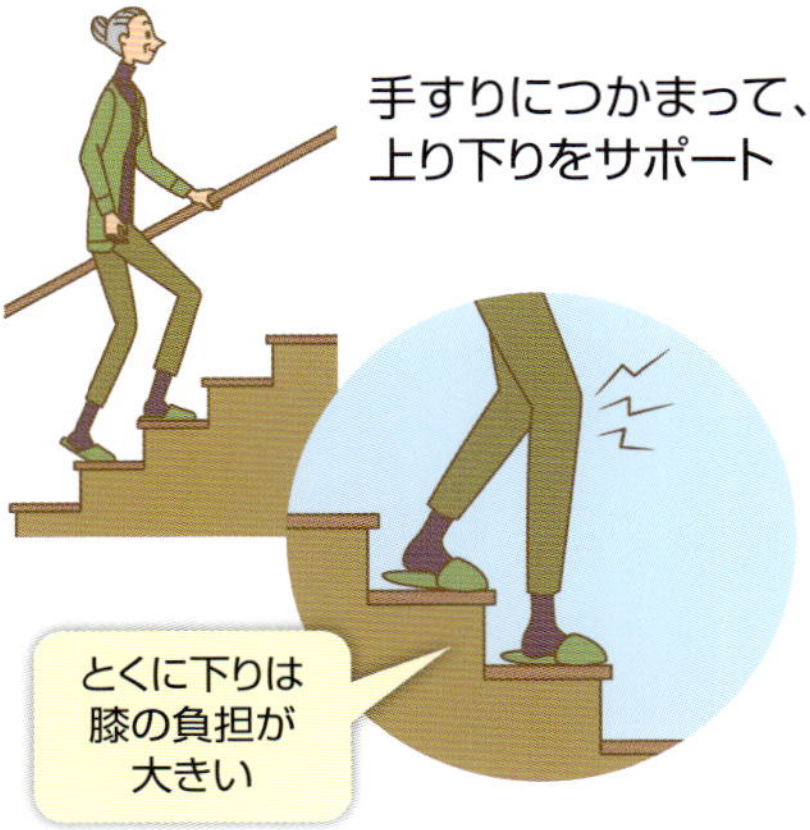
とくに下りは
膝の負担が
大きい

「和式トイレ」から「洋式トイレ」へ

和式トイレは深くしゃがまなければならないので、洋式に

かぶせるだけで
洋式トイレになる、
工事不要の
タイプもあり

「正座・あぐら」から「ソファー」へ

床に座る、正座、あぐら、横座りなどは膝への負担が大きい

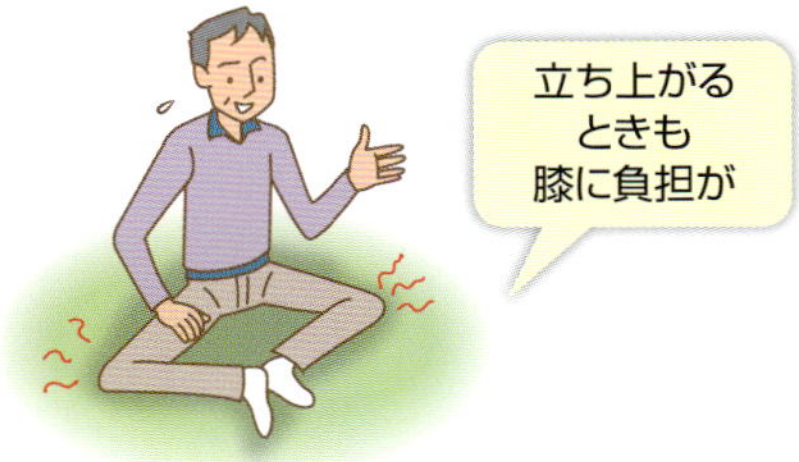
立ち上がる
ときも
膝に負担が

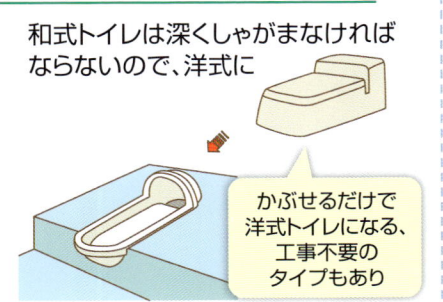

玄関・浴室にイスや手すりを設置

しゃがむのではなく、座って作業できるように

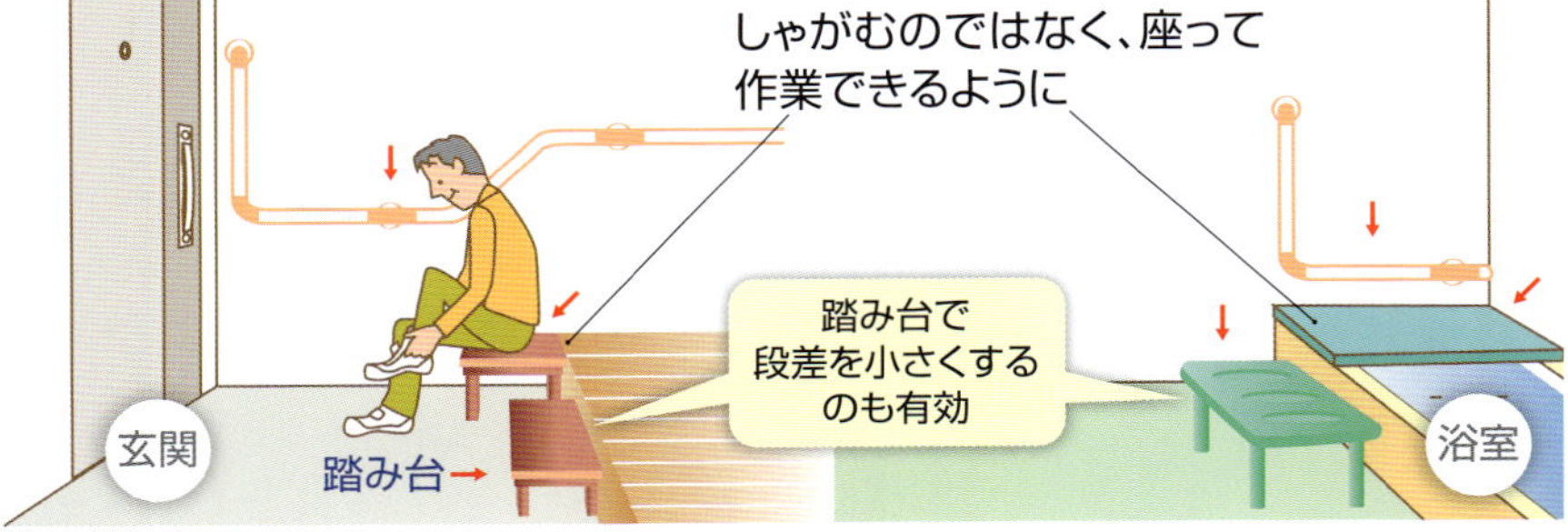
踏み台で
段差を小さくする
のも有効
玄関
踏み台
浴室

治療は運動療法を中心にスタートする

変形性膝関節症の治療では、まず手術を行わずに膝の状態の改善をめざす保存療法を考えます。

保存療法には、運動療法、薬物療法、物理療法などがあります。

運動療法とは、運動することで膝関節を支える筋肉を鍛え、痛みを軽減したり膝関節の負担を軽くしたりするためのものです。運動療法は変形性膝関節症の治療の中心です。手術を受けた場合でも、運動療法の継続が必要です。

薬物療法は、膝の痛みが強い場合に一時的に薬で炎症を抑えたり、痛みをやわらげて、運動療法や日常動作をスムーズに行えるようにするためのものです。病気そのものを治すことはできません。

また、光や熱などの物理的な刺激をつかって膝や膝周辺の血流を改善し、痛みをやわらげる物理療法を行うこともあります。*足底板や膝装具を使用して、膝の安定性をよくしたり脚の変形を矯正する場合もあります。保存療法では痛みが抑えられなかったり、膝関節の状態が日常生活を送れないほど悪い場合は、手術療法を選択します。中心となるのは、「人工《じんこう》膝《ひざ》関節《かんせつ》全《ぜん》置《ち》換術《かんじゅつ》」（１３６頁）という人工膝関節に換える手術で、日本では年間約５万人が受けています。

膝関節の状態によっては、体に小さな孔を開けて器具を挿入して行う「関節《かんせつ》鏡《きょう》視《し》下《か》手術《しゅじゅつ》」（１３２頁）や、骨を切って脚の形を整える「高《こう》位《い》脛骨《けいこつ》骨《こつ》切《き》り術《じゅつ》」（１３４頁）を選択する場合もあります。

では、運動療法にはどんなトレーニングがあり、どんな効果があるのでしょうか。次項で、詳しく解説しましょう。

進行度から考えられる治療方針チャート

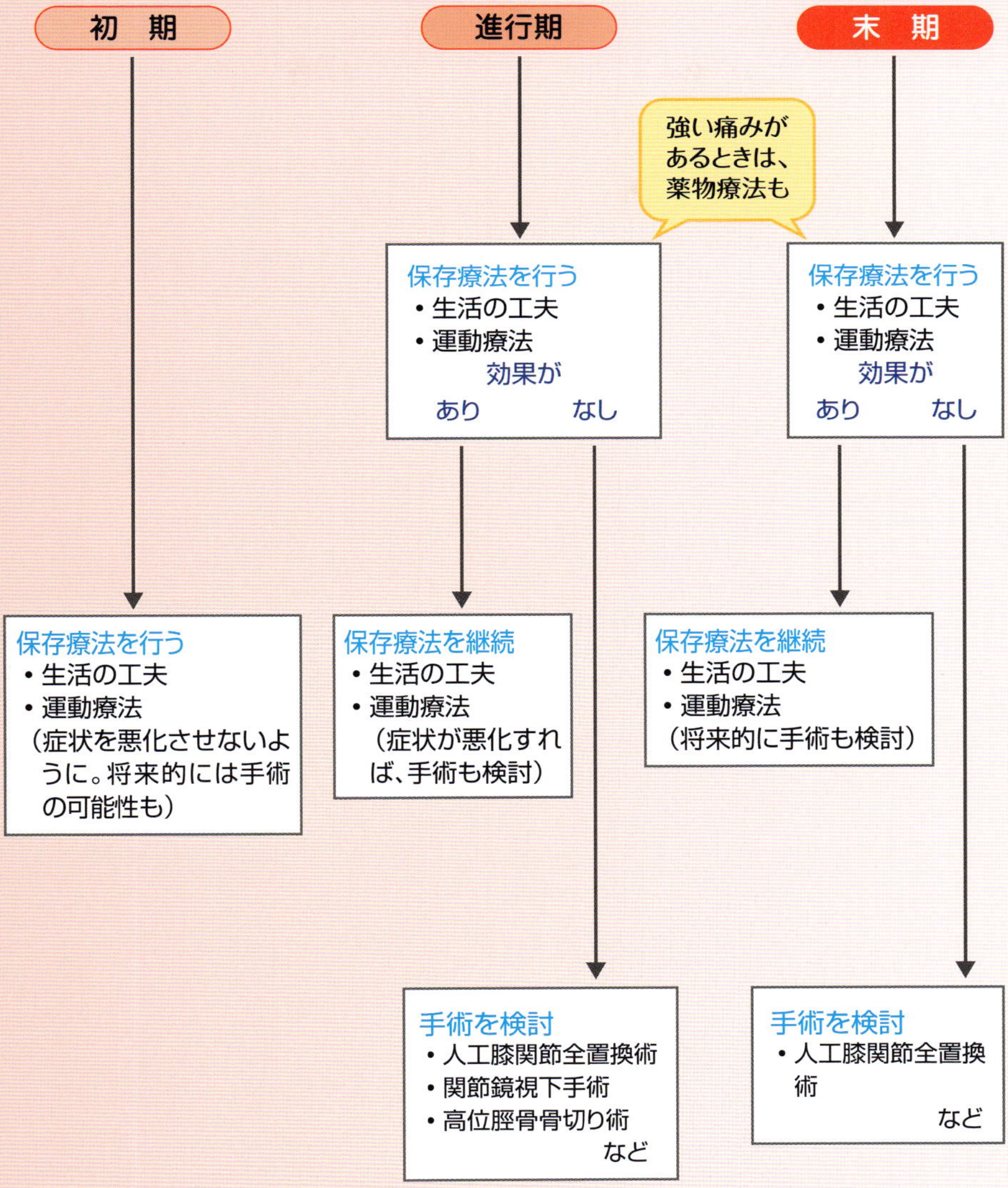
初 期
進行期
末 期
強い痛みがあるときは、薬物療法も
保存療法を行う
・生活の工夫
・運動療法
効果が
あり
なし
保存療法を行う
・生活の工夫
・運動療法
効果が
あり
なし
保存療法を行う
・生活の工夫
・運動療法
（症状を悪化させないように。将来的には手術の可能性も）
保存療法を継続
・生活の工夫
・運動療法
（症状が悪化すれば、手術も検討）
保存療法を継続
・生活の工夫
・運動療法
（将来的に手術も検討）
手術を検討
・人工膝関節全置換術
・関節鏡視下手術
・高位脛骨骨切り術
など
手術を検討
・人工膝関節全置換術
など

運動療法は継続する！

筋力アップと膝の可動域を維持させる「運動療法」

運動療法をはじめよう

運動療法は、ストレッチと筋肉トレーニングが主体です。さらに、可能ならばウォーキングも行います。ストレッチでは、太ももの裏側の膝屈筋群《ひざくっきんぐん》（ハムストリングス）、ふくらはぎの下腿三頭筋《かたいさんとうきん》とアキレス腱の柔軟性を高めることで、膝関節の可動域を維持、あるいは広げます。また、筋肉のこりを取り除き、血行をよくすることで、痛みをやわらげる効果もあります。無理に行うと逆に傷めてしまう場合があるので、心地よさを感じながらじっくり伸ばしていきましょう。

筋肉トレーニングでは、主に太ももの前側の筋肉・大腿四頭筋《だいたいしとうきん》を鍛えます。大腿四頭筋は膝の屈伸運動を行うと同時に、膝関節を支える働きをしており、ここを鍛えることで、膝関節の安定性が増し負担を軽減することができるのです。

歩いても膝に痛みを感じないようになったら、ウォーキングも有効です。脚の筋肉を衰えさせないためにも、歩くことはとても重要です。膝に負担をかけないように必ずクッション性の高い靴底のウォーキングシューズを履いて行います。

運動療法を行う上で大切なのは、痛みを感じない範囲で行うことです。そして、少しずつでもかまいませんので、持続して行きましょう。すぐに効果は感じられないものですが、根気よく続けることが大切です。

膝関節の負担を軽減する「運動療法」①

運動療法の目的はおもに3つ

1. 筋肉トレーニング ➡ 関節の安定をよくする。歩行能力を改善する
2. ストレッチ ➡ 膝関節の可動域を維持･改善。血行の改善
3. ウォーキング ➡ 脚の筋力の維持・向上

筋肉トレーニング

足上げ体操

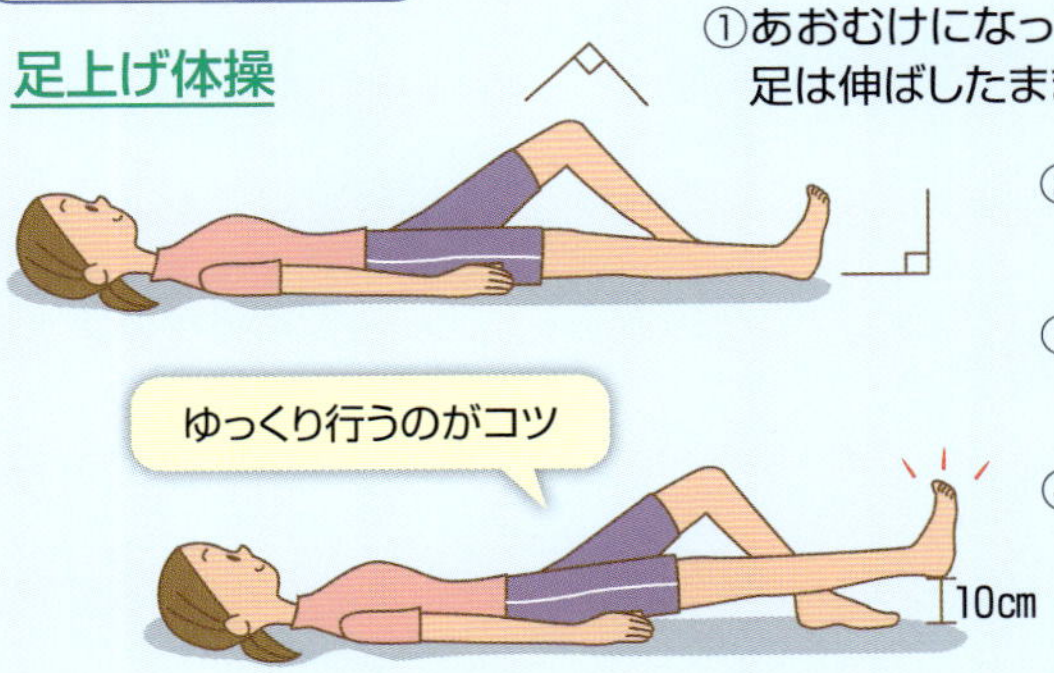
ゆっくり行うのがコツ
10cm

①あおむけになって、左膝を90°に曲げる。右足は伸ばしたまま、足首を90°に

②右足をゆっくり10cm持ち上げ、そのまま5秒保つ

③右足をゆっくり床に下ろし、2～3秒休む

④①～③を20回くり返す。左右を逆にして同様に行う

20回×1セット

横上げ体操

①床に横向けになり、下側の脚を直角に曲げる。手は楽な位置に

②上側の脚を10cm上げ、5秒間そのままキープ

③①～②を20回くり返す。反対の脚も同様に行う

20回×1セット

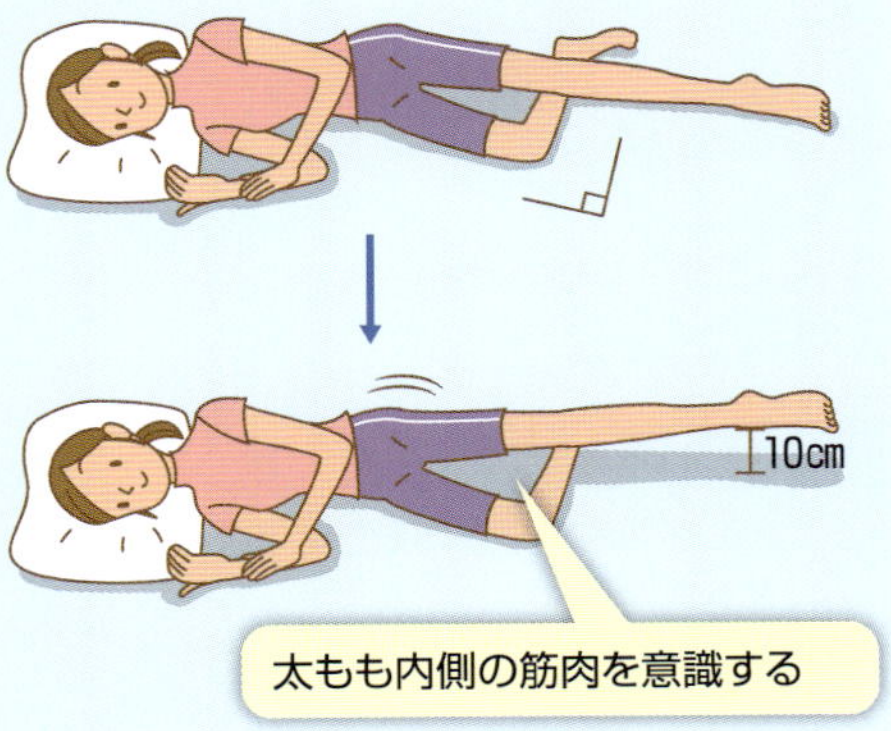
10cm
太もも内側の筋肉を意識する

四頭筋《しとうきん》の訓練

20回×1セット

足首は手前に
曲げても
伸ばしてもOK

①イスに座り、右脚をイスの高さくらいまで上げながら膝を伸ばす

②そのまま10秒キープし、静かに下ろす

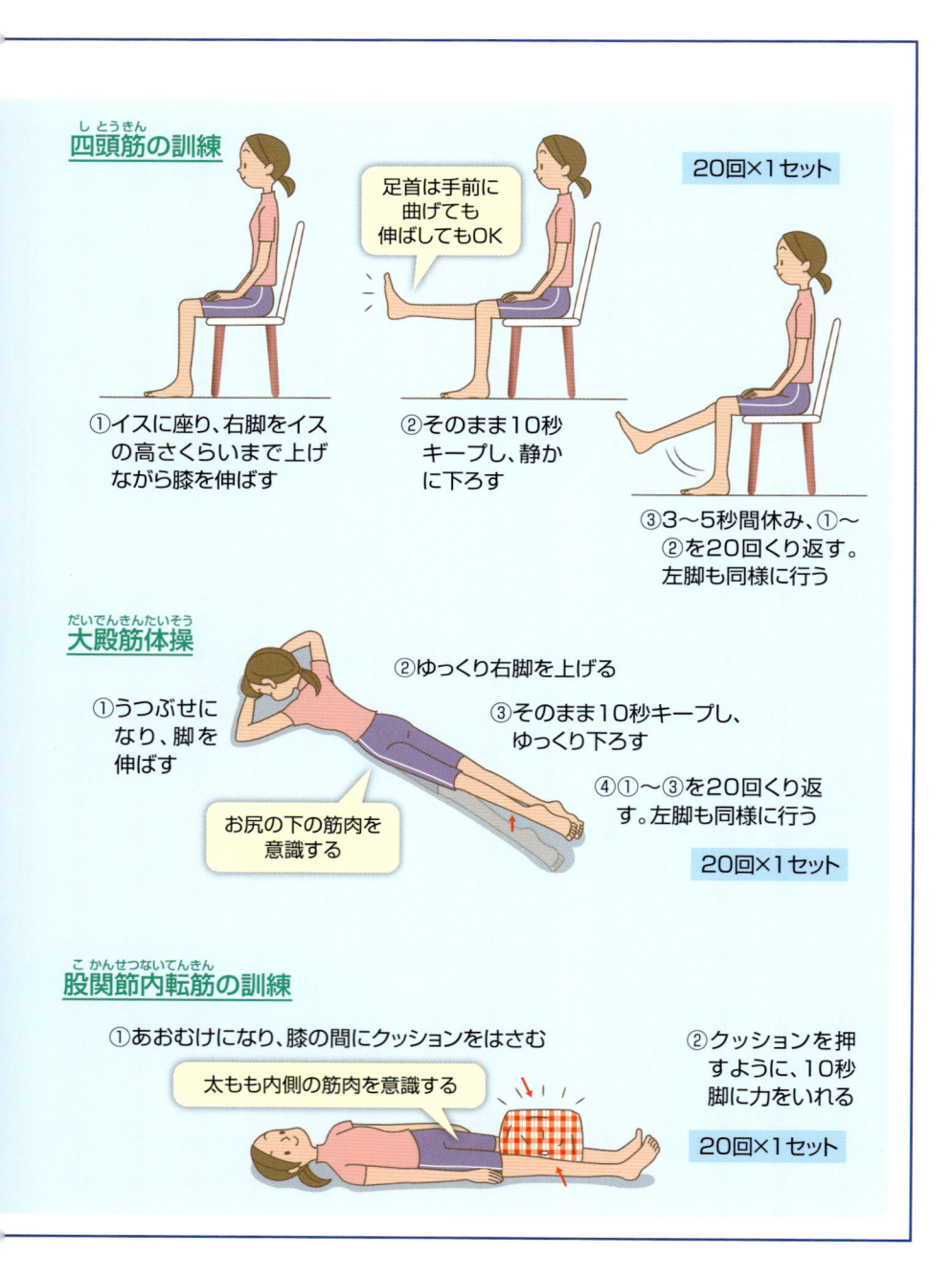

③3〜5秒間休み、①〜②を20回くり返す。左脚も同様に行う

大殿筋体操《だいでんきんたいそう》

①うつぶせになり、脚を伸ばす

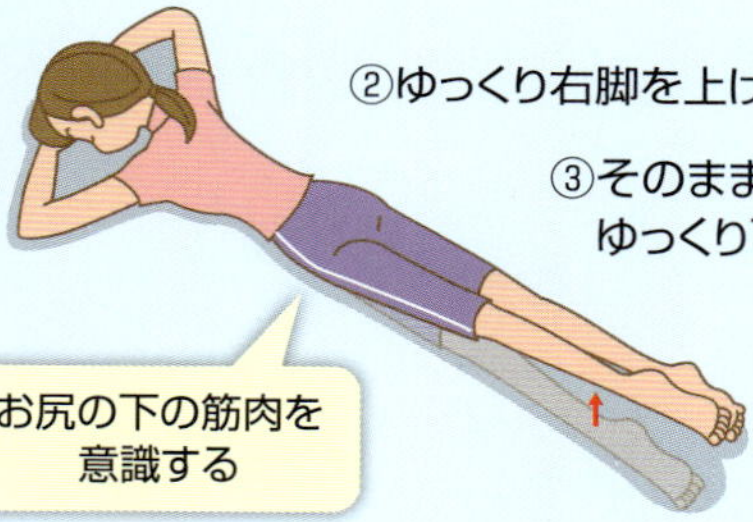
お尻の下の筋肉を
意識する

②ゆっくり右脚を上げる

③そのまま10秒キープし、ゆっくり下ろす

④①〜③を20回くり返す。左脚も同様に行う

20回×1セット

股関節内転筋《こかんせつないてんきん》の訓練

①あおむけになり、膝の間にクッションをはさむ

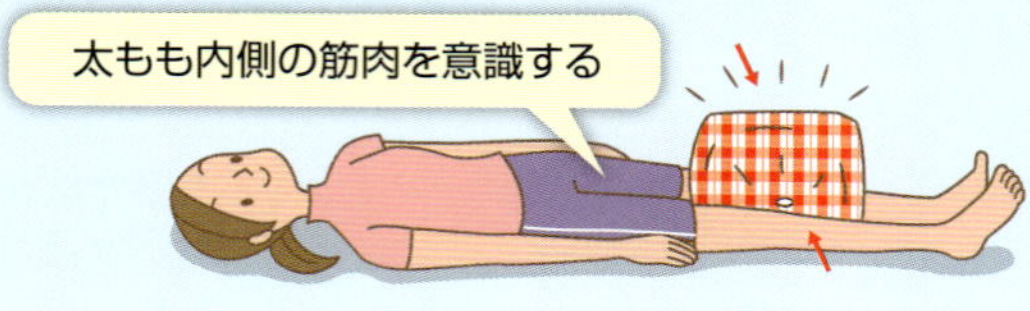
太もも内側の筋肉を意識する

②クッションを押すように、10秒脚に力をいれる

20回×1セット

膝関節の負担を軽減する「運動療法」②

ストレッチ

ひざのストレッチ

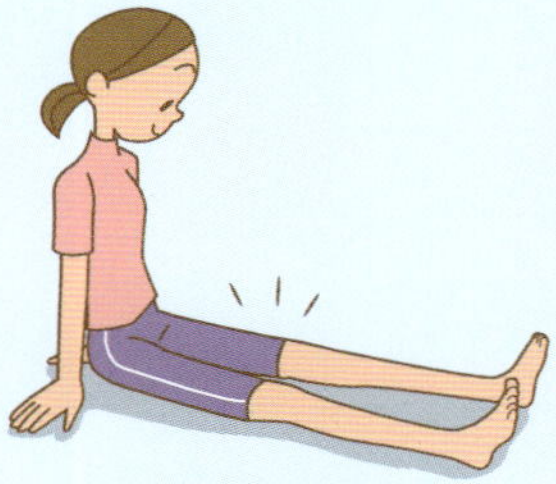

①ひざを伸ばして座る

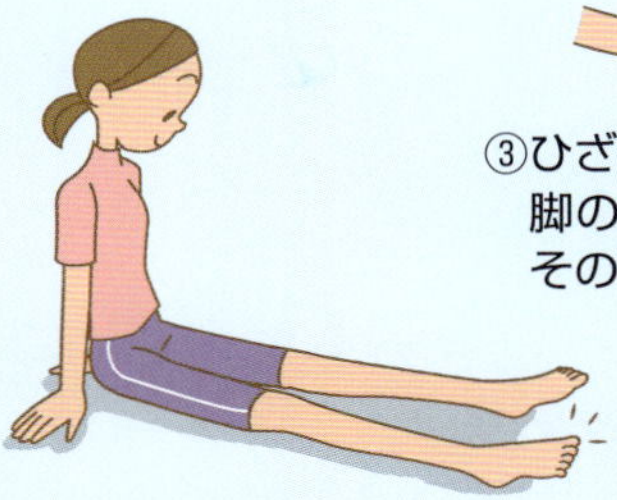

②ひざに力を入れて、右脚のつま先を伸ばす。そのまま5秒キープ

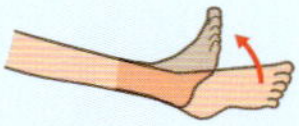

③ひざに力を入れて、右脚のつま先を立てる。そのまま5秒キープ

④左脚も同様に行う

左右各1回×1セット

ハムストリングスのストレッチ

①床に脚を軽くひらいて座り、右脚を真っ直ぐに伸ばす

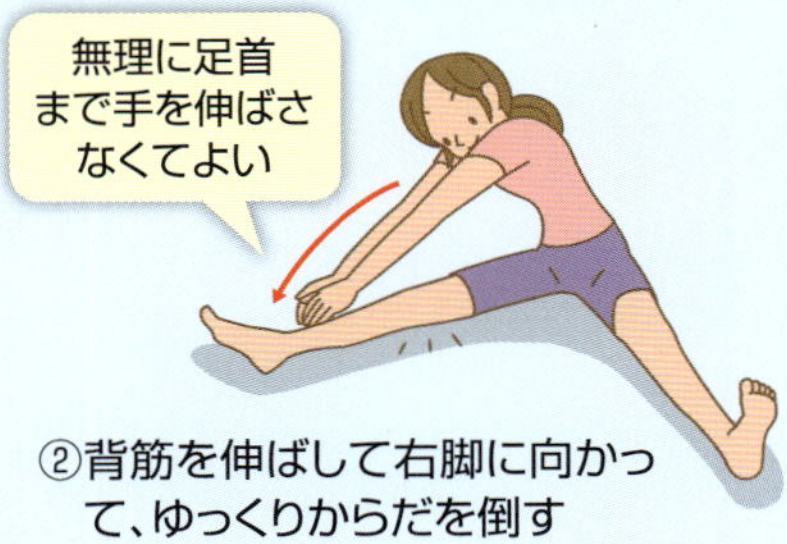

②背筋を伸ばして右脚に向かって、ゆっくりからだを倒す

③10秒キープし、からだを戻す

④②〜③を3〜5回くり返す。左脚も同様に行う

左右各3〜5回×1セット

下腿三頭筋《かたいさんとうきん》のストレッチ

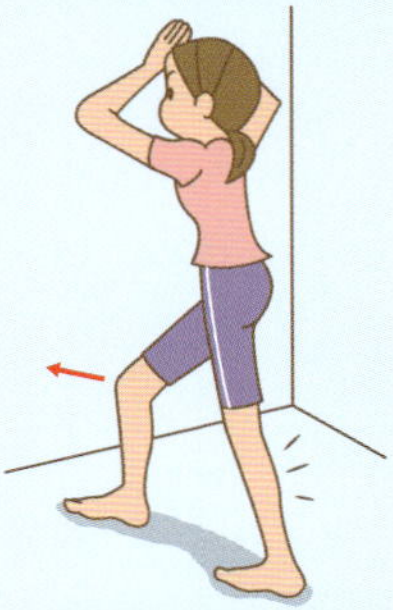

①壁か手すりの前に立ち、前後に脚をずらす

②前側の脚の膝を曲げて腰を前に入れ、ゆっくり後ろ側の脚のふくらはぎを伸ばす

③左右の脚を入れかえて①〜②をくり返す

左右各3〜5回×1セット

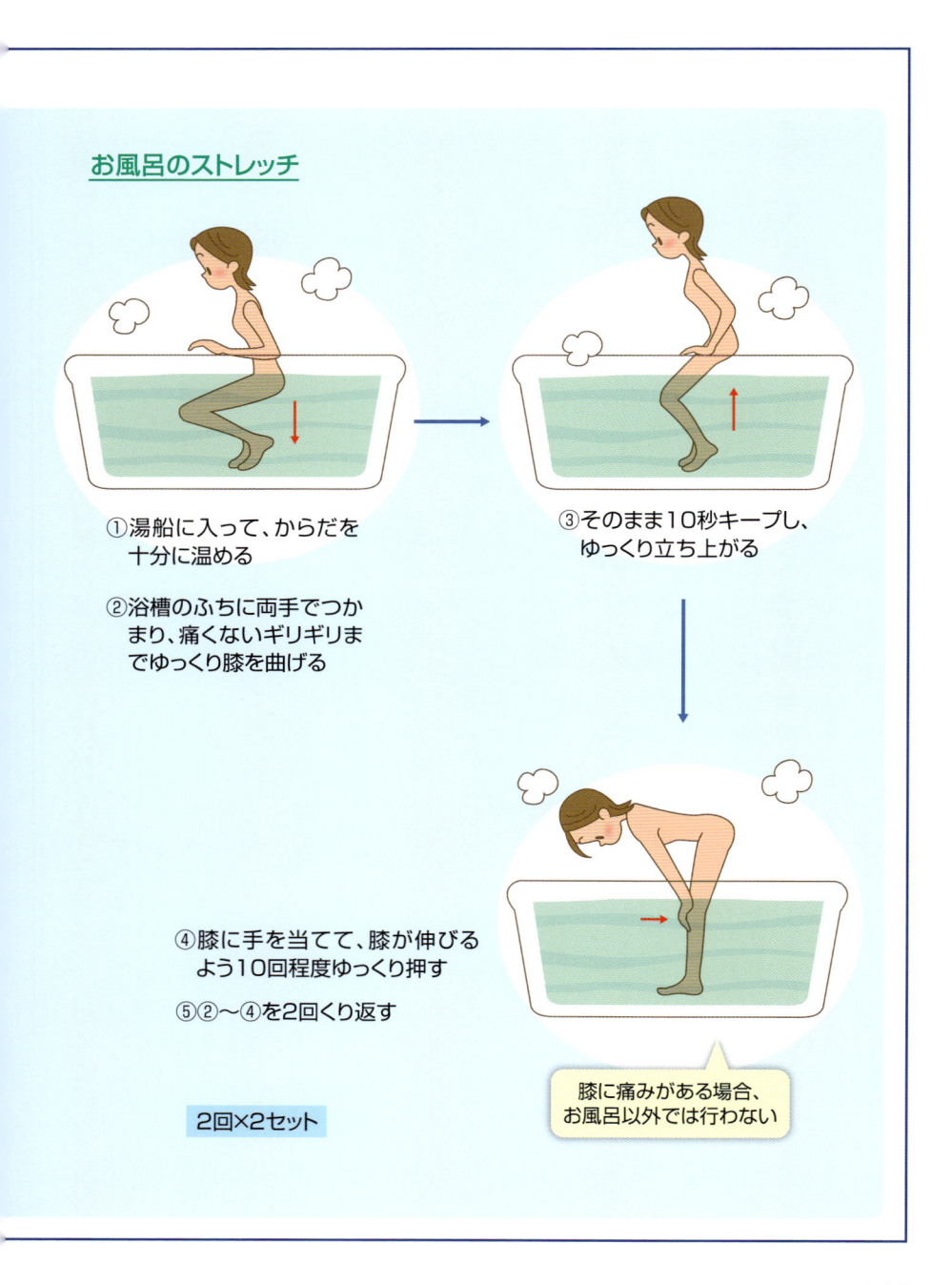

お風呂のストレッチ

①湯船に入って、からだを十分に温める

②浴槽のふちに両手でつかまり、痛くないギリギリまでゆっくり膝を曲げる

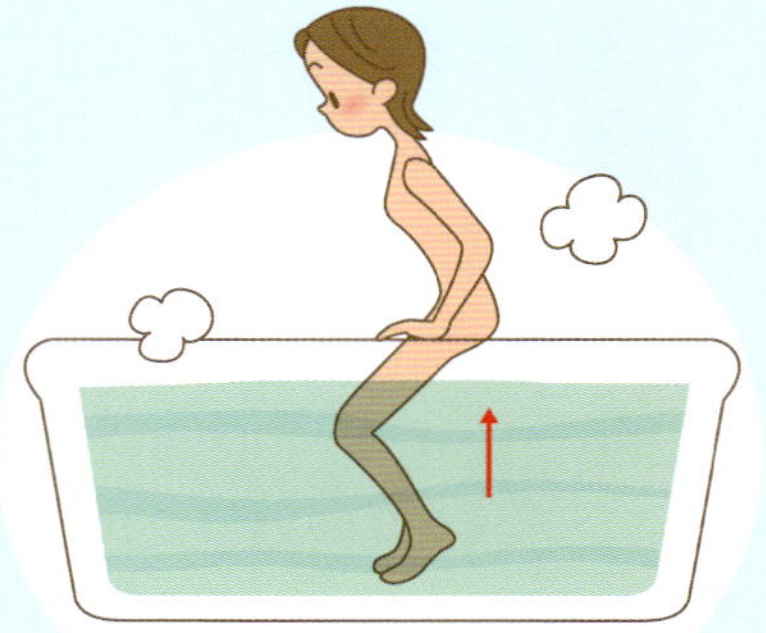

③そのまま10秒キープし、ゆっくり立ち上がる

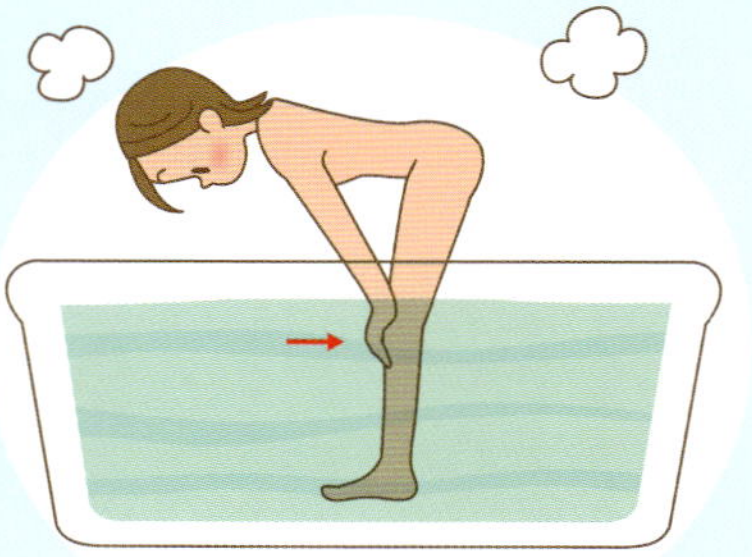

④膝に手を当てて、膝が伸びるよう10回程度ゆっくり押す

⑤②～④を2回くり返す

2回×2セット

膝に痛みがある場合、お風呂以外では行わない

膝関節の負担を軽減する「運動療法」③

ウォーキング

①リズミカルに歩く。両手は軽く握って、自然に振る

②20〜30分程度歩く

3〜5回／週

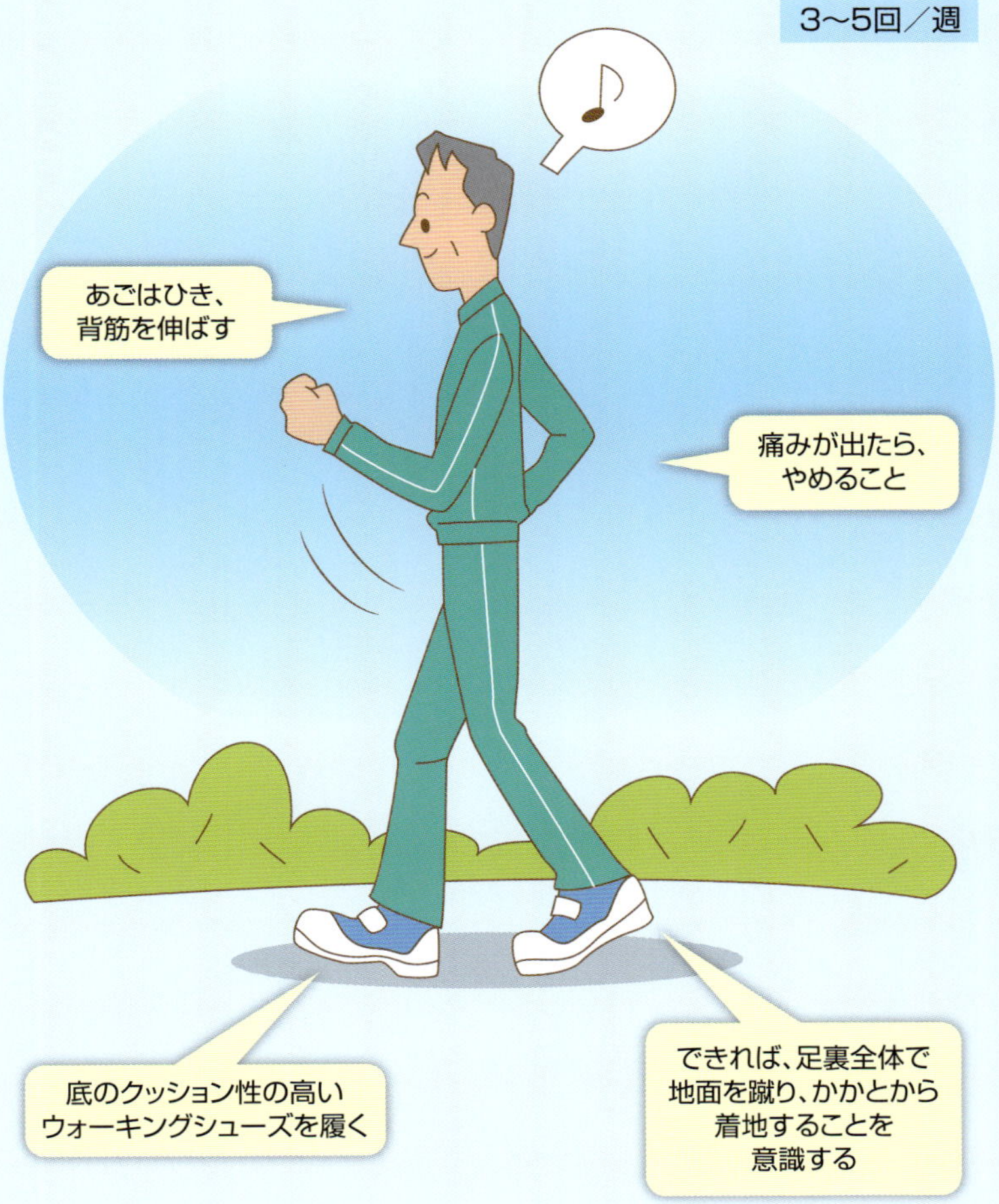

あごはひき、背筋を伸ばす
痛みが出たら、やめること
底のクッション性の高いウォーキングシューズを履く
できれば、足裏全体で地面を蹴り、かかとから着地することを意識する

炎症や痛みを抑えて動きを楽にする「薬物療法」

運動療法の妨げとなる痛みを緩和する

生活の工夫や運動療法を行っても膝の痛みが軽減しない場合、薬物療法で痛みや炎症を抑えます。膝の痛みが強い人は、歩行などのふだんの活動も制限されやすくなります。すると、筋力が低下したり、関節包が固くなったりして、膝関節の可動域が狭くなり、さらに膝を動かしにくくなる、という悪循環に陥ります。薬物療法には、この流れを一度断ち切る意味もあるのです。

はじめに使われるのは、抗炎症作用のある外用薬、主に湿布薬です。効果が出ないときは、鎮痛作用のあるアセトアミノフェン、次に非ステロイド性抗炎症薬（NSAIDs《エヌセッズ》）が使われます。非ステロイド性抗炎症薬は、変形性膝関節症の薬物療法ではもっともよく使われる薬で、はじめから非ステロイド性抗炎症薬が処方されることもあります。

非ステロイド性抗炎症薬で効果が現れない場合は、麻薬系のオピオイド鎮痛薬を使います。痛みが強力な場合は、ステロイド薬を関節内に直接注射することもあります。痛みと炎症が落ちついたら、関節内の動きをなめらかにする効果のあるヒアルロン酸を注射します。

関節内に関節液がたまって膝が腫れる「関節水腫《かんせつすいしゅ》（関節水症《かんせつすいしょう》）」では、注射器で関節液を抜く「関節《かんせつ》穿刺《せんし》」を行います。そのあとヒアルロン酸を注入することもあります。なお、「水を抜くと、クセになる」という誤解がありますが、関節穿刺を行ったからといって関節液が溜まりやすくなることはありません。

痛みや炎症を抑える「薬物療法」

変形性膝関節症で使われる薬

	特徴	主な副作用	主な使い方
アセトアミノフェン	鎮痛効果。比較的安全性が高い	食欲不振、胃痛など消化器症状	内服薬
非ステロイド性抗炎症薬（NSAIDs）	鎮痛効果、抗炎効果	胃腸障害	内服薬、坐薬（痛みが強いときに）
オピオイド鎮痛薬	強い鎮痛効果	便秘、めまい、吐き気、眠気	内服薬、貼り薬
ヒアルロン酸	関節内の潤滑をよくする	まれに細菌感染、アレルギー反応など	関節内注射

薬の使用で痛みが落ちついたら、関節内の動きをなめらかにする効果のある「ヒアルロン酸」を注射する

膝に水がたまる関節水腫（関節水症）の場合

膝に水がたまると、関節の内圧が高まり痛みが増す。

↓

注射器で水を抜き取り、内圧を下げる。（そのあとにヒアルロン酸を注射することもある。）

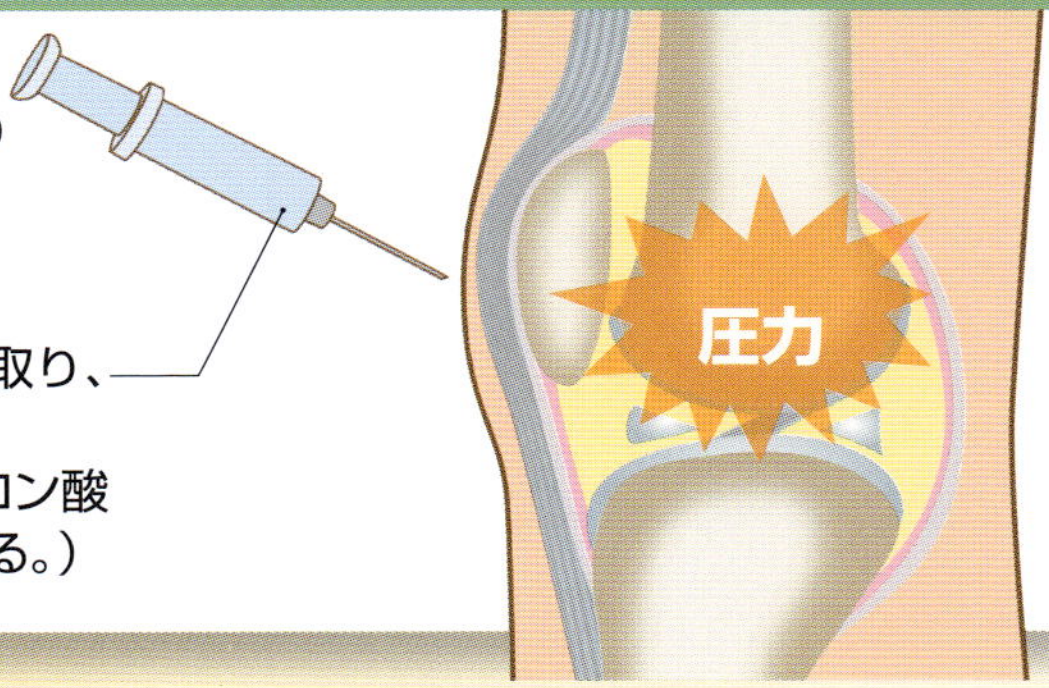

血液の流れを改善する「物理療法」

医療機関で行う物理療法

変形性膝関節症の保存療法では、光や熱、電気などの物理的な作用を利用して、患部を温めたり冷やしたりして症状を改善する「物理療法」も行われます。おもに、患部を温める「温熱療法」と、冷やす「寒冷療法」を用います。

温熱療法は、家庭でも患者さん自身が行うこともでき、温湿布《おんしっぷ》やホットパック、入浴などによって患部を温めることで、痛みを軽減できます。

病院で施術する温熱療法には、高周波、レーザー、赤外線などがあり、患部により深く働きかけることができます。「電気刺激療法」、「光線療法」とも呼ばれます。

寒冷療法は、慢性の痛みよりも、患部の炎症が強くて熱をもっているとき、腫れがあるときに有効です。冷湿布や冷たいタオルなどで患部を冷やします。冷湿布で腫脹をとることは血行をよくする効果もあります。

家庭でも、長時間歩行して痛みと腫脹が出たときなど、氷水をビニール袋に入れる「アイスパック」を使うといいでしょう。冷やし過ぎないようタオルを巻いて調節しながら、1回15〜20分ほど冷やし、20〜30分休んで、また冷やすことを2〜3回繰り返します。

そのほか、マッサージや指圧などで痛みを軽減することもあります。

医療機関で行われる物理療法

変形性膝関節症の主な物理療法

1 電気療法

電流治療器
膝周辺に微弱な電流を流すことで刺激し、症状の回復をうながす

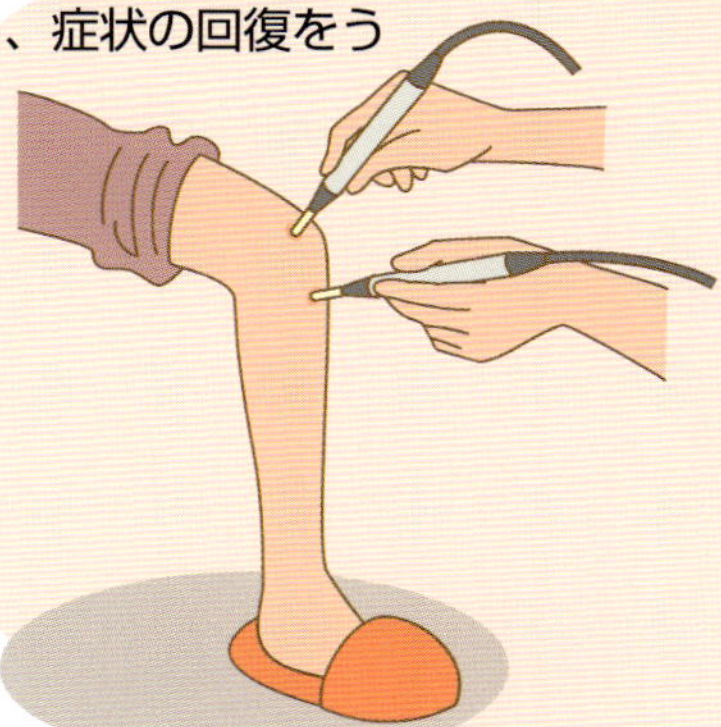

2 光線療法

赤外線治療器
赤外線の温熱効果で、痛みをやわらげ新陳代謝を促進する

3 レーザー療法

低出力レーザーで血流を改善し、痛みをやわらげる

4 超音波治療

超音波を当てることで体の深部へのマッサージ・温熱効果がある

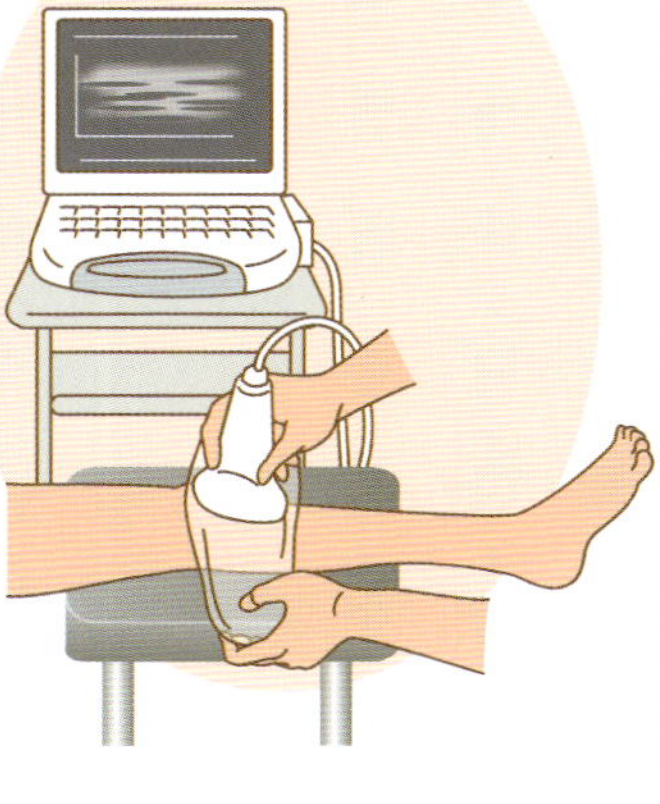

家庭でもできる温熱療法

温熱療法は自分で家庭で行うこともできます。手軽なのは、ホットパックや温めたタオルで膝を温める方法。お風呂で湯船に入って温めてもいいでしょう。じっくりと温めると効果的です。

※かかりつけの医師と相談の上行いましょう。

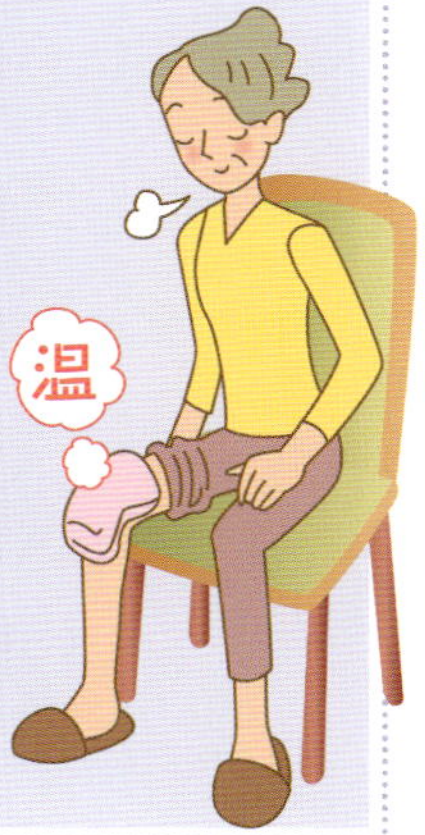

膝の変性が日常生活を脅かす場合は、「手術療法」を選択

負担が少なく、術後の回復も早い「関節鏡視下手術」

「関節鏡視下手術」は、体に小さな孔を開け、そこから小さなカメラのついた金属製の管「関節鏡」や手術器具を関節内に挿入して行う手術で、手術時間も短く、体への負担が小さいのが利点です。高齢者や持病があって大きな手術を望まない人、人工膝関節全置換手術を先延ばしにしたい人などが行います。

関節鏡視下手術が適しているのは、初期から進行期まで。脚が比較的まっすぐな状態で、関節軟骨や半月板《はんげつばん》の損傷が内側か外側の片方のみの人が対象となります。関節軟骨深く損傷していると痛みが残る恐れがあり、また損傷の範囲が広い場合は関節鏡視下手術は行えません。

関節鏡視下手術は、膝のお皿の骨・膝蓋骨周辺に1㎝程度の孔を2～4ヵ所あけ、そこから小さなカメラのついた金属製の管「関節鏡」や手術器具を挿入します。

手術は1時間程度。主に、損傷した半月板や関節軟骨を切除し、関節内に散っているかけらを取り除く「関節デブリドマン」を行い、荒れた関節軟骨の表面を整えます。また痛みの原因となる骨棘《こつきょく》や炎症を起こしている滑膜《かつまく》を切除したり、脛骨《けいこつ》に癒着《ゆちゃく》した関節包をはがしたりもします。

手術翌日から体重をかけて歩くことが可能です。翌日か2日後には退院でき、2～3週間でもとのように生活が送れます。ただし、違和感なく動けるようになるまでには3～6ヵ月ほど要します。また、数年から10年程度で痛みが再発する場合が多いです。

関節鏡視下手術

入院期間	2～3日。術後の痛みや違和感は2～3週間ほどでなくなる。
手　術	1㎝ほどの孔を2～4ヵ所開け、そこから関節内部まで器具を入れて手術する。
特　徴	傷が小さくて済み、体への負担が軽いため、高齢者や持病のある人が受けやすい。

関節鏡視下手術の手法

膝蓋骨《しつがいこつ》周辺に1㎝程度の孔をあける

↓

関節鏡、手術器具を入れる

↓

傷んだ関節軟骨や骨棘などの切除、関節内の洗浄などを行う

↓

皮膚を縫合《ほうごう》する

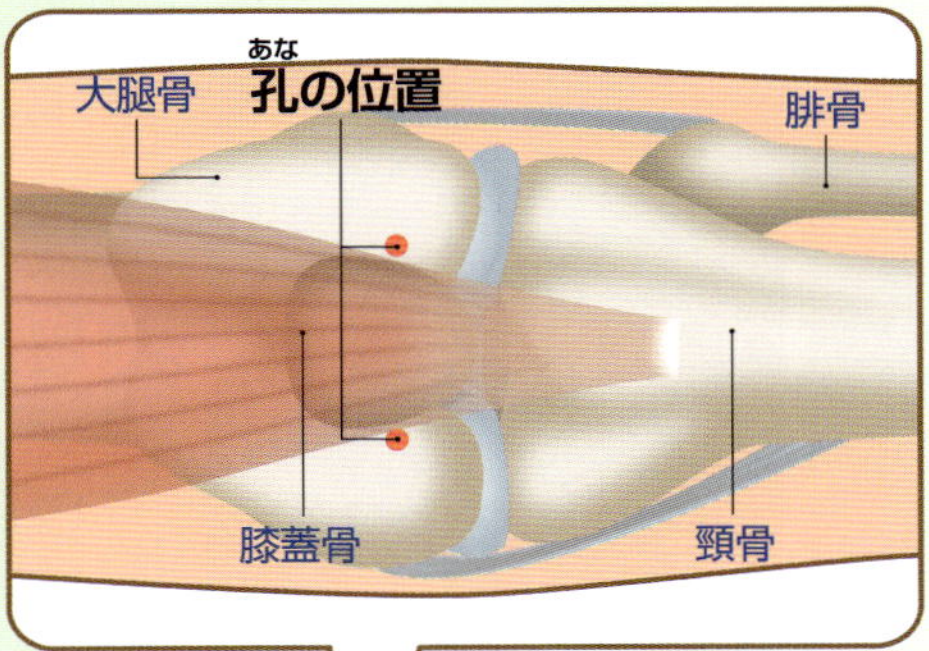

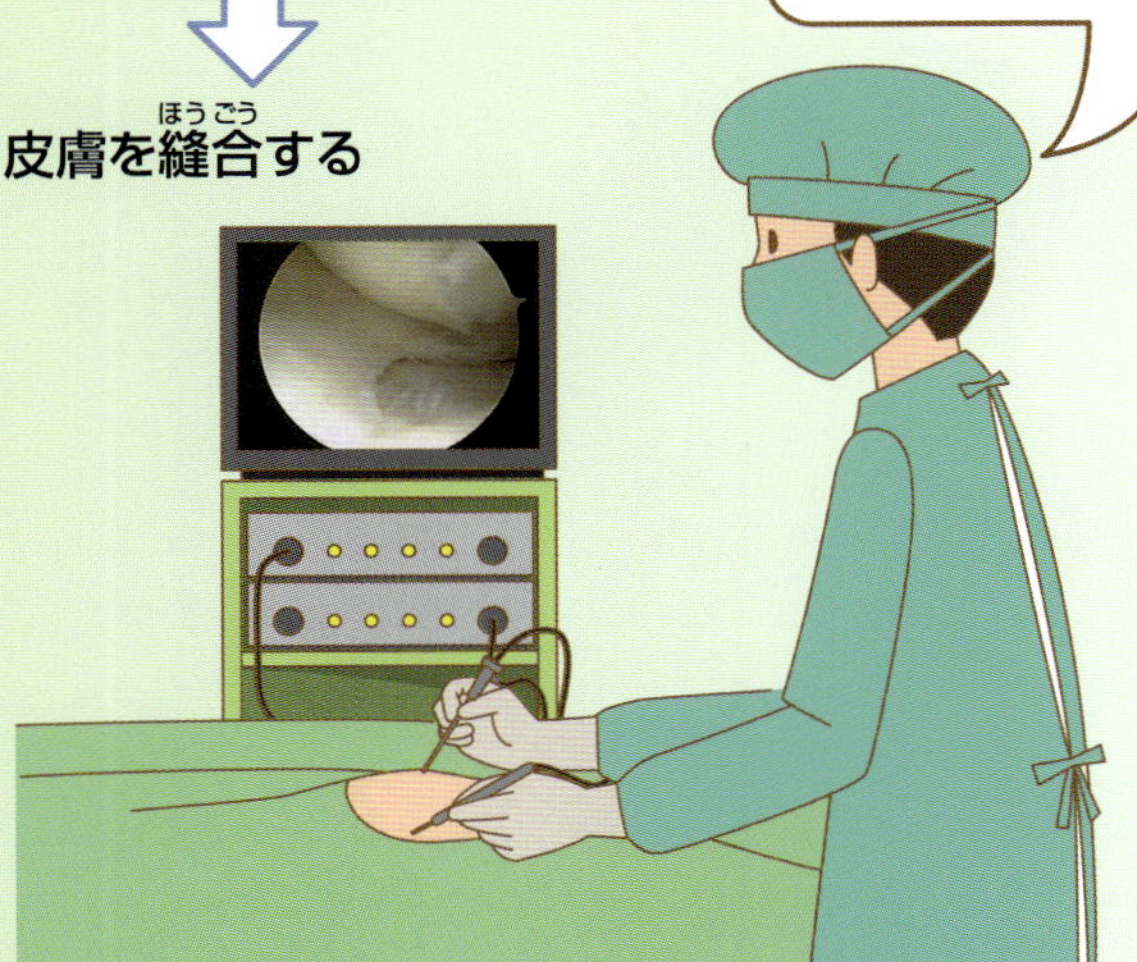

関節を成型してO脚を直す「高《こう》位《い》脛《けい》骨《こっ》骨《こつ》切《き》り術《じゅつ》」

骨を切ってつなぎ、脚のかたちを整えるのが、「高位脛骨骨切り術」です。

O脚だと膝の内側への負担が重くなり、内側の関節軟骨がすり減ってしまいます。すると大腿骨と脛骨の隙間が狭くなって、ますますO脚変形が強くなり、症状が進んでしまいます。そこで、進行を止めるために高位脛骨骨切り術で骨を〝切り貼り〟し、O脚を直します。

かつては、人工膝関節の寿命が20年程度だったため、比較的若年層では再手術を避けるために、人工膝関節を敬遠し、高位脛骨骨切り術を選択することがありました。しかし、近年では人工膝関節の寿命が30年程度まで長くなっているため、入院、リハビリテーションが長期間になる高位脛骨骨切り術を行う例は以前に比べて減り、適応は限られてきています。

高位脛骨骨切り術には、脛骨の外側から骨をくさび状に切り取る「クローズド・ウェッジ法」と、脛骨の内側に切り、くさび型の人工骨*を入れる「オープニング・ウェッジ法」があります。クローズド・ウェッジ法は、骨を切り取るので足が少し短くなり、オープニング・ウェッジ法では少し長くなります。

高位脛骨骨切り術は、切った骨が骨癒合するまで注意が必要です。入院期間が2ヵ月程度、さらにリハビリテーションにも5～6週かかります。また、進行度が初期～中期で、膝関節の外側の関節軟骨がある程度残った状態でなければなりません。骨切りによる矯正可能な角度にも限界があり、あまりO脚が進んだ人は受けることができません。

骨切り術

入院期間	2ヵ月程度。退院後のリハビリに5〜6週。
手　術	骨の一部を切ってつなぐことで、O脚を正常に近い形に整える。
特　徴	自分自身の骨を生かせるが、動けるようになるまでに時間がかかる。

骨切り術の手法

1 クローズド・ウェッジ法

左脚

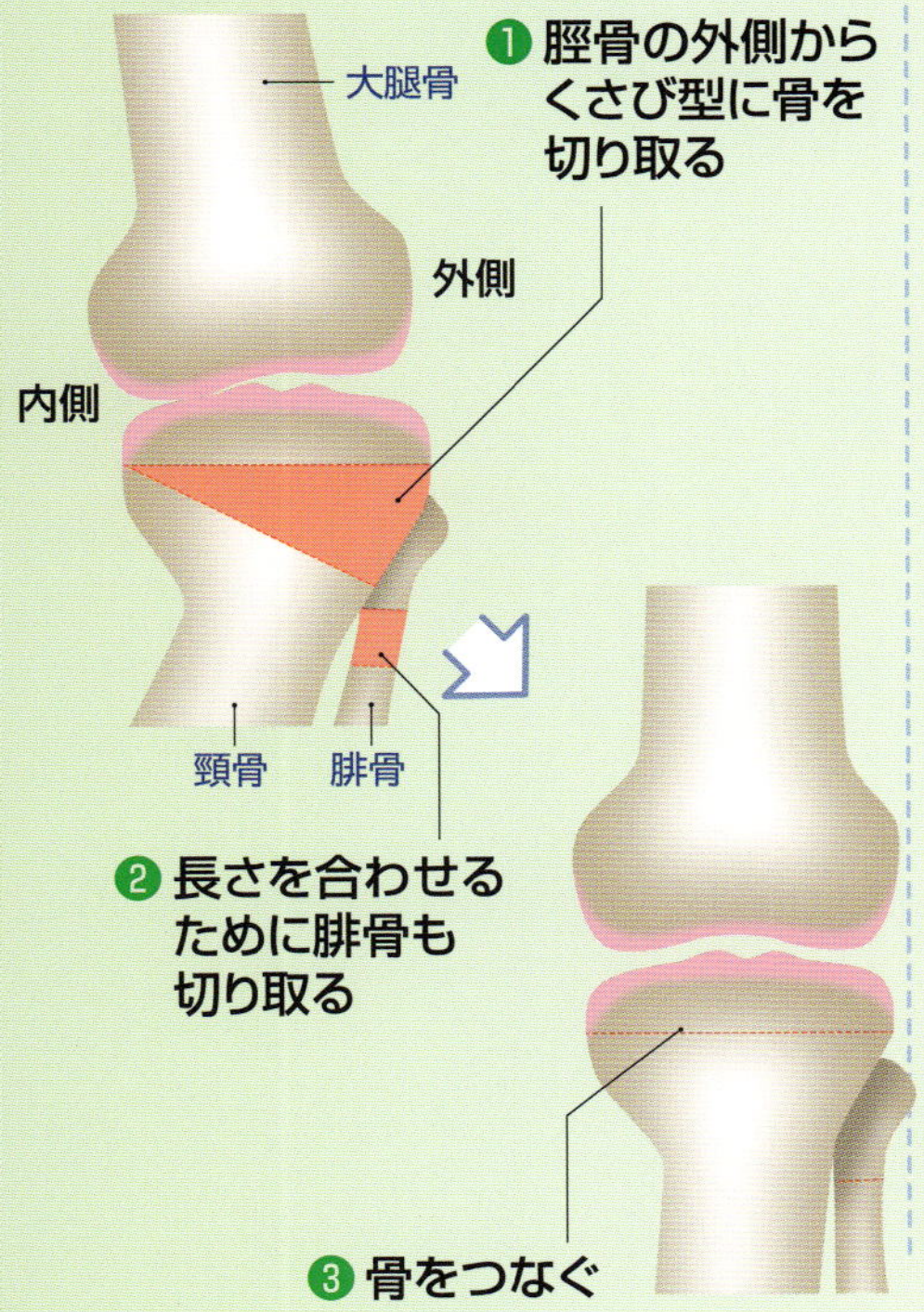

大腿骨
❶脛骨の外側からくさび型に骨を切り取る
外側
内側
頸骨
腓骨
❷長さを合わせるために腓骨も切り取る
❸骨をつなぐ

2 オープン・ウェッジ法

左脚

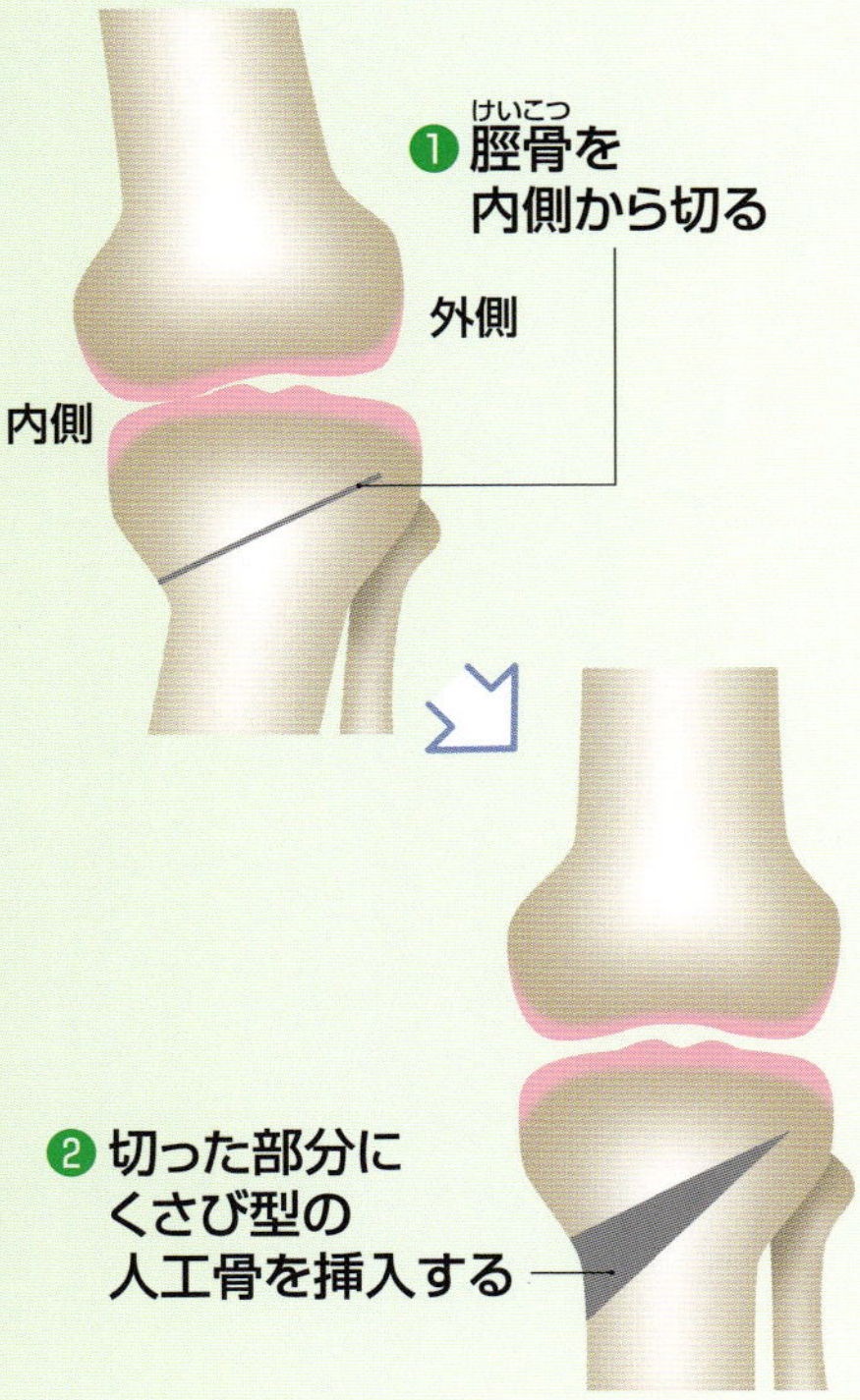

❶脛骨《けいこつ》を内側から切る
外側
内側
❷切った部分にくさび型の人工骨を挿入する

傷んだ膝関節を入れかえる「人《じん》工《こう》膝《ひざ》関《かん》節《せつ》全《ぜん》置《ち》換《かん》術《じゅつ》」

「人工膝関節全置換術」は、膝関節を切り取り、人工膝関節に置き換える手術です。膝の痛みが強く、家事や外出などの日常生活にも支障が出るようなときに選択します。

人工関節は、大腿骨の替わりとなる「大腿骨コンポーネント」、関節軟骨と半月板の役割をする「脛骨インサート」、脛骨に固定する「脛骨コンポーネント」、膝のお皿の替わりの「膝蓋骨コンポーネント」でできています。骨部分には金属やセラミックス、関節軟骨の部分にはポリエチレンが使われています。

手術は、膝蓋骨の内側から切開し、まず骨棘を取り除いたり、こわばっている腱や靭帯を剥離するなど関節周囲の状態を整えます。次に、傷んだ関節を切除し、人工膝関節と同じ形状の仮の部品を入れて、X線写真などで人工膝関節設置後の状態を確認します。よければ仮の部品を人工膝関節に換えて、医療用セメントやスクリュー(ねじ)などで固定し、関節内を洗浄して縫合します。手術時間は1時間半程度です。

人工膝関節全置換術では、大腿骨コンポーネントと脛骨コンポーネントの設置位置が、術後の脚の形や膝関節安定度に影響します。近年は、CT画像をコンピューター上で3次元映像化して、手術時に正確な位置に合わせるコンピューターナビゲーション・システムが使われることもあります。

人工膝関節全置換術の利点は、手術後に痛みがほとんどなくなることです。他の手術より、痛みの改善度が高いことが特徴です。ただ、人工膝関節では、正座のような膝を深く曲げる動作ができないなど、膝の状態が完全になるわけではありません。また、20~30年の寿命や、摩耗したりゆるみが出ることで、新しい人工膝関節に替える再手術が必要になることもあります。

人工膝関節置換術

入院期間	1ヵ月程度。
手　術	膝関節を切り取り、人工膝関節に置き換える。
特　徴	痛みがなくなる。

人工膝関節置換術の手法

1 人工膝関節手術

全面的に傷んだ関節面を
人工膝関節に置き換える手術

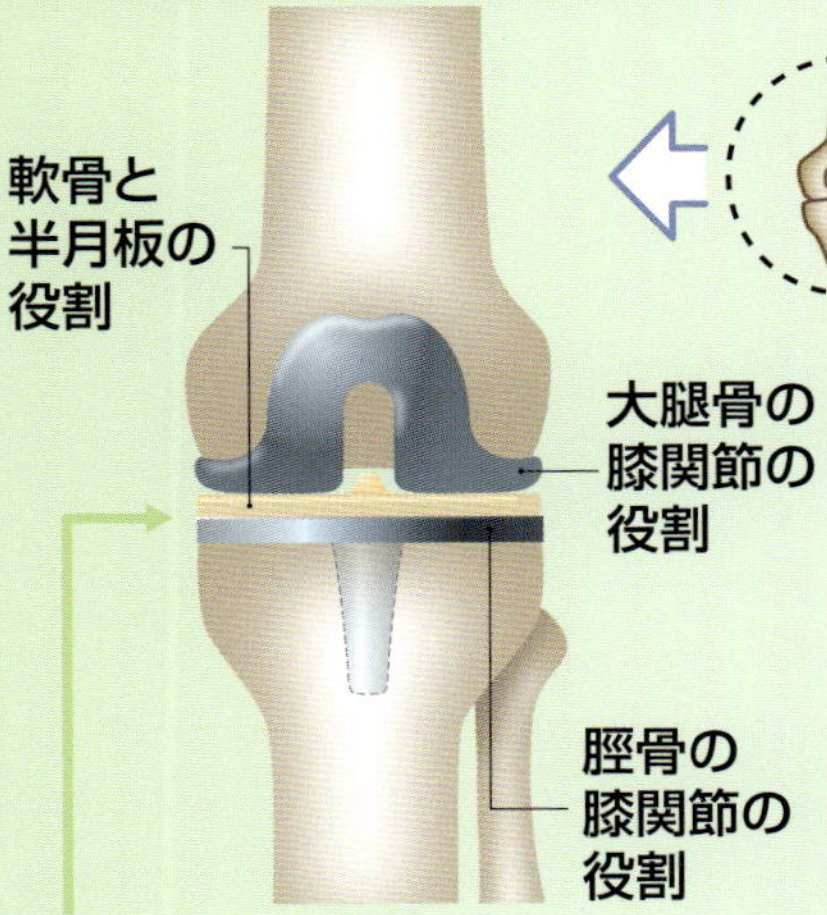

軟骨と半月板の役割
大腿骨の膝関節の役割
脛骨の膝関節の役割

「人工膝関節全置換術」では、膝関節をすべて人工膝関節に置き換える

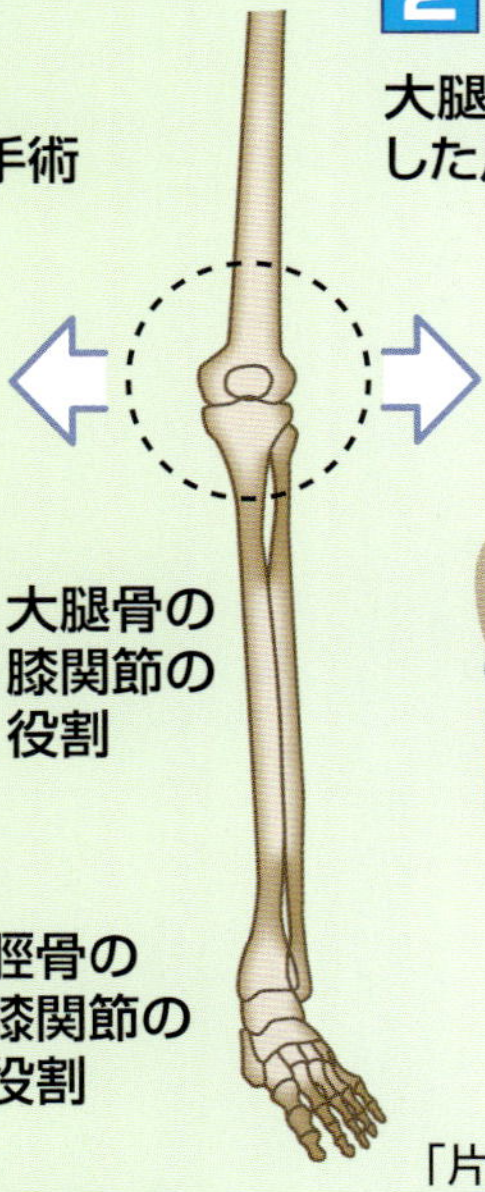

2 片側人工膝関節置換術

大腿骨と脛骨の軟骨や骨の変形
した片側部分のみを置き換える手術

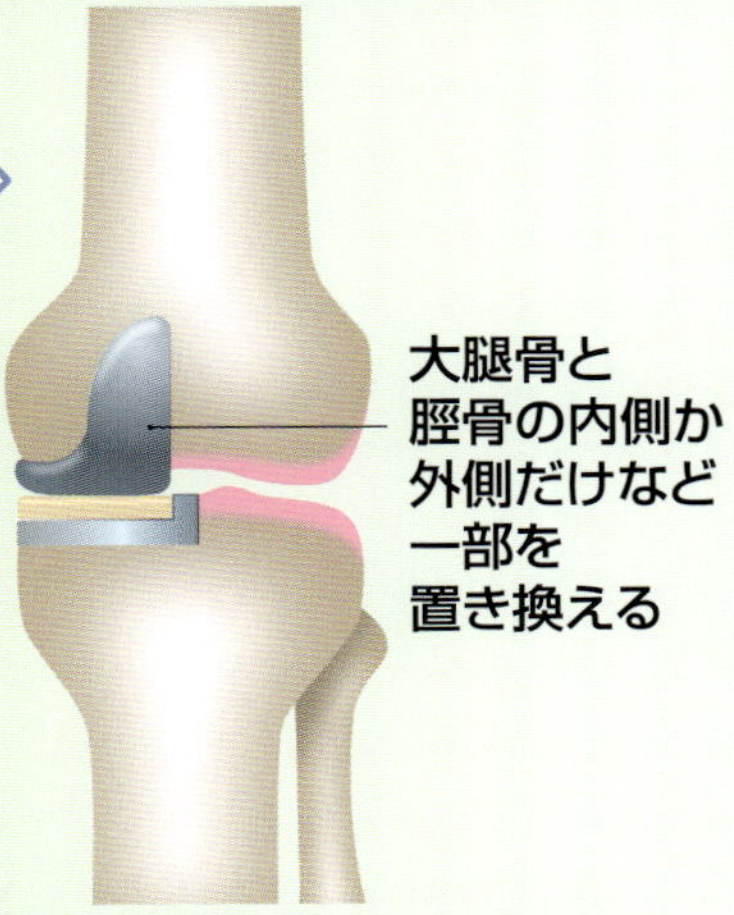

大腿骨と脛骨の内側か外側だけなど一部を置き換える

「片側人工膝関節置換術」と「最小侵襲膝関節置換術」では、切開する傷口が小さくて済み、負担が小さくて済む。骨や靱帯が残るので、術後にスムーズに動けるなどメリットが多い

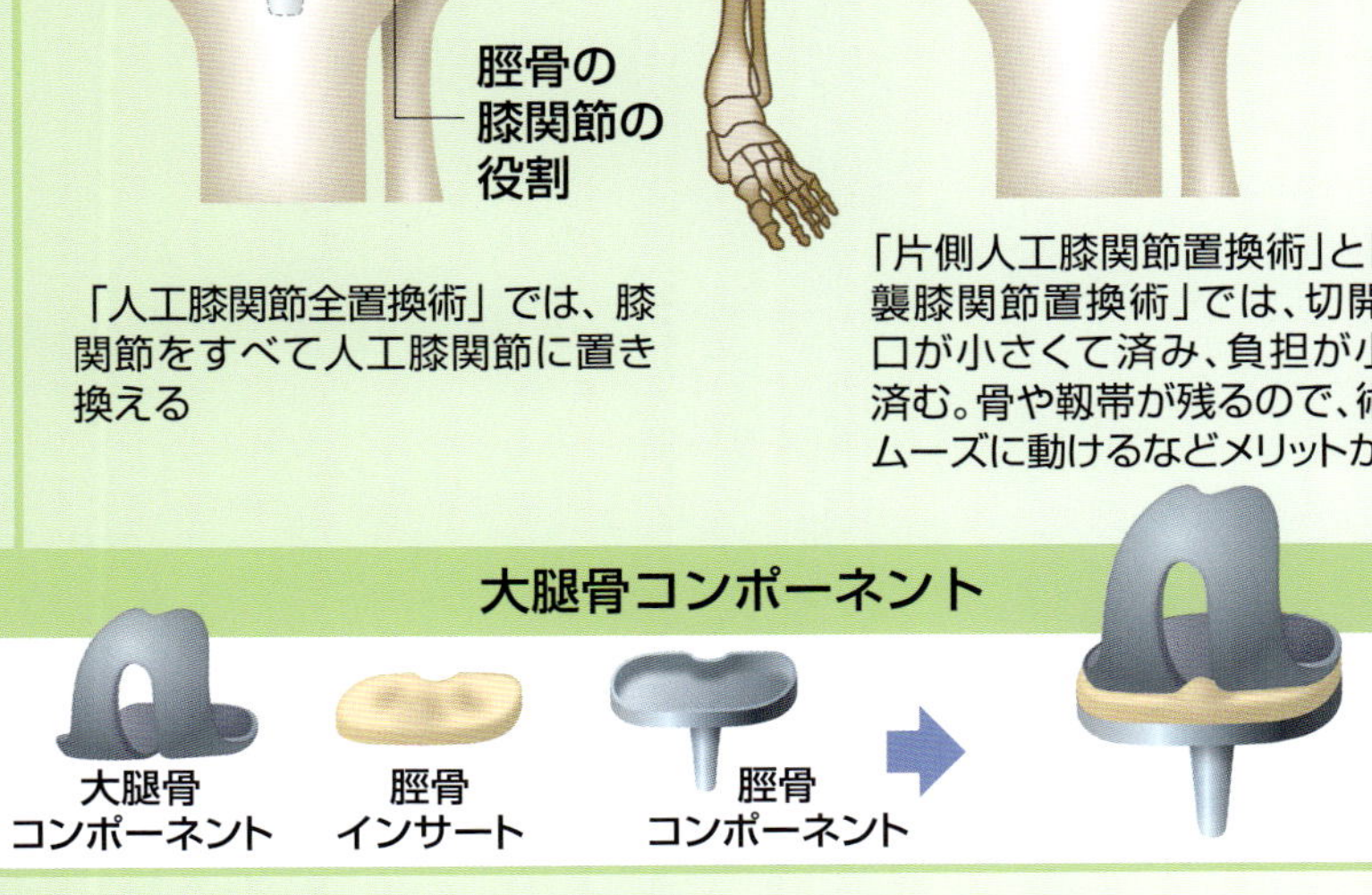

大腿骨コンポーネント
大腿骨コンポーネント
脛骨インサート
脛骨コンポーネント

人工膝関節全置換手術後の経過と生活の注意点

人工膝関節全置換術は、膝関節を切り取り、人工膝関節に置き換えるという大きな手術なので、術後もふだん通りの生活に戻るまでには、少し時間がかかります。

手術当日はベッドの上で安静にしなければなりません。ただ、下半身を動かさないでいると、静脈に血栓ができてしまう深部静脈血栓症《しんぶじょうみゃくけっせんしょう》（88頁）を起こすおそれがあります。弾性《だんせい》ストッキングを着用したり、フットポンプ（間欠的空気圧迫装置《かんけつてきくうきあっぱくそうち》）を用いたりして予防します。

翌日からは車いすでの移動が可能になり、2日目からはリハビリテーションを開始します。歩行器や杖での歩行訓練を行い、階段の上り下りやトイレなど日常動作ができるようになったら退院です。通常、約1ヵ月で退院できます。退院後は、定期的に膝の経過や人工膝関節の状態を確認します。

ただし、「手術が成功すればすべて終わり」ではありません。膝の状態をよく保つために筋肉トレーニングやストレッチは継続します。特に太ももの筋肉は、人工膝関節を安定させるためにも重要です。

日常の動作にも、注意は必要です。最近の人工膝関節は非常によくできていますが、完全に膝関節の代わりとなるわけではありません。あぐらや脚を組むなど人工膝関節の負担となる動作は避けましょう。瞬時に大きな力が加わるのもよくないので、ジョギングや飛んだり跳《は》ねたりする運動も避けます。

ウォーキングは筋力を維持するために推奨されていますが、体調や体力に合わせて行います。一般に勧められている「1日1万歩」は、人工膝関節の人には負担が大きい場合があります。主治医と相談して、自身に合った運動をほどよく行うようにしましょう。

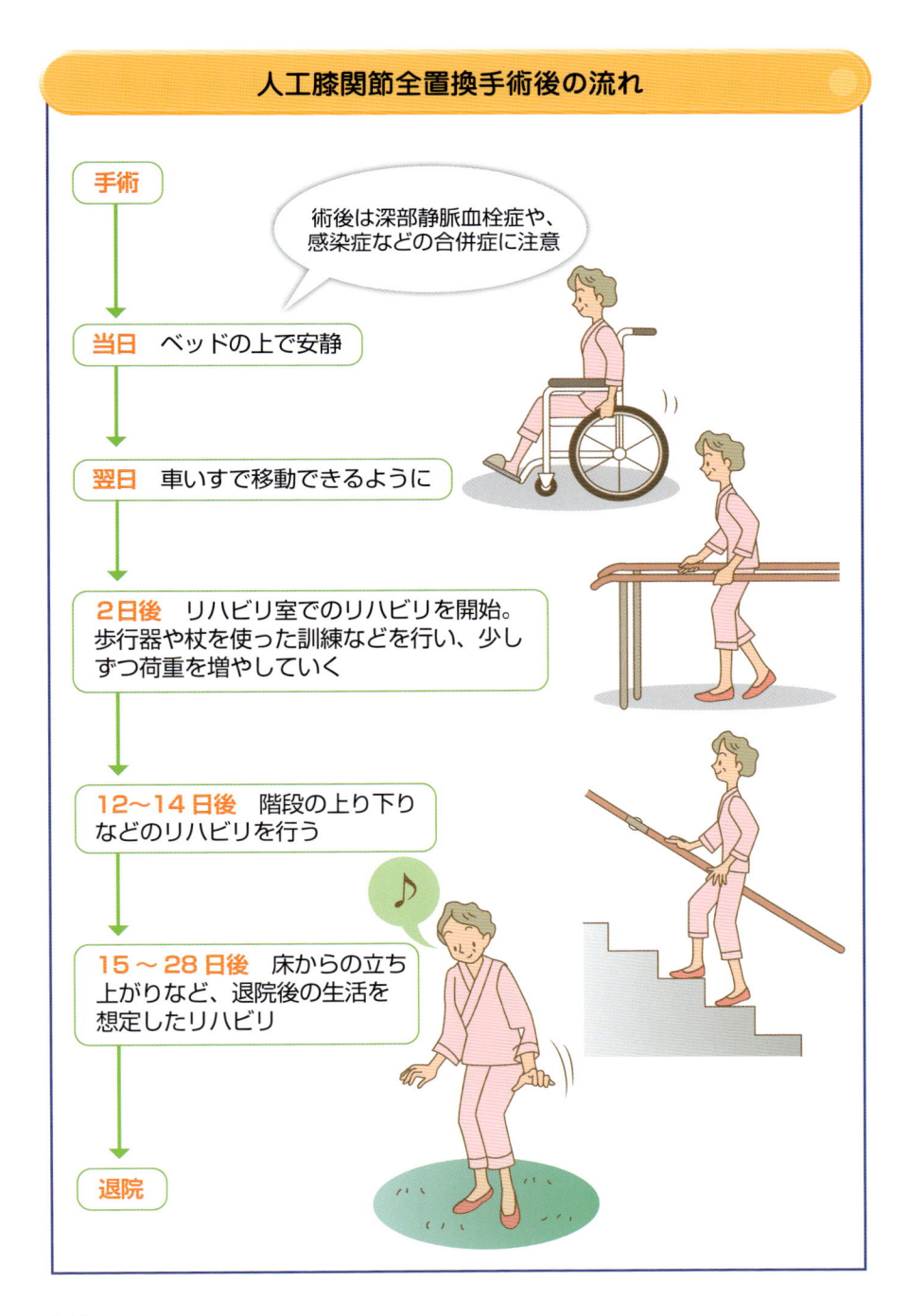

人工膝関節全置換手術後の流れ

手術

↓

術後は深部静脈血栓症や、感染症などの合併症に注意

当日　ベッドの上で安静

↓

翌日　車いすで移動できるように

↓

2日後　リハビリ室でのリハビリを開始。歩行器や杖を使った訓練などを行い、少しずつ荷重を増やしていく

↓

12～14日後　階段の上り下りなどのリハビリを行う

↓

15～28日後　床からの立ち上がりなど、退院後の生活を想定したリハビリ

↓

退院

痛い膝と上手に付き合うための生活の工夫を

変形性膝関節症では、病院での治療とともに、痛みと上手に付き合っていくことが大切です。痛いからといって、「外出ができない」「運動したくない」「家事がつらい」とじっとして過ごしていては、ますます筋力が衰えて、膝の状態を悪化させることにつながるからです。ちょっとした動作でも、机に手をつく、家具につかまるなど工夫をすれば、膝の負担が減り、痛みを感じずにすみます。

また、杖を使うのも一つの手です。見た目を気にして杖の使用をためらう人も多いのですが、杖の支えがあれば、脚への負担が減って歩きやすくなり、よりアクティブな生活を送れるようになります。杖にもステッキ、T字型杖、4点支持杖などさまざまなタイプがあります。医師や理学療法士と相談し、自分に合ったものを選びましょう。杖替わりになる買い物カートなどを使うのもいいでしょう。

また、ふたたび変形性膝関節症を悪化させないために肥満対策も重要です。

肥満して体重の重い人は、その分の負担が両膝にかかります。第3章で、歩行時や階段の上り下りのときには、膝に体重の数倍の力がかかることを説明しましたが、つまり体重が1kg増えると、膝への負担は1kgだけではなく、その何倍にも増えるのです。体重コントロールは重要です。また、肥満を防ぐ意味でも、運動することは大切です。

変形性膝関節症の治療に、医師の診断や指導はもちろん欠かせません。しかし、病院まかせ、医師まかせでは、変形性膝関節症の進行はなかなか止められません。自分自身で、痛みを感じず活動できる範囲や痛むことなく生活できるコツを探し、楽しく生活できるよう工夫していきましょう。

歩行補助具でアクティブな生活を送ろう

ステッキ、T字型杖など歩行補助具もタイプはさまざま。
医師や理学療法士と相談して「自分に合ったもの」を選ぼう

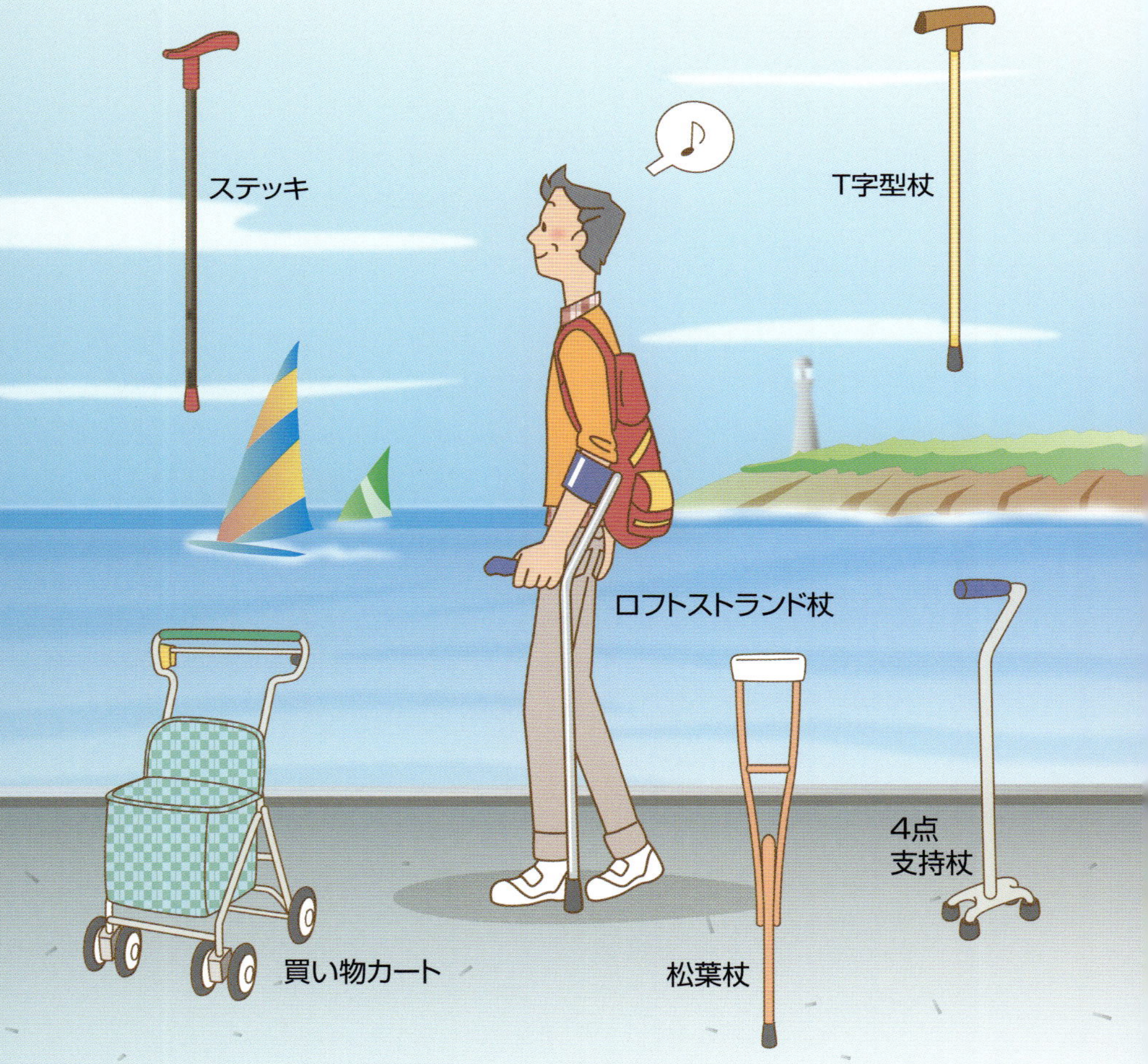

注

肥満対策　体重が1kg増えると、膝への負担はその何倍にも増える。アクティブな生活で「肥満」を防ごう

column

関節をいたわる食事コントロール④
糖質

関節をいたわるためには、肥満は大敵です。現在肥満だという人は減量を、肥満でない人も肥満にならないよう気をつけます。そのためにも脂質やカロリーの摂りすぎは避けなければなりませんが、見逃してはならないのが糖質です。

糖質は、炭水化物とほぼ同じ意味で使われていますが、正確には炭水化物から食物繊維をのぞいたもの。砂糖や果物の甘みである果糖、ごはんやパン、めん類、とうもろこしなどの穀物類、さつまいもやじゃがいもなどに含まれるでんぷんなどです。

一般に、一日に必要なエネルギーの55～66%が糖質でまかなわれています。糖質は、体の主要なエネルギー源であり、生きていく上で必須の栄養素なのです。不足すれば、短期的にはエネルギー不足による思考力の低下や疲れ、長期的には体力低下や痩せすぎを招きます。

しかし、過剰に糖質を摂取していると、体内に脂肪として貯め込まれてしまいます。特に、砂糖に含まれるしょ糖、果物やはちみつに含まれる果糖、ブドウ糖などのいわゆる〝甘み〟は、消化吸収がはやく脂肪として蓄えられやすいという特徴をもっています。

しかし、穀類やいも類に含まれる糖質のでんぷんは、体内への吸収がゆっくりなため、脂肪として蓄積されにくいとされています。

肥満を防ぐためには、砂糖などの〝甘み〟の摂りすぎは控え、できるだけ穀類やいも類でエネルギーを補給するようにしていきましょう。

糖質の多い食品

ごはん　218kcal/130g（一膳）
食パン　158kcal/60g（6枚切り1枚）
うどん　263kcal/250g（一玉）
さつまいも　132kcal/100g（生）
じゃがいも　76kcal/100g（生）
さといも　58kcal/100g（生）
砂糖　35kcal/大さじ1（9g）
ショートケーキ　344kcal/100g

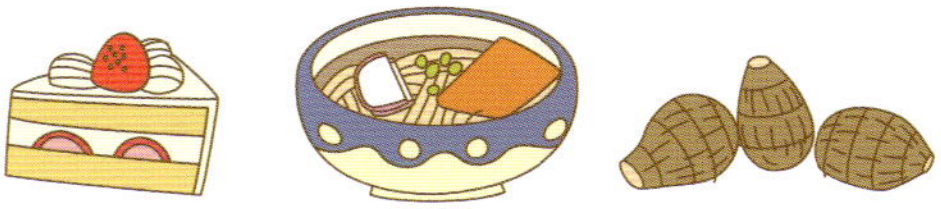

第５章

The fifth chapter

健康寿命を延ばし明るい生活を過ごすために

変形性股関節症、変形性膝関節症は、一生つきあっていくことになる病気です。手術の有無にかかわらず、運動療法は継続しなければなりません。現代は生物学的な寿命のみならず、自立して健康に過ごせる健康寿命を長くすることが必要です。生活をより良いものにして、長く人生を楽しむことを目標にしましょう。

リハビリ中に心がける生活活動

変形性股関節症、変形性膝関節症などの手術を行った後も、リハビリテーションは重要です。リハビリ期間を通して、家事などの生活活動への注意点があります。

手術後すぐは、動くのが怖かったり、手術前の痛みの記憶から、どうしても家事や趣味の活動も控えがちです。繰り返しになりますが、体を動かさないと全身の筋力が衰えるだけでなく、股関節・膝関節を守る役割をしている筋肉も減ってしまうのです。

また、運動不足は体重増加につながります。体重が増えれば、股関節・膝関節への負担は増し、また傷めてしまうことにもなりかねません。

もちろん、股関節・膝関節の負担となりやすい動作や、手術後は避けた方がよい動作があります。それらは、受けた手術の術法や、一人ひとりの股関節・膝関節の状態によって異なるので、医師や理学療法士などの指導をきちんと守ります。

その上で、リハビリや運動療法以外にも積極的に活動範囲を広げていくべきなのです。

コツは、ゆっくり動くこと。そして、安全を確保して活動範囲を拡大していくことです。

勢いをつけて動くと痛みが出やすいので、どんな動作もゆっくり行うようにします。そして、立ち上がるときならテーブルに手をつく、歩くときなら壁や手すりにつかまる、など、力を分散させたり、万が一よろけたときにつかまれるようにしておくといいでしょう。自分でどのぐらい動けるのか、痛みが出ない範囲を確認しつつ、少しずつできる動作を増やしていきましょう。

家事・暮らしの工夫でリハビリテーション

はじめは動作をゆっくり。できることを増やしていく

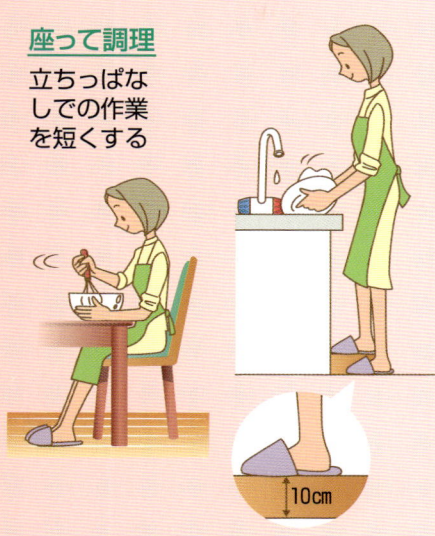

座って調理

立ちっぱなしでの作業を短くする

台に片足を乗せる

腰への負担を減らせる

モップやホースを伸ばす

掃除のとき中腰になるのを避ける

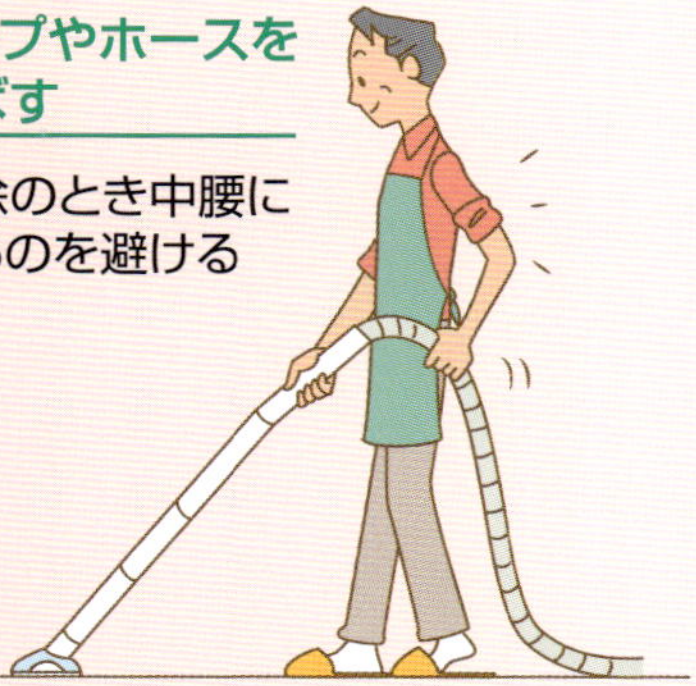

アイロンはテーブルで

床に座るのでなく、イスに腰かけて作業する

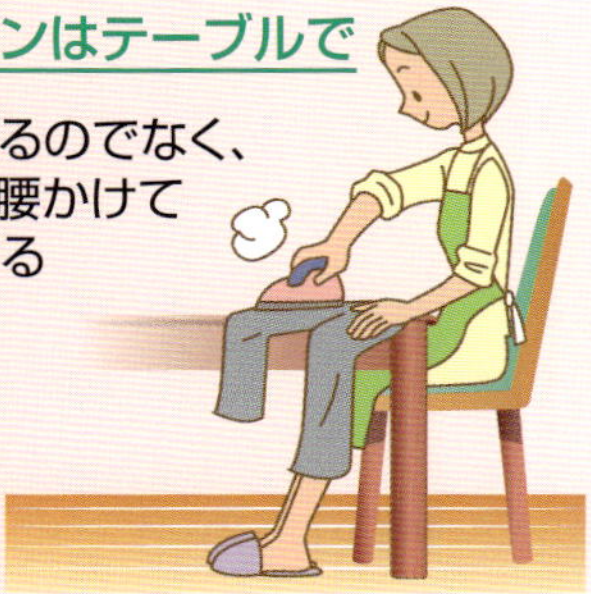

洗濯ものは台に置く

干すときに、かがまないですむ

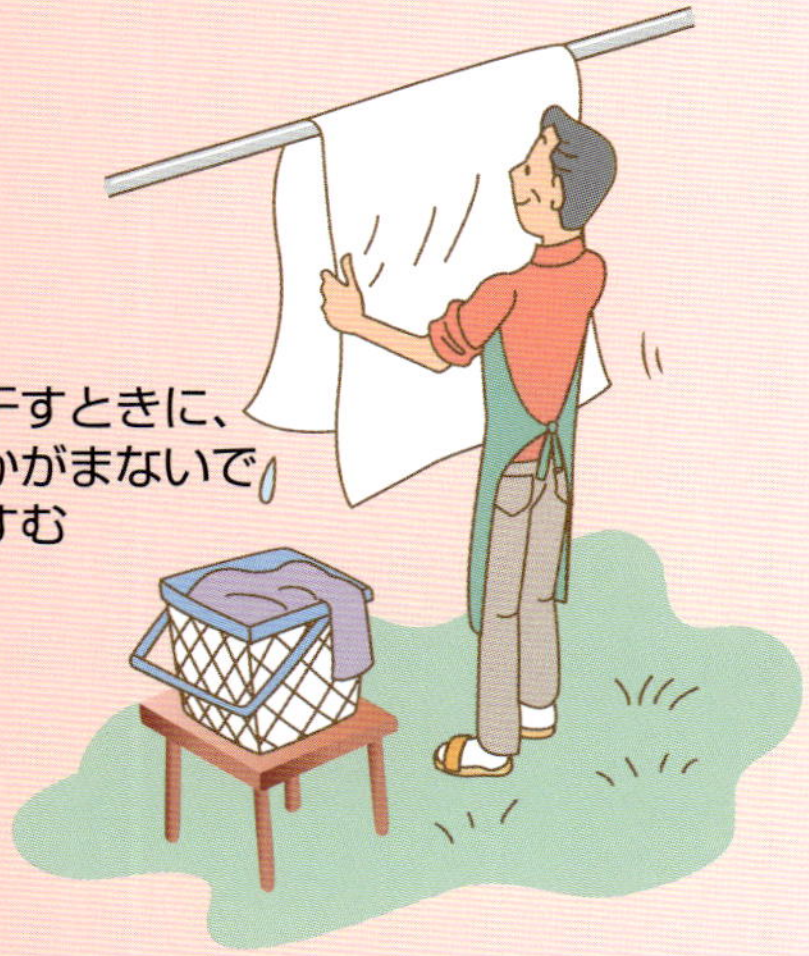

着替えはイスに座って

片足立ちにならずにすむ

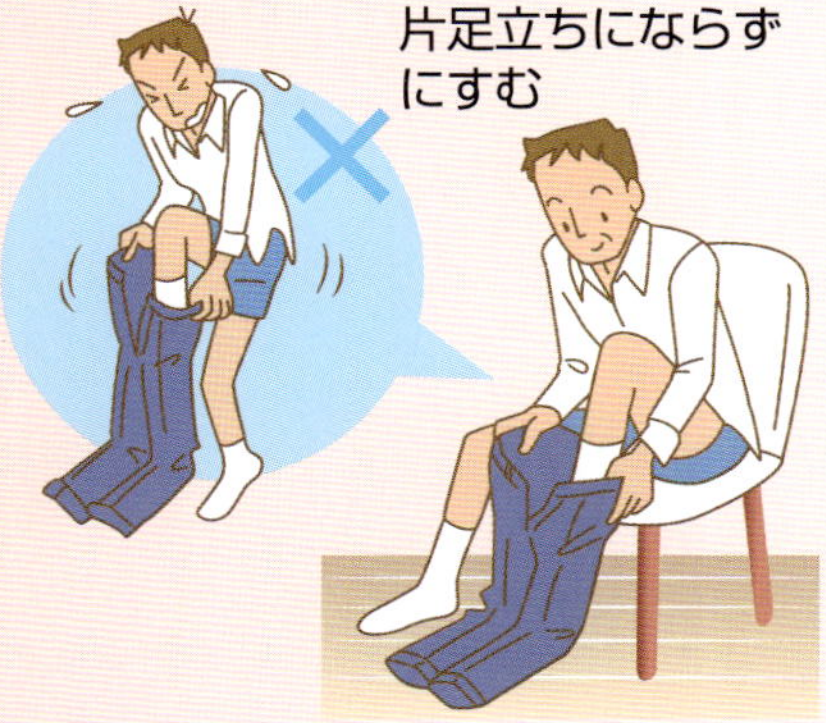

健康寿命とロコモティブシンドロームについて

日本人の平均寿命は男性80歳、女性86歳で共に世界一で、世界に誇れる長寿国です。平均寿命にくわえてもう一つの重要な指標に健康寿命があります。健康寿命は他人に頼らないで自立して生活できる年齢です。自立して生活できるためには、脳神経系で脳梗塞や認知症がないこと。内臓系では心臓、呼吸器、肝臓、腎臓に問題ないこと。運動器系では骨、関節、筋肉が正常であること。さらに脊椎・脊髄神経に障害がないこと。これらがすべてそろって自力で日常生活が行える状態でいることが重要です。

平均寿命から健康寿命を引いたものは、自立できない年数、すなわち介護を要する年数になります。日本では男性で9年、女性でも13年程度とされています。高齢化社会に突入する日本で介護を要する期間をできるだけ減らす対策が必要です。そこで、運動器の健康を守るために日本整形外科学会が提唱し、啓発活動を広く行っているのがロコモティブシンドロームです。

ロコモティブシンドロームは骨、関節、筋肉に問題を生じる病態です。脊椎や下肢の関節に障害があると正常な歩行、移動が困難になります。脊椎では骨粗鬆症に基づく脊椎圧迫骨折、腰部脊柱管狭窄症、下肢の関節障害では股、膝の変形性関節症が原因に挙げられます。また動かないでいると、筋力や俊敏性が衰え、転倒した際に骨折などを起こし、寝たきり、要介護状態になることも少なくありません。

ロコモティブシンドロームにならないためには、骨粗鬆症を予防するカルシウムを含む適切な食事をとること、適切な歩行、運動を継続すること、脊椎異常、変形性関節症の予防や早期の治療が重要になります。異常を感じたり心配なときには、整形外科医に相談して早期の対策をたてましょう。

ロコモチェックをしよう！

以下の項目で思い当るものがあれば、注意が必要です。

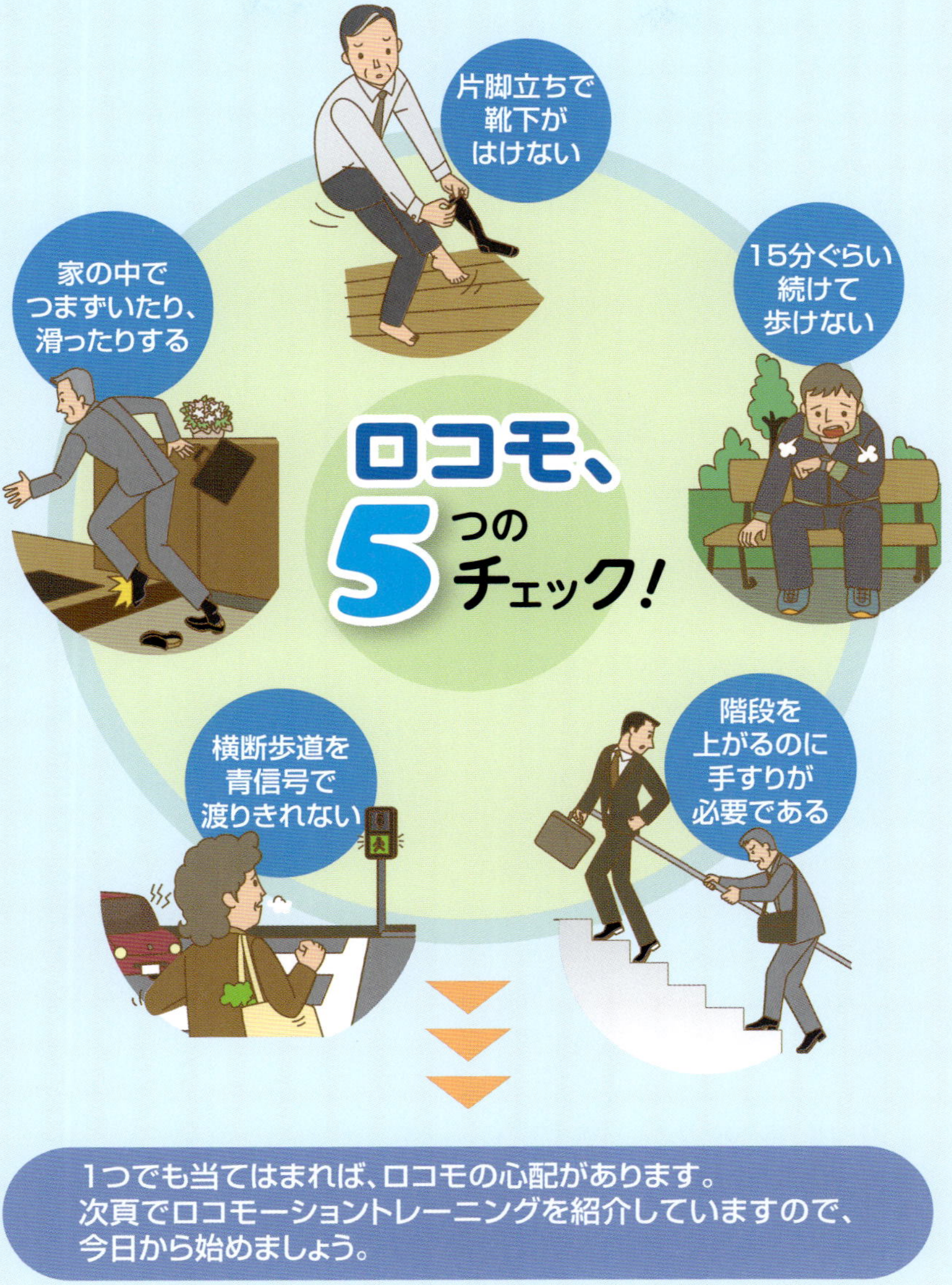
ロコモ、
5つのチェック！
片脚立ちで靴下がはけない
15分ぐらい続けて歩けない
階段を上がるのに手すりが必要である
横断歩道を青信号で渡りきれない
家の中でつまずいたり、滑ったりする

1つでも当てはまれば、ロコモの心配があります。
次頁でロコモーショントレーニングを紹介していますので、
今日から始めましょう。

ロコモーショントレーニングで健康寿命を延ばす

いつまでも自立して歩行ができるために、毎日家の中でも行える基本的なロコモーショントレーニング（ロコトレ）を紹介します。

治療中の病気やケガがある人や体調に不安のある人は、かかりつけの医師に相談してから始めるようにしましょう。毎日続ければ確実に効果が上がります。

ロコトレ その1

開眼片脚立ち

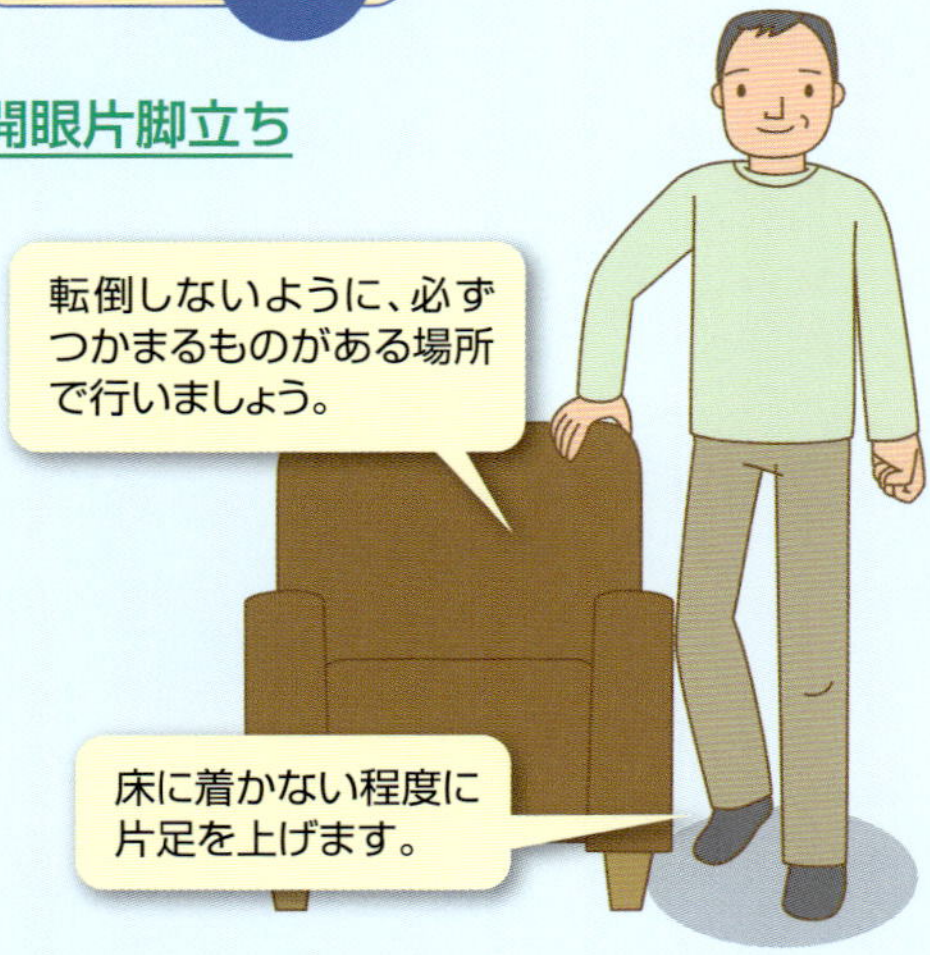
転倒しないように、必ずつかまるものがある場所で行いましょう。
床に着かない程度に片足を上げます。

左右1分間ずつ、1日3回行いましょう。

支えが必要な人は、医師と相談して机に手や指をついて行います。

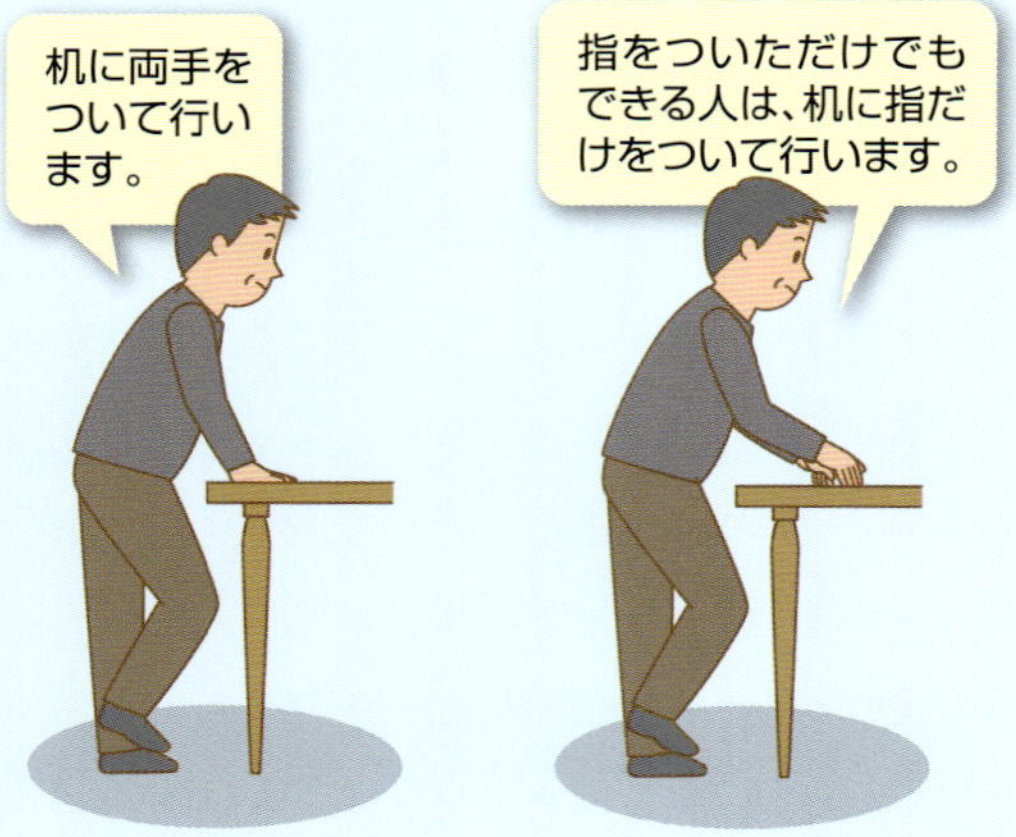
机に両手をついて行います。
指をついただけでもできる人は、机に指だけをついて行います。

ロコモーショントレーニング

ロコトレ その2

スクワット

- イスに腰かけるように、お尻をゆっくり下ろします。
- お尻を軽く下ろすところから始めて、膝は曲がっても90度を超えないようにします。

深呼吸をするペースで5～6回繰り返します。これを1日3回行いましょう。
痛みを感じた場合は、お尻を下ろし過ぎないようにしたり、机などを支えに使ったりしてみてください。

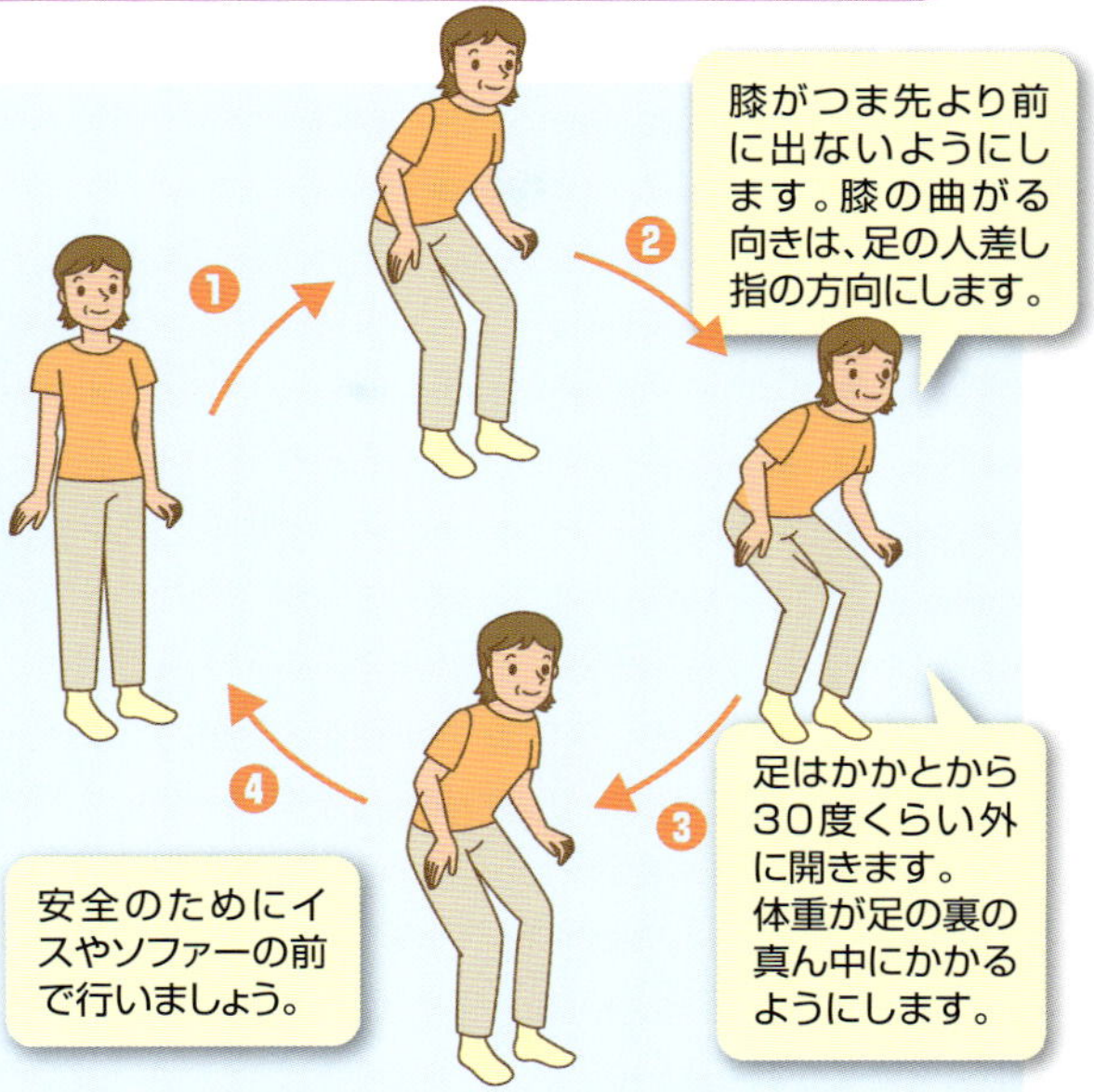

膝がつま先より前に出ないようにします。膝の曲がる向きは、足の人差し指の方向にします。
足はかかとから30度くらい外に開きます。
体重が足の裏の真ん中にかかるようにします。
安全のためにイスやソファーの前で行いましょう。

支えが必要な人は、医師と相談して机に手をついて行います。

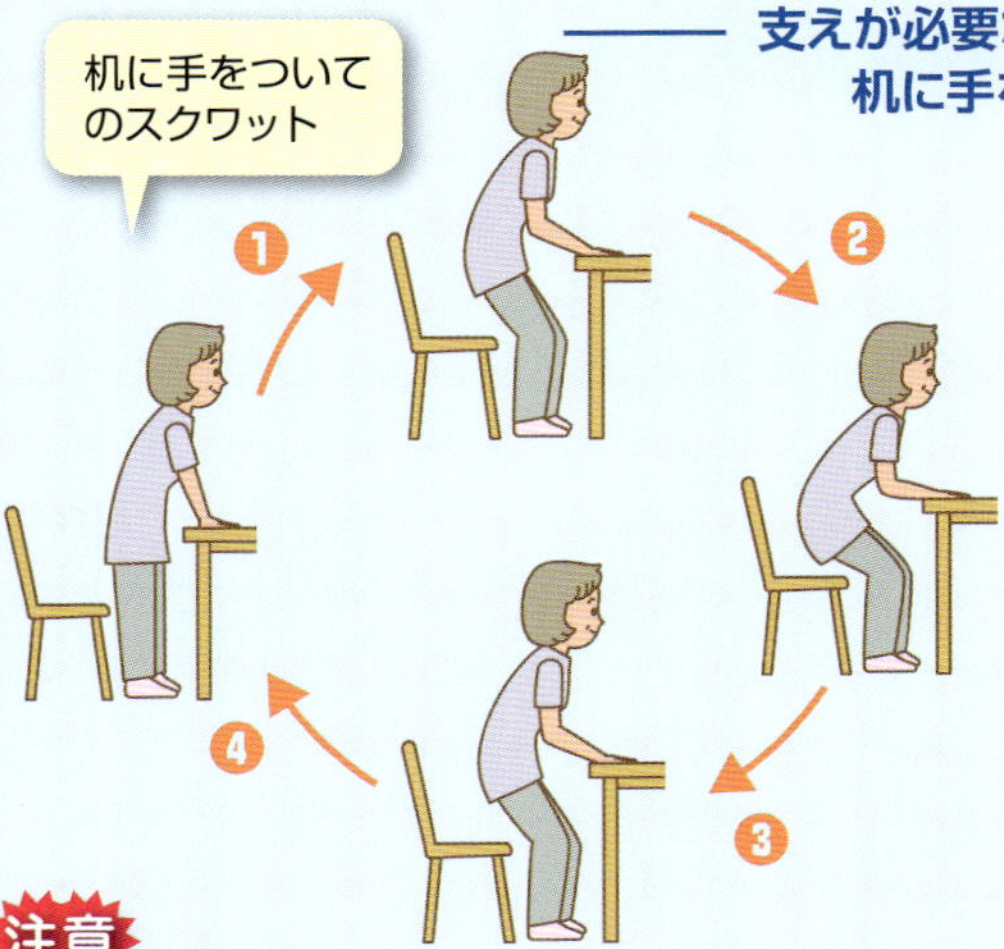

机に手をついてのスクワット

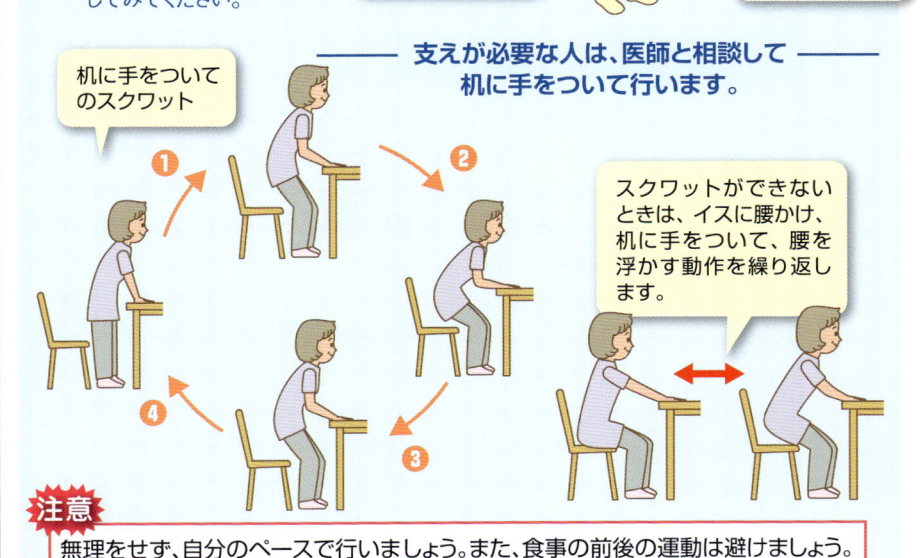

スクワットができないときは、イスに腰かけ、机に手をついて、腰を浮かす動作を繰り返します。

注意

無理をせず、自分のペースで行いましょう。また、食事の前後の運動は避けましょう。
なお、痛みを感じた場合は運動を中止し、医師に相談しましょう。

ロコモーショントレーニング体操を続けるために、自分で目標をたてよう！

将来にわたって生活を楽しみ続けるために、ロコモティブシンドロームへの対策が重要です。日本整形外科学会では、ロコモティブシンドロームを予防したり、改善するために前頁で紹介したようなロコモーショントレーニング、略してロコトレを推奨しています。

ただ、ロコトレといっても、2章や4章で紹介した、変形性股関節症や変形性膝関節症の運動療法で行う筋トレやストレッチを行えば、同様の効果を得られます。

大切なことは、変形性股関節症や変形性膝関節症の運動療法と同様に、継続することにあります。しかし、毎日続ける、というのは、頭の中で考えるよりも、いざ体を動かして実行するとなると、以外に難しいものです。ロコトレは、数ヵ月や半年などの期限があるわけではなく、一生続けるべきものです。

そこで、ロコトレを続けるために、自分で目標を立ててみましょう。

「半年後に、買い物に行けるようになる」でも、「趣味の陶芸教室に通う」「来年のお花見の時期には、○○公園を1周できるようになる」でも、いいのです。

そして、そのためには、どれぐらいの距離を歩けるようになればいいのか、階段は上り下りできた方がいいのかなどを考えてみましょう。筋トレやストレッチは、その目標を達成するための、一歩を歩き、階段の一段を上るための訓練です。目標があれば、日々のトレーニングに対するモチベーションが違ってきます。

個人に合ったロコモティブシンドローム対策

自分（オリジナル）の目標をたてよう！！

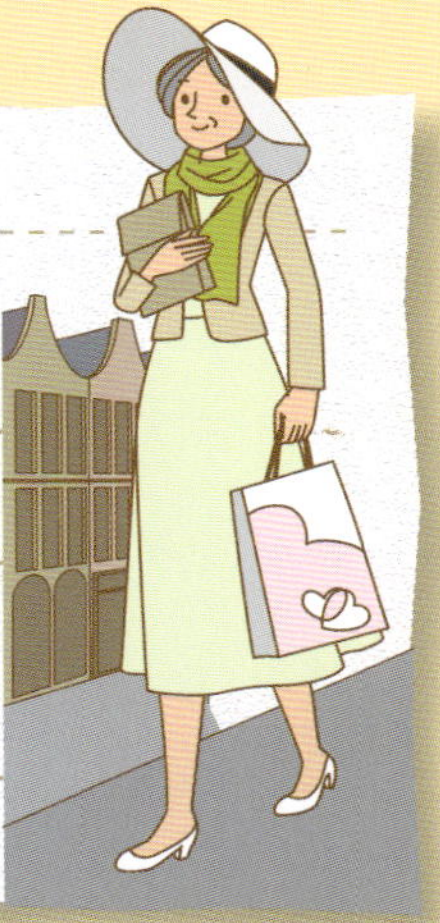

例

「半年後に、買い物に行けるようになる」

「趣味の陶芸教室に通う」

「来年のお花見の時期には、
○○公園を1周できるようになる」

↓

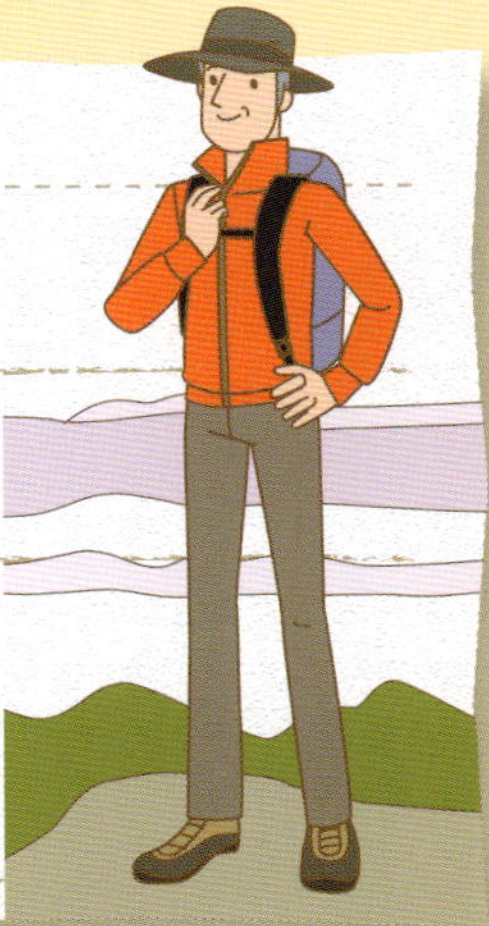

あなたの目標
「　　　　　　　　　　　　　　」

そのためには?
「　　　　　　　　　　　　　　」

毎日のトレーニング
「　　　　　　　　　　　　　　」
「　　　　　　　　　　　　　　」
「　　　　　　　　　　　　　　」

ロコモ対策をして、一生自分で歩けるからだでいよう！

〝痛み〟に打ち勝ち、人生を楽しもう！

変形性股関節症や変形性膝関節症は、発症のメカニズムに老化がかかわっているために、年齢とともに状態が悪化していく病気です。〝痛み〟があると、外出するのもおっくうになったり、物事に積極的になれないときもあるかもしれません。

しかし、そこで「もう、年だから」「自分にはもうできない」などとあきらめてしまっては、ますます自分の世界を狭くしてしまいます。

また、精神的なストレスがある人ほど、痛みを強く感じる傾向があります。

「変形性股関節症だから、運動療法をしなくてはいけない」「変形性膝関節症だから、何々ができない」、と自分に制限をかけていては、精神的にも落ちこんでしまいます。

関節の状態が20代の頃に戻らないことを嘆くのではなく、今残された関節を大事に使い、積極的にできること、楽しめる方法を探していきましょう。

1時間続けて歩くのが難しくても、何回か休憩をはさみながらの1時間なら歩けるかもしれません。テニスやジョギングなどの激しいスポーツはできなくても、アクアビクスや自転車なら楽しめるかもしれません。工夫次第で外出や活動の可能性は広がります。

少しでも多く動いたり、出歩けるようになるための、治療や手術なのです。あなたの希望には、医師や理学療法士などの医学スタッフが喜んで相談にのってくれます。

人生80年、90年の時代です。どんどん外に出かけ、自分らしく人生を楽しみましょう。

今「できること」を楽しむ

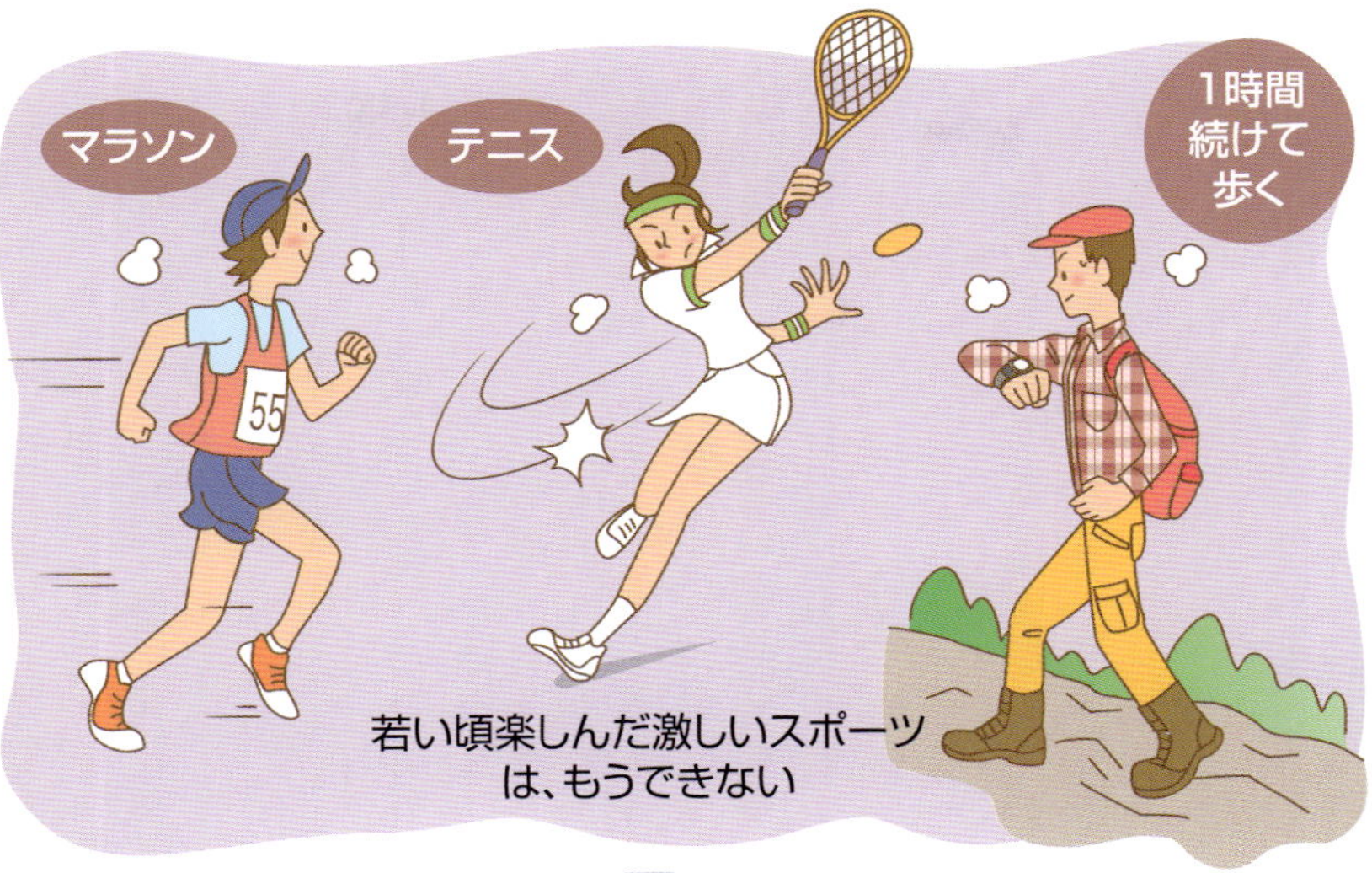
マラソン
テニス
1時間
続けて
歩く
55
若い頃楽しんだ激しいスポーツ
は、もうできない

……と 嘆くより

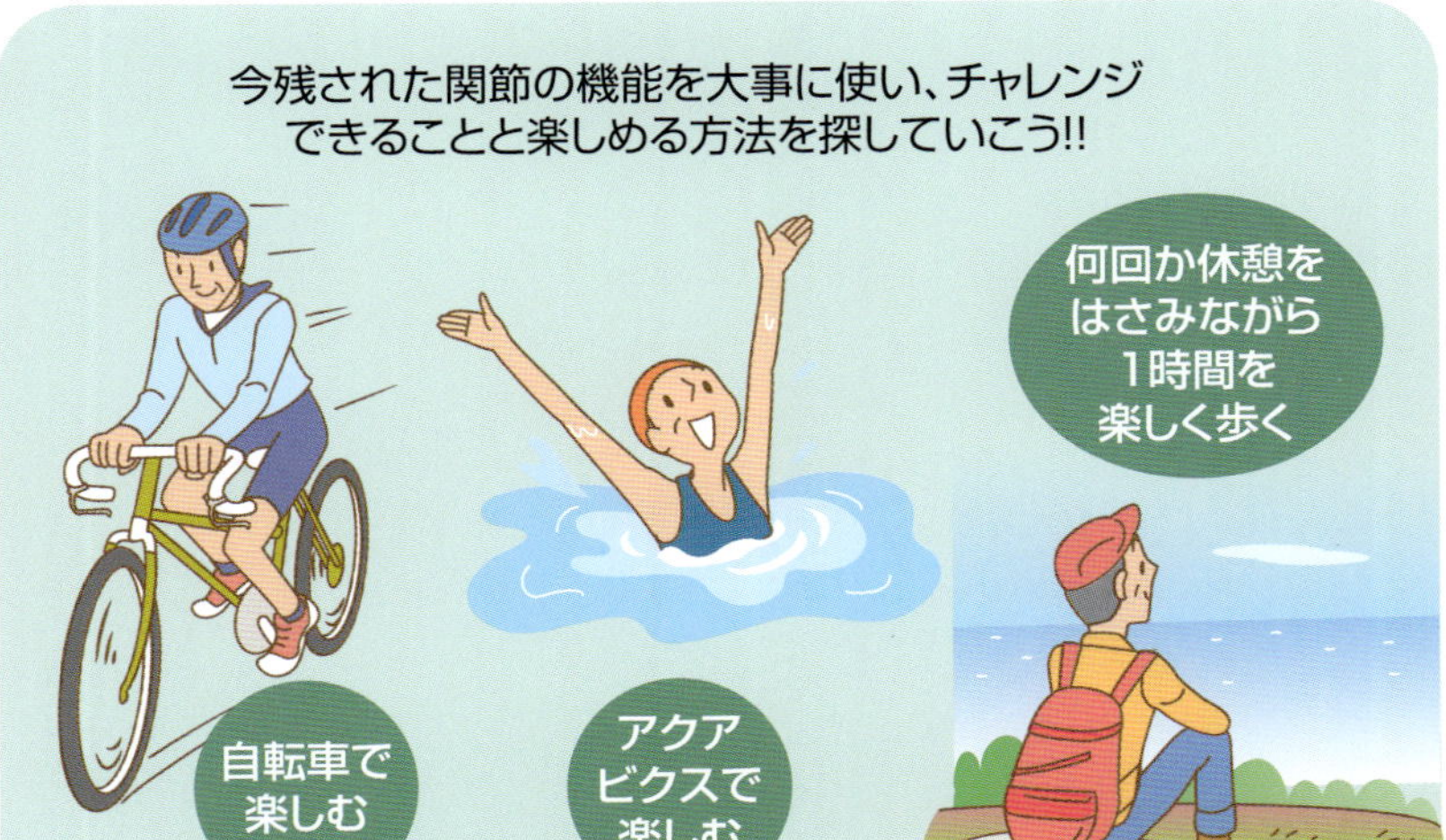
今残された関節の機能を大事に使い、チャレンジ
できることと楽しめる方法を探していこう!!
何回か休憩を
はさみながら
1時間を
楽しく歩く
自転車で
楽しむ
アクア
ビクスで
楽しむ

参考文献

- 『快速まるわかり 「腰・ひざの痛みを解消する」』（柳本繁監修 法研）
- 『スーパー図解 「腰・ひざの痛み」』（星川吉光監修 法研）
- 『ベスト×ベストシリーズ 「名医が語る最新・最良の治療 変形性関節症（股関節・膝関節）」』（杉山肇ほか著 法研）
- 別冊NHKきょうの健康 「股関節の痛み」（杉山肇 総監修 NHK出版）
- 専門医が治す！ 「ひざの痛み」（星川吉光著 高橋書店）

スーパー図解『変形性股関節症・膝関節症』
難解病名・医学用語解説

●本文中に＊がふってあります。
読み進むうえでの参考にしてください。

18頁
関節液
関節膜（滑膜）から分泌され、関節包内を満たしている水分のこと。ヒアルロン酸やたんぱく質を含んで粘度があり、関節の動きを滑らかにする。また、血管のない関節軟骨への栄養補給・老廃物の排泄などの役割を果している。

24頁
壊死
体の一部の組織や細胞が、血液の供給が阻害されたり、火傷や感染などの何らかの理由により死ぬこと。また死んだ状態。

34頁
骨棘
骨の一部が異常に増殖して棘状になったもの。炎症や腫瘍、物理的な刺激などが原因になる。

38頁
脱臼
関節に強い力が加わることで骨が外れたり、正常な位置からずれた状態になること。関節が動かせなくなり、関節周辺に痛みや腫れが起きる。

40頁
靭帯
骨と骨をつなぐ組織。コラーゲン繊維の束からなり、弾性がある。

42頁
MRI（磁気共鳴画像）
体に強力な磁場にかけ、体内の水素原子核が共鳴して発生する弱い電波を受信したものを画像化することで人体の断層映像を評価する診断法。放射線被曝がなく、骨以外の柔らかい組織も撮影できるという利点がある。

CT（コンピュータ断層画像）
X線を照射して人体の断層を撮影し、コンピュータ処理することで体内を画像化する診断法。近年は、らせん状に撮影した画像を処理することで高精度の3次元立体画像も得られる。

腫瘍
体の一部の組織や細胞が異常に増殖してできる細胞のかたまりのこと。その場所で大きくなるだけの良性のものと、周囲の組織を壊しながら増殖したり、離れたところに転移する悪性のものがある。

62頁
非ステロイド抗炎症薬（NSAIDs《エヌセッズ》）
ステロイドホルモン以外で、抗炎症作

用をもつ薬物のこと。鎮痛作用や解熱作用ももつ。代表的なものに、イブプロフェン、アスピリンなどがある。

オピオイド鎮痛薬

脳のオピオイド受容体に結合することで脊髄と脳に痛みの伝達を遮断して痛みを抑える鎮痛剤のこと。強力な鎮痛作用をもち、手術中や分娩時、がんなどの痛み、ひどい慢性痛などに使われる。

坐薬

肛門や膣などに挿入し、体温によって薬剤が溶けることで効く薬のこと。飲み薬と比べ、体内への吸収がはやく胃腸を障害しにくいという利点がある。解熱剤、鎮痛剤、痔疾剤などさまざまな種類がある。

72頁

血栓

血液が血管のなかでかたまったもの。血栓によって血管がつまった状態が血栓症で、下肢では静脈にできる静脈血栓症が多い。動脈血栓が脳や心臓で起きれば脳梗塞や心筋梗塞を引き起こす。

86頁

理学療法士

ケガや病気により体に障害がある人のリハビリテーションを受け持ち、座る、立つ、歩くなどの基本動作能力の回復や維持を支援する専門家。国家資格が必要。

88頁

弾性ストッキング

医療用弾性ストッキングは足を外側か

ら強く圧迫して、静脈の血流を改善する。深部静脈血栓症の予防をはじめ、下肢静脈瘤やリンパ浮腫の患者さんに使用される。

フットポンプ

足を外側から空気による圧力を使い、足にできる血栓を防ぐ医療装置。

100頁

O脚

立ったときに両足が外側に変形して、膝と膝の間にすき間がある状態。いわゆるがに股。

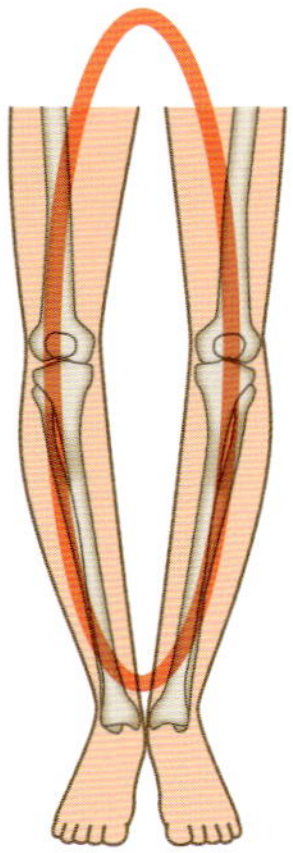

X脚

立ったときに両足が膝を中心に内側に変形して、くるぶしとくるぶしの間にすき間がある状態。

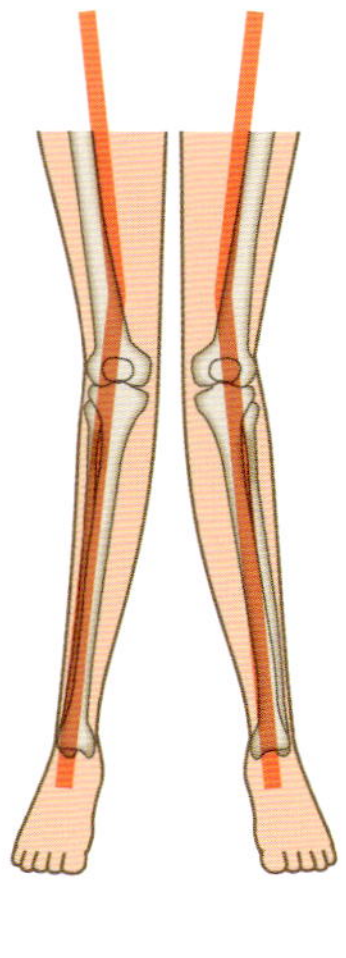

102頁

尿酸

人の尿や動物の排泄物に含まれる無色の細かい結晶。細胞の新陳代謝に伴ってつくられるプリン体や食品由来のプリン体が分解されることでつくられる老廃物。体内には常に一定の量が存在するが、多くなりすぎると痛風などの原因となる。

120頁
足底板
靴の中に敷くことで足の位置や動きや、足の底への体重のかかり方を調整する医療器具。インソール。

134頁
人工骨
病気やケガなどで欠けた部分を補うための人工の骨。素材は骨の成分であるハイドロキシアパタイトが中心であるが焼成したセラミックスやチタンなども使われる。近年は、数年で自分の骨に置き換わる素材も開発されている。

●監修
柳本　繁（やなぎもと・しげる）
東京都済生会中央病院整形外科部長。慶應義塾大学客員准教授。昭和55年慶應義塾大学医学部卒業、慶應義塾大学整形外科学教室入局。平成5年スイス・チューリッヒ大学整形外科バルグリスト病院留学。平成6年東京都済生会中央病院整形外科医長、平成8年慶應義塾大学整形外科学教室助手、平成11年慶應義塾大学整形外科学教室専任講師を経て、平成21年より現職。医学博士(慶應義塾大学)。日本整形外科学会専門医。日本整形外科学会認定リウマチ医、日本小児整形外科学会評議員、日本股関節学会評議員、日本人工関節学会評議員、日本関節病学会評議員

スーパー図解
変形性股関節症・膝関節症

平成26年10月20日　第1刷発行
平成30年 4 月16日　第2刷発行

監 修 者　柳本　繁
発 行 者　東島俊一
発 行 所　株式会社 **法 研**

〒104-8104　東京都中央区銀座1-10-1
販売 03(3562)7671 ／編集 03(3562)7674
http://www.sociohealth.co.jp
印刷・製本　研友社印刷株式会社
0123

ISBN 978-4-86513-009-6 C0377　定価はカバーに表示してあります。